Howard Axelrod

Allein in den Wäldern

Howard Axelrod

ALLEIN IN DEN WÄLDERN

Auf der Suche nach dem wahren Leben

Aus dem Amerikanischen
von Bettina Spangler

Kösel

klimaneutral
powered by ClimatePartner®
Druck | ID 53248-1612-1001

MIX
Papier aus verantwortungsvollen Quellen
FSC® C014496
FSC
www.fsc.org

Verlagsgruppe Random House FSC® N001967

Deutsche Erstausgabe
Die Originalausgabe erschien unter dem Titel
The Point of Vanishing. A Memoir of Two Years in Solitude bei Beacon Press, Boston.
Beacon Press Books stehen unter der Schirmherrschaft der
Unitarian Universalist Association of Congregations.

Einige Namen und Charakteristiken beteiligter Personen wurden geändert,
um ihre Persönlichkeitsrechte zu wahren.

Umschlag: Weiss Werkstatt, München
Umschlagmotiv und Kapitelaufmacher: shutterstock / Honza Krej
Druck und Bindung: GGP Media GmbH, Pößneck
Printed in Germany
ISBN 978-3-466-34654-7
www.koesel.de

Dieses Buch ist auch als E-Book erhältlich.

Für meine Eltern

Zwei Wahrheiten nähern sich einander.
Eine kommt von innen, eine kommt von außen,
und wo sie sich treffen, hat man eine Chance,
sich selbst zu sehen.

Tomas Tranströmer, Präludien

INHALT

PROLOG

An dem Haus kam man nicht einfach vorbei. Man fuhr nicht zufällig daran vorüber, wenn man auf dem Weg woandershin war. Nein, um dorthin zu gelangen, musste man Glover / Vermont – ein Gemischtwarenladen, keine Ampel, ein Busy Bee Diner – hinter sich lassen, über Serpentinen eine Anhöhe inmitten von Ahornbäumen, immergrünem Unterholz und Birken erklimmen und schließlich links auf eine breite Schotterpiste abbiegen. Man kam am Stall und dem blauen Siloturm der Mooreland Dairy Farm vorbei, schlängelte sich zwischen einzelnen Gehöften und Wohnwagen hindurch und tauchte dann immer tiefer in die Wälder ein, in denen die Ahornbäume dicht an dicht in Reih und Glied standen; es war März, Erntesaison, die Bäume standen angezapft und über Schläuche miteinander verbunden wie aneinandergekettete Sträflinge. Ein paar Meilen weiter, an einem Briefkasten, den niemand mehr benutzte, nahm man die Abzweigung von der breiten Schotterstraße und fuhr auf einem schmalen, schlecht erhaltenen Weg weiter, hinein in den immer tiefer werdenden Schnee, in dem das Fahrzeug schwamm, als gälten hier andere Gesetze als die Schwerkraft. Man fuhr durch einen Tunnel aus tief hängenden Ästen, erreichte dann wieder freies Feld, umsäumt von hoch aufragenden Kiefern, kam vorüber an einem leer stehenden Gebäude, dessen Bretterverkleidung nie fertiggestellt worden war, folgte anschließend weiter der Straße, die immer mehr zu einem Schatten ihrer selbst wurde – man sah nichts als die eigene Fahrspur, jene Zwillingsfährte im Schnee hinter einem, die nur entfernt an die beiden Schneisen erinnerte, zwischen denen im Sommer das Gras über die Höhe der Motorhaube hinauswuchs. Dann öffnete sich zur Linken der Blick auf eine kleine Wiese, auf der im Sonnenlicht drei knorrige Apfelbäume wie Kronleuchter schimmerten, und dahinter erneut Waldrand ohne auch nur die Andeutung einer menschlichen Behausung. Von hier an musste man laufen, vorbei an tief vergrabenen Zaunpfählen. Und dann, am Fuße einer steilen Böschung, stand das zweigeschossige Wohnhaus. Die himmelblaue Farbe war stellenweise von ihm abgeblättert, und es wirkte wie ein versunkenes Schiff.

Nicht viel drang hier von der Welt da draußen zu mir. In den anderthalb Jahren, seit ich hier eingezogen war, war nie jemand an meine Tür gekommen. Ich besaß keinen Fernseher, keinen Computer, kein Handy. Es gab einen Festnetzanschluss, und das Telefon klingelte etwa zweimal im Monat; die Tatsache, dass sich jemand verwählt hatte, wurde so zu einem echten Ereignis. Ansonsten musste ich mit den vergilbten Exemplaren des *Newport Chronicle* vorliebnehmen, die sich hinter dem Ofen stapelten. In ihnen ging es vorrangig um Biberplagen, Gemeindeabende, Verurteilungen wegen Alkohol am Steuer sowie vermisste Hunde; alles Nachrichten aus vergangenen Zeiten. Manchmal, wenn ich bei Tagesanbruch die Glut aufs Neue entfachte, ertappte ich mich dabei, wie ich über einen *wunderschönen gefleckten Vorstehhund* nachsann, *Rasse Deutsch Kurzhaar,* oder über den *niedlichsten schwarzen Mischling, den die Welt je gesehen hat.* Dann aber stach mir jedes Mal das Datum der Zeitung ins Auge, und mir wurde klar, dass diese Hunde bereits vor zwei Sommern, lange vor dem Schnee, ihren Träumen nachgejagt waren.

Die einzigen Neuigkeiten, die mich nicht erst als eine Art Geistererscheinung ihrer selbst erreichten, kamen durch die Fenster des Hauses oder auf meinen täglichen Streifzügen durch die Wälder zu mir. Wolken, die sich an einem stürmischen Nachmittag ein Kräftemessen boten, Sonnenlicht, das zwischen den Birkenkronen hindurchsickerte wie durch einen Vorhang. Sachte Böen, die sich gegen Abend mit der Dämmerung herabsenkten. Und etwa einmal in der Woche, wenn die Straßen frei waren, machte ich mich auf den Weg hinunter in die kleine Stadt Baron, wo ich im örtlichen C&C-Supermarkt meine Einkäufe erledigte, um dann über die sich bergaufwärts schlängelnde Straße hinauf zum Lake Parker General Store zu fahren. Das winzige Postamt von West Glover lag im hinteren Teil des Ladens verborgen, in einem Raum nicht viel größer als eine Fahrstuhlkabine mit Gittern und einem Fenster. Die junge Frau an der Kasse war gewiss nicht viel älter als achtzehn, und ihre gemächlichen Bewegungen hatten etwas Schwerfälliges, aber auch Reizvolles. Bedächtig schritt sie über die schmutzverkrusteten Dielenbretter, vorbei an dem Kühlschrank voller Milch, den Sixpacks Bier, den Lebensmitteldosen, trat dann hinein in das Postamt und sah in der Kiste für Postlagersendungen nach. Weil ich sie nicht einschüchtern wollte und ich auch keine Lust hatte, mir bewusst zu machen, wie es wäre, allein mit einer Frau zu sein, wartete ich an der Kasse. Wenn sie wieder zurückkam, errötete sie jedes Mal und erinnerte mich dabei an etwas, das wie in einem Naturfilm in Zeitlupe erblüht. Die Röte kroch an ihrem Hals aufwärts über ihre Wangen, die Farbe umso intensiver, wenn keine Post auf mich wartete. Vielleicht lag es ja daran, dass ich ein bisschen wie ein wildes Tier aussah – der wuchernde Bart, der viel zu intensive Blick meiner Augen. Oder daran, dass ich seit meinem letzten Besuch im Laden meine Stimme nicht mehr benutzt hatte und sie, wenn ich dann dankte, womöglich viel zu viele angestaute Gefühle transportierte. Selbst für meine Ohren klangen meine Worte, als kämen sie von weit her, als dauerte es eine gewisse Weile, bis sie zu mir gelangten, wie Licht von einem weit entfernten Stern.

Was ich fühlte, als es in dieser mondlosen Märznacht dreimal kurz an der Tür zum Vorbau klopfte, lässt sich mit Überraschung also nur unzureichend beschreiben. Jedes einzelne Klopfen hallte bedrohlich im *Inneren* des Hauses wider, als würden selbst die Stützstreben und Deckenbalken dadurch erstarren. Ein Schauder rieselte durch meinen Körper – eine erschütternde, physisch spürbare elektrische Ladung. Die blaue Kerze auf dem Tisch flackerte leicht. Ich hatte das Gefühl, mich unter Wasser zu befinden, und irgendwo weit über mir schien etwas an der Oberfläche zu treiben. In den Fenstern, hinter denen die Dunkelheit des Waldes lag, wurde mein Abendbrottisch schattengleich und schwach flimmernd reflektiert, vielmehr die Vorstellung eines Mahls als etwas Handfestes. Auch mein eigenes Abbild war nicht mehr als ein Flackern.

Bei meinen allwöchentlichen Fahrten zum C&C war ich gewappnet, da wusste ich, dass man mich ansehen würde. Blicke, so flüchtig sie auch sein mochten, warfen ein Bild auf mich zurück: *Hippie* von dem Mädchen an der Kasse, das ständig Blasen mit dem Kaugummi machte, *Gammler* von den üppigen Matronen, die gemächlich ihre Einkaufswagen vor sich herschoben – doch waren alle diese Blicke für mich erträglich, weil sie nicht die Wahrheit widerspiegelten. Der Gedanke aber, dass da draußen jemand stand, direkt vor der Tür zum Vorbau, das war, als hielte man mir einen Spiegel unmittelbar vors Gesicht. Ein Mann, der allein lebt, ein spärlich möblierter Raum, eine Kerze auf einem Tisch. Die Szene erinnerte an ein altertümliches Verhör, aber ohne dass der Vernehmende anwesend gewesen wäre. Im unteren Badezimmer gab es einen Spiegel, doch in den schaute ich nie, nicht während des Zähneputzens, nicht, wenn ich mir das Gesicht wusch, nicht, wenn ich aus der Dusche stieg. Und das nicht etwa deshalb, weil es mir etwas ausgemacht hätte, mein eigenes Gesicht zu sehen, nicht einmal an meinem blinden rechten Auge, das sich seit dem Unfall zu einem perlmuttartigen Grün getrübt hatte, lag es. Nein, es lag an dem hageren Fünfundzwanzigjährigen, der mir daraus entgegenblickte, denn ich kannte ihn nicht. Es gab da eine Präsenz, aber nur in einem gewissen Abstand. Selbst dass ich

Tagebuch schrieb, fühlte sich plötzlich seltsam an – als würde ich meine eigenen Umrisse skizzieren, ein bisschen, als wollte man den Wind, den Schnee und die Sterne in die Gestalt eines Menschen zwängen. Dass ich hierher in die Wälder gekommen war, hatte nichts mit einer Herausforderung oder mit einem Rückzug zu tun – es war nichts, wozu ich mir Notizen machen wollte, um es für später zu konservieren, wie Beeren, die man im Sommer für später sammelt. Ich wollte einfach leben, ohne mich für irgendjemanden verstellen zu müssen, mich selbst eingeschlossen. Ich wollte ein Niemand sein in der Hoffnung, dass sich dieser Niemand für mich früher oder später vertraut anfühlen würde, dass er sich als jemand entpuppte, den ich die ganze Zeit schon gekannt hatte – der Kern dessen, was ich als Junge gewesen war, der Kern dessen, was ich als erwachsener Mann sein würde. Hinter all den Masken, die ich die ganzen Jahre über getragen hatte, selbst hinter jenen, die Masken verachteten, musste es doch etwas geben, etwas Essenzielles, der Ansatz eines realen Ich, der unveränderlich war.

Wieder war das Klopfen zu vernehmen, wieder die gleichen drei knappen Schläge. Wie erstarrt stand ich beim Holzofen und malte mir die Nacht dort draußen aus. Der letzte Wegabschnitt bis zum Haus war extrem schmal und der Schnee sieben Fuß tief, die Strecke so glatt wie eine Bobbahn. Die Finsternis wurde lediglich von den Sternen am Himmel durchbrochen. Die einzigen Menschen, denen ich je auf den umliegenden Hängen begegnet war, abgesehen von Nat und seinem Sohn, die gelegentlich vorbeikamen, um die Zufahrt vom Schnee freizuräumen, waren Jäger. Doch die Jagdsaison war seit Monaten vorbei. Die Wintersonne war längst untergegangen. Wer immer da vor der Tür stand, musste mehr Angst haben als ich. Denn wenn es einen Verrückten hier im Wald gab, einen verwilderten, bärtigen Einzelgänger, der zu allem fähig war, dann war ich das. *Ich bin hier der Verrückte! Ich bin der durchgeknallte Irre!* Genau das hatte ich mir immer vor

Augen geführt, wenn ich mitten im Wald einen Zweig knacken hörte oder wenn mitten in der Nacht eine Treppenstufe knarzte. Ich bin der Verrückte! Ich bin der durchgeknallte Irre! Normalerweise verwandelte dieser Gedanke meine Furcht in so etwas wie Entschlossenheit. Doch jetzt konnte ich nicht anders, ich malte mir einen Mann mittleren Alters aus, in karierter Wolljacke, der vor der Tür lauerte. Eine brennende Zigarette in der einen, ein Gewehr in der anderen Hand. Und meilenweit kein Reh.

Wieder ertönten die drei Schläge, diesmal nachdrücklicher. Vielleicht handelte es sich um einen Notfall, möglicherweise war es jemand, der Hilfe benötigte. Aus meinem Kamin stieg Rauch empor. Das Kerzenlicht fiel nach draußen und erhellte den Schnee. Ich hatte im Grunde keine Wahl. Also stieg ich in meine Mokassins, lief über den Sperrholzboden im Vorbau und öffnete die Tür.

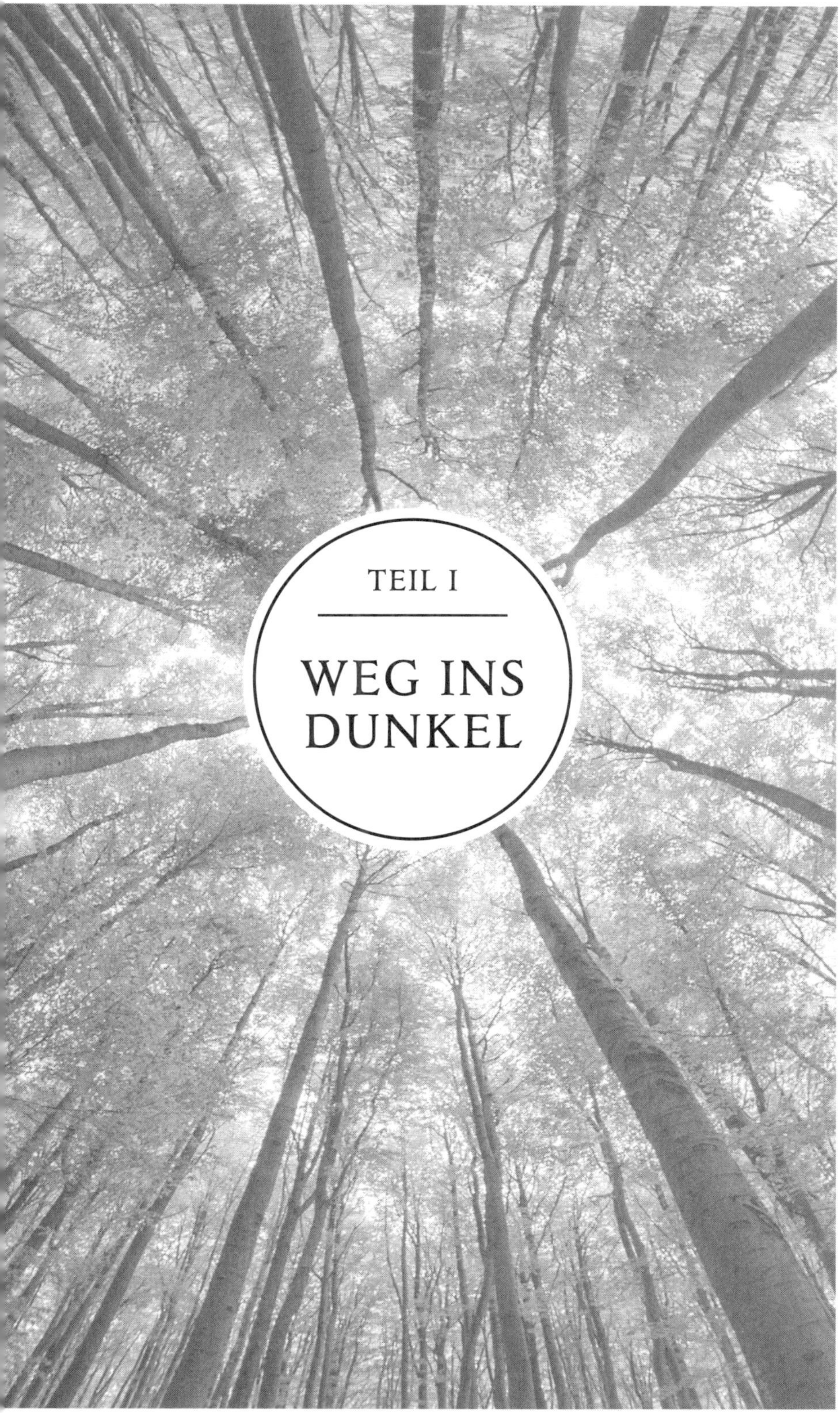

TEIL I

WEG INS DUNKEL

1. KAPITEL

Es war wie eine Heimkehr. Dabei spielte es keine Rolle, dass ein heftiges Gewitter tobte, der Regen auf die Dachpappe prasselte, vereinzelte grelle Blitze das dichte, tropfende Blattwerk hinter dem Haus erhellten. Es spielte keine Rolle, dass ich mich noch nicht mit Vorräten eingedeckt hatte, weshalb es nichts als Käsetoast zum Abendbrot gab. Und es spielte keine Rolle, dass Boston Hunderte von Meilen entfernt lag – und mir schon seit Jahren keine Heimat mehr war. Meine einzige Bratpfanne stand auf dem Herd. Meine zwei Gabeln, zwei Messer und zwei Löffel waren in der Schublade neben der Spüle verstaut. Meine Pullover, Wollsocken und Schneehosen lagen bereits ausgepackt auf den Sperrholzregalen im Obergeschoss. Und draußen, ganz oben auf dem steilen, schmutzigen Hang, stand mein kleiner weißer Honda. Er kam mir vor wie ein Packesel, den man endlich seiner Last entledigt hatte, aufgekratzt und ruhig zugleich vor Erleichterung. Seit meinem Collegeabschluss vor drei Jahren hatte ich ihn in einige wunderschöne Gefilde geführt: den Grand-Tetons-Nationalpark, in dem Elche durch den stiebenden Schnee stampften; den Tafelberg über dem Rio Grande, der sich im Licht des späten Nachmittags ockerfarben und violett verfärbte. Doch jetzt würde er zum ersten Mal länger als vier Monate am Stück an einem Ort verweilen. Es gab keinerlei Veranlassung wegzufahren, keinerlei Anlass, erneut die Koffer zu packen, keinen Bedarf, dass ich meine Suche anderswo fortsetzte. Lev, der Eigentümer des Hauses, sollte nicht vor Juni zurück sein. Endlich brauchte ich nicht länger der Außenseiter sein, endlich gab es für mich einen Ort, an den ich gehörte.

Auf das Haus war ich gestoßen, nachdem ich im gesamten nördlichen Teil von Vermont handgeschriebene Zettel aufgehängt hatte, auf dem Patchwork der Anschlagstafeln in Supermärkten und Kaufhäusern, an den schimmeligen Wänden von Waschsalons, in Peacham, Johnson, Jay, in Barton, Newport, Morrisville und selbst in einer Stadt namens Eden. Mein kläglicher Versuch einer einigermaßen leserlichen Nachricht hing dort gleich neben Angeboten für Brennholz, Suchanzeigen nach über alles geliebten Katzen, Einladungen für Spaghetti-Abende, die schon Wochen zurücklagen. *Gesucht: Hütte oder Haus im Wald, mit guter Beleuchtung, einsam gelegen. Am besten in der Nähe eines Flusses oder Baches. Bevorzugt mit fließend Wasser und Strom.* Nur ein einziger Mensch meldete sich darauf. Lev war Philosophieprofessor und wollte im September fortgehen, um in seiner Heimatstadt Tel Aviv zu unterrichten. Er hatte das Haus im vorangegangenen Sommer gekauft und war gerade dabei, es auf Vordermann zu bringen. Im August nahm ich die sechsstündige Fahrt von Boston auf mich, und Lev zeigte mir alles, mit besonderem Augenmerk auf seinen spärlichen Renovierungsversuchen. Er war überraschend kurz geraten, mit einem rötlichen Bart und rastlosen Händen, die ständig in Bewegung waren. Es fiel mir schwer, das Haus überhaupt richtig wahrzunehmen, weil er pausenlos redete. Er hatte vorgehabt, sich dort zusammen mit seiner Frau eine Auszeit zu nehmen, doch schon nach einem einzigen einsamen Winter zu zweit reichten sie die Scheidung ein. Er hatte nie allein in dem Haus gelebt. Er behauptete, sich auf einen solchen Winter zu freuen – *Gott kommt nur zu denen, die allein sind,* meinte er –, doch verriet mir die Mischung aus nervösem Gerede und Warnhinweisen, dass er mich als sein Versuchskaninchen betrachtete. Was mich nicht weiter störte, immerhin war das Angebot gut. Ich musste lediglich für sechs Klafter Brennholz, Strom und ein wenig Gas für den Heißwasserboiler bezahlen, alles in allem weniger als tausend Dollar.

Von außen erinnerte das Haus an ein auf Grund gelaufenes, ziemlich ramponiertes Piratenschiff. Ein gläserner Aussichtsturm, einige schmale, windschiefe Terrassen mit durchhängendem Geländer, ein Laufsteg am Obergeschoss entlang, dessen zwei Planken sich merklich durchbogen. Als Lagerraum diente eine notdürftig zusammengezimmerte Garage, bestehend aus einem schräg über einem gestampften Lehmboden hängenden Wellblechdach. Sie bot zwar nicht genügend Platz für ein Fahrzeug, dafür eignete sie sich bestens, um Feuerholz zu lagern. Trat man durch den Vorraum ins Innere des Hauses, wirkte der Wohnbereich nicht weniger notdürftig – über dem Tisch hing eine nackte Glühbirne, die Hälfte des Bodens war mit Sperrholzplatten ausgelegt, die andere Hälfte bestand aus Laminat in Holzoptik –, aber trotzdem saß man nicht in einem finsteren und feuchten Loch. Es gab drei bodentiefe Fenster, die eine Art Triptychon des dahinterliegenden Waldes bildeten. Es gab einen Kühlschrank, einen elektrischen Herd und einen Backofen. Außerdem stand da ein Holzofen zum Einheizen. Stieg man eine steile, hölzerne Treppe nach oben, stand man im Schlafbereich – mit breiten Dielenbrettern aus Echtholz, einer Dachschräge und einer Matratze in der Ecke. Gegenüber befand sich Levs ganzer Stolz: ein kleiner, etwas erhöht liegender Arbeitsbereich mit Schreibtisch und einem eindrucksvollen Blick über die Green Mountains. Die Fenster befanden sich oberhalb eines der verwitterten Balkone. Die grünen Hügel rollten wie brechende Wellen zum Horizont.

»Neun Monate«, hatte Lev gesagt, während wir hinausblickten. »Sie ziehen am ersten Oktober ein. Dann erleben Sie den geballten Winter hier in Vermont. Sind Sie sicher, dass Sie das schaffen?«

Ich nickte.

»In diesen Wäldern kann die Zeit einen trügen.«

»Ich verstehe.«

Er wünschte sich, dass ich verstand, doch er wollte, dass ich es nicht einfach so tat, er musste das näher erläutern: »Der Zeitsinn verändert sich.«

»Sicher«, sagte ich. Ich stellte mir einen verrutschten Stapel Zeitschriften vor, das kam am ehesten heran an *Zeitung*, und der war für mich das Nächstliegende, wenn ich mir *Zeitsinn* bildlich vorstellen wollte. Seit meinem Unfall mit dem Auge neigte ich dazu, das zu sehen, was ich hörte, selbst wenn das Bild eigentlich gar nicht passte.

»Lesen Sie sich auf jeden Fall die Anleitung durch, die ich Ihnen hierlasse. Und denken Sie daran, was ich Ihnen über die Rußablagerungen im Kamin gesagt habe. Und darüber, dass man das Dach freischaufeln muss. Und dass die Toilette einfriert. Ja, einfriert, das kann passieren.«

Zu guter Letzt, als wir wieder nach unten gingen, bekannte er, dass das Haus etwas abgefahren sei. Es war in den Siebzigerjahren erbaut worden, von einem Hippie aus New York, einem Mann, der eine fast schon krankhafte Furcht vor dem Krieg hatte. Der Mann hatte im Keller einen Luftschutzbunker eingerichtet, eine Art Krypta aus Betonziegeln, die man über eine unter einer Bodenplatte verborgene Treppe erreichte.

Jetzt, da er auf der anderen Seite des Ozeans war und das Haus ganz mir gehörte, war ich endlich bereit, Lev seinen Willen zu lassen. Also schob ich meinen Toast beiseite und öffnete das von ihm geschriebene Handbuch. Während ich las, zuckten draußen Blitze, und die gelben Blätter der Birken leuchteten auf wie Tausende von winzigen Glühbirnen. Die Kiefern erstrahlten in einem tiefen Blau. Unter den Dielenbrettern war ein Donnergrollen zu spüren. Dann setzte der Regen ein und fing an, mir das Haus zu beschreiben, er stellte mir das Dach und die Fenster vor. Es war tröstlich, meine Zuflucht zu hören, die Umrisse des Hauses um mich herum zu spüren. Das schien mir die einzig wahre Anleitung zu sein, die ich in den kommenden Monaten würde verinnerlichen müssen.

Das getippte Handbuch war achtzehn Seiten lang. Es gab Listen, Geschichten, Warnhinweise. Es gab die schmerzhaft offensichtlichen Infos: *Bitte Toilette nicht benutzen, wenn das Wasser darin gefroren ist.* Es gab die absolut unwichtigen Infos: *Der Holzofen ist von der sehr angesehenen Marke Jotul aus Schweden.* Einiges war krass überbetont: DIE TEMPERATUR DES HOLZOFENS DARF 370 GRAD NICHT ÜBERSCHREITEN, KAMIN KÖNNTE SICH ENTZÜNDEN UND EXPLODIEREN. BITTE ANZEIGE AM ROTEN KONTROLLGERÄT LINKS AM OFEN REGELMÄSSIG ÜBERPRÜFEN! Die Gefahren lauerten überall. Ich könnte vom Dach fallen. Ich könnte ohne Vorräte über Wochen eingeschneit werden. Ich könnte *direkt vor dem Haus* einem Bären begegnen. Ich hatte das Gefühl, als würde ich auf dem Weg hinauf auf den Mount Everest über die gefrorenen Leichen von Männern stolpern, der eine von seiner Besessenheit zur Strecke gebracht, der andere erledigt von der Einsamkeit, der Dritte Opfer seiner Angst. Ich hatte keineswegs eine Anleitung für die Benutzung des Hauses in Händen, sondern eine unbeabsichtigt verfasste Einstimmung in die Gefahren des Alleinseins. Zur Unterhaltung konnte man sich mit möglichen Bedrohungen umgeben, damit man nicht die weitaus größere Gefahr erkannte, die im Alleinsein lag. DIE BEDROHUNG DURCH DIE STILLE. DIE BEDROHUNG DURCH LANGEWEILE. Die Anleitung ärgerte mich. Ich wollte mir Lev nicht zum Vorbild nehmen. Ich wollte keine furchtsamen Stimmen in meinem Kopf. Und außerdem war ich gerade deshalb hierhergekommen, wegen der Stille: einer Stille, die es mir vielleicht ermöglichte, mich mehr auf das Hören zu konzentrieren, auf dass ich besser sehen könne. Ich brauchte die Weiträumigkeit des Hauses, und ich brauchte die Wälder um mich herum – selbst wenn das alles große Einsamkeit mit sich brachte.

Während ich so durch die Seiten blätterte und meine Befürchtung, ich könnte doch etwas Wichtiges übersehen, immer mehr wuchs, tat sich in meinem Inneren eine Art Spalt auf, ein Riss zwischen den Rippen, durch den eine Schwäche entwich. Ich wusste genau, wie es war, sein Leben in zu großer Einsamkeit zu verbringen, wusste, wie diese tief verwurzelte Isolation den Geist vernebeln konnte. Ich wusste genau, wie es war, wenn man die Orientierung verlor, wenn man nicht nur vergaß, wo Norden, Süden, Osten und Westen lag, sondern etwas viel Grundlegenderes, etwas, das mit der eigenen Verankerung in der Welt zu tun hatte. Das Empfinden, was real ist und was nicht.

In diesen Wäldern kann die Zeit einen trügen. Wieder zuckte ein Blitz auf, die Millionen winziger Glühbirnen in den Laubkronen schon weniger spektakulär als zuvor, mit einiger Verzögerung gefolgt vom Donner. Die grünen Kerzen auf dem Tisch gerieten wieder ins Flackern, ihre Schatten fixierten sie auf der Tischdecke. Immer noch entwich dieses hauchfeine Etwas zwischen meinen Rippen.

Ich stand vom Tisch auf, verstaute das Heft in einem niedrigen Schränkchen unterhalb der Spüle. Ich wollte sie nicht in meiner Nähe wissen, all die Großbuchstaben und fett geschriebenen Worte, dieses ganze Wedeln mit den Armen. Ich wollte nicht daran erinnert werden, auf wie viele unterschiedliche Arten und Weisen die Sache mit der Einsamkeit schiefgehen konnte. Und ich wollte nicht darüber nachdenken, was wohl geschehen würde, wenn ich hier keinen festen Boden unter den Füßen fand, wenn ich nichts ausfindig machte, in das ich mein Vertrauen setzen konnte – oder darüber, dass ich bereits zweimal quer durchs ganze Land gefahren war auf der Suche nach Antworten oder dass mir allmählich das Geld knapp wurde, dass ich keine Alternativen mehr sah, dass ich nicht mehr wusste, wohin ich mich noch wenden sollte. Nach einem kurzen Moment holte ich die Anleitung wieder aus dem Schrank, riss die hintere Seite mit den wichtigen

Telefonnummern heraus und überließ den Rest den Flammen im Holzofen. Die zerfledderten Seiten fingen sofort Feuer und zerfielen zu Asche. Ich brauchte das hier. Levs Ängste, versprach ich mir selbst, würde ich nicht zu meinen eigenen machen.

Das Leben kann sich von einer Sekunde zur nächsten völlig verändern. Und wenn das passiert, zerfällt es augenblicklich in zwei Hälften, zwei verschiedene Leben in zwei unterschiedlichen zeitlichen Dimensionen, und die Brücke zwischen dem Davor und dem Danach wird noch in dem Augenblick, da sie errichtet wird, wieder eingerissen, und die Wucht der Explosion schleudert einen unwiderruflich auf die andere Seite. Dort tun sich neue Fragen auf – Fragen danach, was eigentlich Realität ist, Fragen dazu, was wichtig ist und was nicht und wofür es sich zu leben lohnt. Die muss man beantworten. Es bleibt einem keine Wahl. Denn es gibt keinen Weg zurück in das Davor. Um hinter dem zerrissenen Kulissenhimmel den wahren Himmel sehen zu können, muss man Antworten finden.

Der Himmel an diesem Nachmittag Anfang Mai erstrahlte in einem herrlichen Blau. Ich lief die Stufen des Adams House hinab, die muffige Luft im Treppenhaus stellenweise erhellt von hereinströmendem Sonnenlicht. Ich wurde nirgends erwartet, hatte nichts Bestimmtes vor. Ich war zwanzig Jahre alt. Die Abschlussprüfungen meines Junior-Jahres in Harvard waren erst in drei Wochen. In der Ferne lockte der Sommer: Vormittage ohne Unterricht, Bücher, die ich rein zu meinem persönlichen Vergnügen lesen würde, eine Stelle als Redakteur bei *Let's Go,* die auf mich wartete. Nicht dass ich unbedingt Redakteur für Reiseführer werden wollte, aber es schien etwas zu sein, was sich auszuprobieren lohnte, fast schon ein richtiger Job.

Die Turnhalle war so gut wie menschenleer – das Aufprallen einiger Bälle hallte von den Wänden wider, ein paar Jungs machten Wurfübungen auf den drei Plätzen. Hier fühlte ich mich stets wie zu Hause, wenn mich auch ein paar Schuldgefühle plagten, weil ich so viel Zeit zur Verfügung hatte. Meine Freunde Ray und Alexis verbrachten ihre Nachmittage unten im Chemielabor, auf dem besten Weg, ihren Doktor zu machen; mein Zimmergenosse, Andrew, war entweder auf dem Tennisplatz zu finden, wo er für eine Profikarriere trainierte, oder er saß in der Lamont Library und büffelte für seine Kurse, im Ausgleich für die viele Zeit, die er auf dem Tennisplatz verlor. Meine Nachmittage dagegen glichen einer Art Wartezimmer: Ich schrieb gelegentlich Musikkritiken für *The Crimson,* erledigte die eine oder andere ehrenamtliche Arbeit und ging in die Turnhalle. Das war mein Privileg als Student mit Hauptfach Englisch. Außerdem näherte ich mich dem Ende meines ersten Jahres am College, ich bekam fast durchweg Bestnoten und hatte es überdies nicht eilig. Die Berufsoptionen, die mir meine Familie im Laufe der Jahre vorgeschlagen hatte, waren natürlich stets Anwalt, Arzt oder Geschäftsmann gewesen – so, wie Kinder meist Feuerwehr oder Polizei spielen, nur in der konservativeren Version. Dad, mein Onkel und mein Cousin waren alle Anwälte, und mein älterer Bruder Matt war auf dem besten Weg dorthin.

Ich hatte in meiner Zeit an der Highschool derart viele Stunden mit Basketballspielen verbracht und auch zu Hause mit Matt stundenlang auf dem Sofa gesessen, um die Spiele der *Celtics* mitzuverfolgen, dass das spontane Spielen zwischendurch mehr für mich bedeutete als nur eine Erholung von der Leistung, die ich nicht erbrachte, von der beruflichen Laufbahn, die ich noch immer nicht gefunden hatte. Von der Grundlinie hochzuspringen, in die Drei-Sekunden-Zone vorzudringen, das war für mich, als würde ich in einem Album meiner Vergangenheit blättern – meine Muskeln erinnerten sich nach wie vor an die vielen Spätnachmittage an der Highschool, an die Spiele mit Matt im Garten, von denen uns nicht einmal das heftigste Schneegestöber abhalten konnte, an Finger, die allmählich taub wurden. So, wie jeder Urlaub Erinnerungen an die vorangegangenen Urlaube weckt, verhielt es sich für mich mit dem Basketball. Jedes Mal, wenn ich den Ball zur Hand nahm, versetzte das Leder unter meinen Fingerspitzen mich zurück zu zahllosen Stunden mit anderen Bällen, auf anderen Plätzen, mit anderen Leuten, und es war jedes Mal eine wortlose Erinnerung daran, wer ich wirklich war.

Wir losten die Teams übers Korbwerfen aus und spielten ein schnelles Spiel bis elf Punkte, doch dann mussten die anderen wieder an den Schreibtisch, um zu lernen. Während sie nach und nach die Turnhalle verließen, rief ein rothaariger Typ mir etwas zu. Er hielt den Basketball zwischen Hüfte und Arm, fast wie ein Klemmbrett. »Nur noch eins«, sagte er. »Dauert bloß eine Viertelstunde. Bist du dabei?«

Während ich zögernd mit dem Schlüssel in der Hand an der Tür stand, spürte ich nichts als eine gewisse Ziellosigkeit in mir. Es machte keinen Unterschied, ob ich noch auf ein Spiel blieb oder ob ich ging. Das Einzige, was mich in meinem Zimmer im Adams House erwartete, waren stundenlange Tagträume – und sollte man damit ab einem gewissen Alter nicht aufhören? Vielleicht war Tagträumen aber auch gar nicht das richtige Wort. Es war eben erst wieder passiert, auf meinem Bett, kurz nach dem Mittagessen. Ich war gerade dabei, für den Kurs ein Gedicht zu lesen, geschrieben im elften Jahrhundert von einer Japanerin namens Izumi Shikibu.

Wenn er, auf den ich warte,
Jetzt käme, was würde ich tun?
Heute Morgen ist der schneebedeckte Garten
so wunderschön ohne irgendwelche Fußspuren.

Ich blickte auf, sah mich im Zimmer um, als wollte ich mich vergewissern, dass niemand mich beobachtete, was lächerlich war, da mein Gesicht vermutlich nichts preisgab; abgesehen davon war ich allein. Doch genau aus diesem Grund lernte ich nie in der Bibliothek. Um mich herum spürte ich die vom Schnee gedämpften Hügel in der Ferne, die fedrig leichte Stille des Morgens. Ich konnte die plötzliche Leere tief im Inneren dieser Frau nachempfinden – wie sehr sie sich nach dem Geliebten verzehrte, natürlich wollte sie, dass er kam, nur dass der frisch gefallene Schnee so völlig makellos war, weshalb er an den Teil ihres Wesens rührte, in den sie am meisten vertraute. Wir sollten uns überlegen, was dieses Gedicht von einem Haiku unterschied, sollten die beiden Formen gegenüberstellen. Und daran würde ich mich gleich machen, reine Routine, doch vorerst wollte ich einfach nur bei ihr verweilen: der Wind in ihrem Haar, ihre zittrig glatte Haut unter dem kühlen Stoff des Kimonos, eine Ahnung von Sex, die sie umgab, die Tatsache, dass sie sehr wahrscheinlich wusste, dass ihre Ängste zugleich sehr kindlich und sehr reif waren. Dann hörte ich schwere Schritte die Treppe hochkommen, eine Tür, die zugeschlagen wurde, und schon machte ich mich peinlich berührt an meine eigentliche Aufgabe, griff nach dem Stift, der einen Fleck auf der Bettdecke hinterlassen hatte.

»Und wie sehen die Teams aus?«, fragte ich, als ich zurück auf den Platz trat.

Peter, der aussah wie Abraham Lincoln ohne den Bart, tat sich mit mir zusammen – hochgewachsen, schlaksig, nichts als Ellbogen und Knie. Wir hatten bereits zusammen gespielt und uns recht wacker geschlagen. Er musste in Bewegung bleiben, sonst wirkte er schnell ungelenk, aber er hatte den einhändigen Wurf aus dem Sprung perfekt drauf, war schnell und beherrschte das Spiel. Der Partner des Rothaarigen hatte einen recht kräftigen Oberkörper und spindeldürre Beinchen, ein bisschen wie die Fahrerkabine eines Sattelschleppers ohne Anhänger.

Die anderen Plätze waren unbesetzt, und schon begann das Spiel – ruhig, zielorientiert, das zufriedenstellende Echo des

Dribbelns, das leise Klatschen des Leders, das von Händen aufgefangen und wieder abgegeben wird. Peter und ich lagen vorne, weil der Rothaarige und sein Teamkollege Peter mit seinen flinken Backdoor-Pässen nicht das Wasser reichen konnten. Doch etwa nach der Hälfte des Spiels nahm Peter Anlauf für einen Jumpshot vom rechten Flügel. Der Wurf traf den Korb direkt am vorderen Ring, prallte ab und segelte zurück zur Freiwurflinie. Jeder Einzelne von uns schoss auf den Ball zu. Ich lag vor dem Rothaarigen, doch Peter und der kleine Truck steuerten ebenfalls zielstrebig darauf zu. Für einen kurzen Moment schien der Ball zu schweben und in der Luft zu hängen. Ich weiß noch, dass ich das Gefühl hatte, zu dicht dran zu sein, als wäre der Raum zwischen den einzelnen Körpern in Auflösung begriffen. Und dann war da der Schmerz.

In der Turnhalle wurde es totenstill. Ich kauerte am Boden und rührte mich nicht. Das, was ich fühlte, war mit nichts zu vergleichen. Es saß so tief in meinem Inneren, dass ich nicht wusste, wie ich reagieren sollte. Hätte ich mir den Knöchel verstaucht, hätte man mir ein Knie in die Eier gerammt, hätte ich gewusst, wie das weitere Vorgehen war: Schaden begutachten und dann entweder vom Spielfeld humpeln oder weitermachen. Doch jetzt troff etwas Feuchtes, Flüssiges, es war Blut, auf mein Gesicht, tränkte mein T-Shirt. Und es gelang mir nicht, den Schmerz zu lokalisieren. Er saß zu tief in mir drin, als stimmte etwas nicht im Inneren meines Schädels. Als wäre mir Säure oder Ähnliches hinters Auge geraten.

Ganz langsam half Peter mir auf und führte mich vom Platz weg die Stufen hinunter.

Das Tageslicht draußen vor der Turnhalle war nicht zu ertragen. Mein rechtes Auge war bereits zugeschwollen, und das linke nahm die Wirklichkeit nur noch als eine provisorische Version ihrer selbst wahr. Der Gehsteig aus Ziegeln, das Lowell House auf der anderen Straßenseite, nichts von alldem nahm seinen angestammten Platz ein, das Sonnenlicht, das zwischen den Baumkronen durchsickerte, schien mehr als nur einer Quelle zu entstammen, alles wirkte viel zu grell. Die breiten Steinstufen der Turnhalle glitzerten wie Wasser, und erst als mein Fuß sie berührte, wurden sie fest, erst ein Schritt, dann der nächste. Der Raum an sich wirkte viel weiter als sonst, weniger beengt, und trotzdem hatte ich das Gefühl, weniger Platz zur Verfügung zu haben, alles wirkte so beklemmend auf mich. Als würde ich auf einer niedrigeren Frequenz senden als alle anderen und auf einer anderen Bandbreite existieren, die das menschliche Ohr nicht wahrnehmen kann.

Peter wich nicht von meiner Seite und begleitete mich zum ärztlichen Dienst der Universität, doch ich vermied es, ihn anzusehen. Es war sein Finger gewesen, der sich in mein Auge gebohrt hatte. Ich ließ meine Hand instinktiv über die Backsteinmauer streifen, die den schmalen Gehsteig begrenzte. Das Tageslicht war unerträglich grell. Ich wusste nicht, wo ich hinsehen sollte. Ein unaufhörliches Brennen wie von einem Bienenstich war hinter meinem Augapfel zu spüren, begleitet von einem heftigen Pochen. Mein T-Shirt war voller Blut, Wut pulsierte durch meine Adern. Mich überkam der überwältigende Drang, zurückzuschlagen, die geparkten Fahrzeuge aus dem Weg zu räumen. *Warum nur war das passiert? Warum war das ausgerechnet mir passiert?* Ich redete mir ein, es handle sich nur um Musik aus einem der angrenzenden Räume, etwas, das man getrost ignorieren konnte. Doch ich spürte, dass alles ins Schwimmen geraten war, derart viele Emotionen, die mich hektisch durchströmten, als hätte sich die Grenze zwischen mir und dem tiefsten Ozean mit einem Mal aufgelöst. Ganz vage gestand ich mir ein, dass Zeit eine entscheidende Rolle spielen könnte, doch hätte ich nicht sagen können, wofür. Während Peter und ich die Mount Auburn Street überquerten, deren zwei Fahrstreifen auf mich plötzlich einen schrecklich gleißenden Eindruck machten, versuchte ich darüber hinaus, die wütenden Widerworte auszublenden, die mir durch den Kopf schossen: *Ich werde alles besser machen, wenn man mir nur die Chance lässt.*

Beim Gesundheitsdienst tupfte mir ein Arzt das Blut vom Auge und drückte mit dem Daumen auf meinem Lid herum. Er war wahrscheinlich um die sechzig. Er stellte sich uns als Dr. Hardenbergh vor und erweckte den Anschein, als sähe er all das nicht zum ersten Mal. Vielleicht waren meine Sinne wacher als sonst, jedenfalls roch sein weißer Kittel nach Mottenkugeln. Sein Büro erinnerte an eine Szene aus einem Gemälde von Norman Rockwell. Er erklärte, er wolle etwas durchschneiden, es würde nicht wehtun, und mit dem linken Auge konnte ich knapp über dem Nasenrücken beobachten, wie er etwas Weißes durchtrennte, das ein wenig an ein gekochtes Ei erinnerte. Es tat wirklich nicht weh – in dem Punkt hatte er recht. Vielleicht war es nur so etwas wie abgestorbene Haut am Auge. Aber dass man etwas vom Auge abschneiden konnte, und das ganz ohne lange Erklärung, beunruhigte mich.

Nachdem er beide Augen rasch mit der Stiftlampe untersucht hatte, stellte Dr. Hardenbergh das Oberlicht wieder an. »Sehr gut«, sagte er.

Ich rührte mich nicht.

»Sie können jetzt zurück auf Ihr Zimmer. Da können Sie sich auf ein ganz schönes Veilchen gefasst machen.« Damit streifte er die Gummihandschuhe ab.

»Ich kann mit dem rechten Auge nichts sehen.«

»Ist nur eine saftige Schwellung. Kein Grund zur Beunruhigung. In weniger als einer Woche sollte sich das Auge wieder öffnen.«

Ich hatte das seltsame Gefühl, verzweifelt an etwas glauben zu wollen, von dem ich wusste, dass es nicht wahr war. »Als Sie mir mit der Stiftlampe ins Auge geleuchtet haben, habe ich rein gar nichts gesehen.«

Dr. Hardenbergh legte die Stableuchte beiseite und zwang mein verletztes Lid mit bloßen Fingern auf. »Sie sehen wirklich gar nichts?«

»Nein. Wirklich nicht.«

»Seltsam. Dann gehen Sie besser in die Augen- und Ohrenklinik. Wissen Sie, wo die ist? Sie können die U-Bahn dorthin nehmen. Die rote Linie.«

»Wollen Sie mich auf den Arm nehmen?«

Dr. Hardenbergh trat ans Waschbecken und begann sich die Hände zu waschen: »Wieso sollte ich Sie auf den Arm nehmen?«

»Zeit spielt keine Rolle? Können Sie mir versichern, dass sie keine Rolle spielt?«

»Ein Krankenwagen ist nicht nötig. Wenn es das ist, worauf Sie anspielen.«

Ein physisch spürbarer Zorn jagte durch meinen Körper. Am liebsten hätte ich den Arzt an seinem weißen Kragen gepackt und ihn gegen die Wand gerammt. Doch hinter der Wut lauerte die nackte Angst: Ich hatte nichts aus meinem Leben gemacht, und jetzt sollte mich ein Umstand, auf den ich keinen Einfluss hatte, daran hindern, das wiedergutzumachen. *Denn welchem viel gegeben ist, bei dem wird man viel suchen.* Wusste dieser Arzt denn nicht, mit wem er es hier zu tun hatte? Wusste er denn nicht, was ich alles noch vor mir hatte?

»Kein Krankenwagen nötig. Nicht nötig. Warum?«

»Ich kann Ihnen keinen rufen. So schreibt es das Protokoll nun einmal vor.«

Ich traute dem Mann nicht. »Dann rufen Sie mir ein Taxi.«

Dr. Hardenbergh starrte mich an.

»Sofort«, sagte ich.

Ich genoss es, nach draußen zu gehen und in der Stille dazusitzen. Es war fast so, als würde ich in einen Ozean hineinwaten, in der Art, wie er die Beine umspült und umschlingt, einen schwerer und leichter zugleich macht. Die ersten paar Tage hielt ich es nur eine begrenzte Zeit drinnen aus.

Es muss am dritten oder vierten Vormittag gewesen sein. Die Haustür, die mit den schweren schwarzen Eisenbeschlägen und dem Glasfenster einen sonderbar mittelalterlichen Eindruck erweckte, öffnete sich auf einen unbepflanzten Hang, der mit unregelmäßigem Gefälle zu den Bäumen abfiel. Ein paar morsche Rundhölzer, die eine Art Treppe bilden sollten, waren zu sehen, inmitten von kniehohem Gras, weißem Berufkraut und Sonnenhut. Die riesige einsame Eiche hatte sich bereits zu einem leuchtenden Kupferrot verfärbt, eine dünne Blätterschicht hatte sich rund um den Stamm gelegt. Ich kletterte an seinen massiven Wurzeln vorbei bis zum höchsten Punkt, kurz bevor der Birkenwald begann. Hinter dem mit Dachpappe gedeckten Hausdach und den Fichtenkronen, die an Turmspitzen erinnerten, schillerten die Hänge in allen Farben des Herbstes, als würden in einer Stadt Jung und Alt einen Umzug veranstalten: das jugendliche, leuchtende Gelb; das beständige, stattliche Grün; die kreischend knalligen Orange- und Rotfärbungen; alle verblassten in der Ferne zu einem bunten Durcheinander von Brauntönen, das in das Blau der Berge überging. Nichts von alledem war mir wirklich neu. Ich hatte aufgehört, jeden Tag aufs Neue die Aussicht zu bewundern. Doch aus irgendeinem Grund umgab mich nun die Stille. Sie war gewaltig in ihrer Absolutheit. Ich hatte es schon einmal gespürt, als ich das erste Mal bei der Wiese abbog, und wenn ich vom C&C zurückkehrte, wo ich meine Vorräte aufgestockt hatte. Doch vielleicht hatten meine Sinne mit der Geschwindigkeit des Wagens nicht mithalten können, und jetzt, nachdem ich mehrere Tage lang nur zu Fuß unterwegs gewesen war, schienen endlich auch sie anzukommen. Sie wurden langsamer und zogen bei mir ein. Wann immer ich in der Vergangenheit allein gewesen war, war da stets die Möglichkeit der Anwesenheit einer anderen Person gewesen – eine Art Tür, die in der

Stille offen stand, damit jederzeit ein anderer Mensch eintreten konnte. Doch jetzt trennten mich vier bis fünf Meilen von der Mooreland Farm, und es waren sechs oder sieben Meilen bis zur nächsten Hauptstraße. Niemand würde sich auf mehrere Meilen meinem Haus nähern, nicht an diesem Nachmittag, nicht an diesem Abend, nicht am folgenden Tag. Mein Gehör würde keine menschlichen Geräusche wahrnehmen, abgesehen von meinen eigenen Atemzügen.

Es fiel mir schwer, mir selbst einzugestehen, wie verzweifelt wichtig es für mich war, hier zu sein. Mein einziger Plan, wohl eher eine Art Überlebensinstinkt, war es gewesen, an einen Ort zurückzukehren, an dem meine Sinne sich zu Hause fühlten. Als Junge hatte ich in New Hampshire an einem Camp teilgenommen, direkt auf der anderen Seite des Connecticut River, gegenüber von Vermont. Tagsüber trieben wir dort Sport, abends sangen wir Lieder am Lagerfeuer, und einmal in der Woche machten wir eine Wanderung in den White Mountains. Es war ein Ort, an den ich mich nicht erinnern konnte, ohne ihn körperlich zu spüren. Jeder Marsch zum Fußballfeld trug für mich den Duft nach sonnenerwärmten Blaubeeren in sich; auf dem Softball-Spielfeld roch man schon den Regen, noch bevor er sich über die Bergkuppe herabsenkte, ein stetig zunehmendes Tröpfeln, bis er auf die Blätter über dir niederprasselte. Ich stand gern früh auf, vor allen anderen, die die Hütte mit mir teilten, und saß dann auf der Veranda. Tagsüber war ich nicht anders als die anderen Jungs – ich sparte mir mein bestes Poloshirt für den Square Dance auf, versuchte am Süßkram-Abend ein paar Extra-Snickers zu gewinnen, debattierte gerne über das heißeste Mädchen, das in Koje 19 schlief, und ob mit »Garden« der Madison Square Garden gemeint war, wo die Knicks spielten, oder der Boston Garden, wo die Celtics aufliefen. Doch woran ich mich noch lebhaft erinnere, sind diese frühen Morgenstunden. Aus den mit Fliegengitter verkleideten Fenstern hinter mir hörte ich die Schlafgeräusche meiner Freunde. Der See lag ruhig und still da, als bestünde er aus Glas, lediglich ein paar vereinzelte Nebelschwaden zogen darüber hinweg, und das morgendliche Licht erstrahlte in sattem Grün und Gold. So stellte ich mir den Geruch eines Sees am frühen Morgen vor, so sollten die ersten Tagesstunden aussehen und sich anfühlen. Da war diese erste Ahnung meinerseits, Teil von etwas viel Größerem zu sein als nur eines Freundeskreises, in die Welt um mich herum zu gehören. Es war im Grunde das erste Mal, dass mir ein kurzer Blick auf mich selbst gewährt wurde – nicht, während ich in den Spiegel starrte oder wenn ich versuchte, mich wie meine Freunde zu geben, sondern ein erster Blick auf mich, wenn das, was ich für mein eigentliches Selbst hielt, sich ausnahmsweise absolut ruhig verhielt. Schließlich schlich ich zurück in die Hütte, weil ich nicht als andersartig auffallen wollte. Doch wenn meine Freunde dann allmählich aufwachten, versuchte ich dieses Gefühl stets in das gemeinsame Frühstück hineinzutransportieren, es in alle unsere Aktivitäten auszudehnen. An manchen Tagen funktionierte es, und mein Blickwinkel schien so weit wie der See und die Berge, an anderen Tagen wiederum nicht. Doch diese paar Minuten auf der Veranda brachten mich so gut wie immer zurück zu dem Gefühl in mir, zu der Stille des Dazugehörens – zurück an einen Ort, von dem ausgehend ich fähig war, mit anderen in Kontakt zu treten.

Hier und jetzt, als die Stille sich mit Inhalt zu füllen begann, war sie nicht länger vollkommen. Hoch oben in der Eiche regte sich eine leichte Brise. Etwas weiter unten fegte dieselbe Brise hinter mir durch die Ahornbäume und Birken, sodass es sich wie das Rauschen eines Wasserlaufs anhörte. Die Landschaft fühlte sich zunehmend an wie ein Raum, nur dass es ein Raum ohne Wände und Decke war. Flink kam ein Eichhörnchen durch das Laub am Boden angelaufen, jeder Sprung erzeugte ein vernehmliches Rascheln, als würde es von dem Geräusch selbst angetrieben, als würde es ihm Schwung für seinen nächsten Sprung geben. Ein paar Meter von mir entfernt hielt es inne und schlug in einer raschen, flüssigen Bewegung mit seinem buschigen Schwanz. Es wedelte und wedelte damit. Dann hüpfte es wieder davon, sprang mit einer einzigen geschmeidigen Sinusbewegung davon in die Bäume. Während ich ihm mit den Ohren folgte, wurde mir bewusst, dass ich die räumlichen Abstände ebenso wahrgenommen hatte wie die Geräusche – die Mehrdimensionalität des Geästs der Eiche, des Waldrandes hinter mir, des vertrockneten Laubs im Gras, all das war um so vieles subtiler, als ich es mit dem Auge wahrnahm. Tagsüber wimmelte es von solchen Wegweisern, allesamt Möglichkeiten, mich im Raumgefüge zu orientieren. Die weite Wildnis um mich herum war eine Einladung. Eine Gelegenheit, zu erfahren, was solide war und was nicht – in der Welt und in mir selbst.

Doch später an diesem Nachmittag, als der Regen wieder fiel, drang die ganze Weite auf mich ein. Ich war oben und schleifte gerade eine Futonmatratze vom Gästezimmer in mein Schlafzimmer. Ich wollte nicht länger auf der Unterlage liegen, auf der Lev geschlafen hatte, wollte nicht länger die Abdrücke seines Körpers spüren, sobald ich mich hinlegte, wollte nicht seine nicht zu Ende geträumten Träume in mir aufnehmen. Schweiß sammelte sich in meinen Achselhöhlen. Ich hatte mir die Wange an einer Stelle an der Matratze wund gescheuert. Es wäre so einfach gewesen, den Futon mithilfe einer anderen Person hinüberzutragen, doch da war niemand. Kein Nachbar, kein Freund, der ein Stück den Flur hinunter wohnte. Keine Chance auf die geringste grundlegende Hilfe. Also mühte ich mich weiter ab. Am Türstock verfing sich die Matratze, sodass ich gegen den Türrahmen donnerte. Ich hatte übersehen, dass der Boden nicht ganz eben war. Jetzt hatte ich eine blutige Schramme oberhalb des Ellbogens.

»Scheiße.«

Meine Stimme wirkte fremd auf mich, irgendwie körperlos. Doch da war etwas, das in meinem Blut rauschte. Seit dem Unfall versetzte selbst das leichteste Rempeln auf dem Gehsteig meinen Körper in sofortige Alarmbereitschaft. Etwa einen Monat zuvor hatte ich den Gurt von einem Rucksack an die Wange bekommen, als ein Mann eilig aus der U-Bahn ausgestiegen war. Sofort hatte ich das Bedürfnis verspürt, ihm den Bahnsteig entlang hinterherzujagen und ihn mit voller Wucht zu Boden zu werfen. Ich hatte keine Ahnung, was ich ihm hätte sagen sollen, wenn ich ihn niedergerungen hätte. Und genau das sorgte dafür, dass ich mich ziemlich mies fühlte, als ich mir das Ganze später vergegenwärtigte. Als wäre ich ein tollwütiger Hund, der seine Krankheit unbedingt weiterverbreiten wollte. Seit mir bewusst geworden war, wie leicht mein Körper neuerdings in Panik geriet, ermahnte ich ihn regelmäßig: *Du machst dir ernsthaft Sorgen über einen leichten Rempler, eine verstauchte Zehe, einen eingeklemmten Finger? Hast du Angst, du heilst nicht wieder? Du glaubst ernsthaft, das bleibt?* Doch das bedeutete nicht, dass die Wut nicht wieder zurückkehrte. So ein Körper ist in dieser Hinsicht ziemlich stur.

Jetzt spürte ich die erste Woge, ein Aufkeimen der Kampfbereitschaft, und unterschwellig das schattenhafte Gefühl, dass man mir Gewalt angetan hatte. *Dämlicher Lev, bescheuerter Idiot, warum hast du mich nicht wegen des maroden Fußbodens gewarnt?* Aber als ich meine eigenen Gedanken durch das leere Haus hallen hörte, wurde mir klar, wie lächerlich ich mich verhielt. Es war ja allein meine Idee gewesen, die Matratze hier herüberzuschleppen, ich hatte das ganz allein zu verantworten. Wie ein Idiot stand ich vor dem Fenster. Flüsternd strich der Regen zwischen den dunklen Bäumen hindurch. Weit und breit war da kein Mensch, dem ich die Schuld in die Schuhe hätte schieben können. Vielleicht war das die erste Lektion, die die Einsamkeit einen lehrte: *Du bist für alles selbst verantwortlich.*

Im Schlafzimmer ließ ich den Futon mit einem lauten Klatschen zu Boden fallen. Das Blut rann über meinen Unterarm und verzweigte sich dann, zwei gezackte Spuren. *In einem gelben Wald, da lief die Straße auseinander,* ging mir eine Gedichtzeile durch den Kopf. Endlich brachte ich ein grimmiges Grinsen zustande. Das war nur ein Aspekt meiner Eingewöhnung hier, lediglich kleinere Startschwierigkeiten. Von jetzt an, so versicherte ich mir, würde alles viel glatter laufen.

Doch später in dieser Nacht, während der Regen auf das Dach trommelte und auf die schiefe Terrasse über mir, war ich umgeben vom Lärmen meiner eigenen Gedanken. Ich fing an, darüber nachzusinnen, was für eine Fehlkonstruktion das Haus doch war. Drei Dächer, zwei von ihnen flach, sodass sich unweigerlich der Schnee auf ihnen auftürmen musste. Eine Eingangstür am Fuß eines steilen Abhangs, die ebenfalls verschüttet werden würde. Ein Triptychon von Fenstern mit Blick auf den Wald – wunderschön, was die Aussicht betraf, aber unpraktisch, weil sie für einen hohen Wärmeverlust sorgten. Das Haus war zweifelsohne von niemandem mit Wurzeln in Vermont entworfen worden. Geschweige denn von einer Person, die dabei an Schnee gedacht hatte. Ich vermied es, darüber nachzudenken, dass mein eigener Plan, wenn es denn einer war, nicht viel durchdachter wirkte. Ich versuchte nicht an Ray und Alexis an der medizinischen Fakultät in New York zu denken, versuchte nicht an meine Eltern zu denken, versuchte nicht über andere Orte nachzudenken, die ich mir hätte ansehen können. Und dann waren da noch diese unterschwelligen Gedanken, diejenigen, die zu einem Teil der Großwetterlage meiner Innenwelt geworden waren – diejenigen, über die ich nicht erst nachgrübeln musste, um sie zu spüren. Wenn der Basketball nur anders abgeprallt wäre vom Korb, wenn ich doch bloß schon nach dem ersten Spiel gegangen wäre. Und natürlich Milena. Immer war da auch noch Milena. Allein das kühle Echo ihres Namens, das aus den dunklen Wäldern der Nicht-Gedanken zu mir drang, trug den Duft meines Zimmers in Bologna mit sich, der blauen Decke auf der Matratze, trug den Klang ihrer Stimme zu mir, die so fremd und vertraut zugleich in meinen

Ohren klang. Ich durfte nicht zulassen, dass ich an sie dachte. Durfte den Gedanken nicht zulassen, dass sie mein Fahrschein in diese Wälder gewesen war, im gleichen Maße wie der Unfall. Dieses eine Jahr in Italien direkt nach dem College hatte es mir nicht eben leicht gemacht, nach Boston zurückzukehren; umso bereitwilliger war ich in den Wagen gestiegen und nach Westen aufgebrochen, hatte meinen Abstieg in die Einsamkeit angetreten. Beides zusammen bildete eine verzögerte chemische Reaktion, einen exponentiellen Verlust.

Aus dem Zimmer gedrängt strömten meine Nicht-Gedanken lediglich hinaus in den Regen, um mit immenser Wucht von den Wänden widerzuhallen. Die Dachbalken knarrten. Der Boden schien sich zu heben und zu schwanken. Der Regen peitschte gegen das Fenster über meinem Kopf. Ich stellte mir vor, wie ich mich bei Sonnenaufgang weit draußen auf dem Atlantik vorfand, wo ich an ein dümpelndes Dielenbrett geklammert dahintrieb.

Hellwach lag ich da und versuchte, nicht auf die Geräusche zu achten. Ich hatte mir das Kissen über die Ohren gezogen. So viel also dazu, dass ich meine Sinne öffnen wollte, dass ich empfänglicher werden und entschleunigen wollte. So viel dazu, dass ich meine neu gewonnene Sensibilität als eine Art Kompass nutzen wollte, als eine Gelegenheit, etwas Reales in Angriff zu nehmen.

Allmählich fragte ich mich, ob ich wohl einen schrecklichen Fehler begangen hatte.

Das Einzige, was ich im Hinblick auf den zeitlichen Ablauf wirklich sagen kann, ist Folgendes: Etwa gegen vier Uhr Nachmittag landete Peters Finger in meinem Auge; und gegen zwei Uhr morgens verließ ich das Krankenhaus wieder. Vielleicht war mir zusammen mit meiner räumlichen Orientierung auch mein Zeitgefühl abhandengekommen. Manchmal wechselte ich die Untersuchungsräume, manchmal kamen die Ärzte zu mir. Manchmal dauerte das Warten nur wenige Minuten, manchmal kam es mir vor wie Stunden. Manchmal war das Warten eine Erleichterung, manchmal war es schier unerträglich.

Der einzige Arzt, an den ich mich ganz deutlich erinnere, war ein junger Pakistani, möglicherweise bloß ein Assistenzarzt. Das kleine Untersuchungszimmer wurde von der Klimaanlage durchgeblasen. Mit sanfter Stimme stellte der Arzt sich vor und zog dann ein Vergrößerungsglas aus einem mit rotem Samt ausgeschlagenen Kästchen. Seine Finger fühlten sich ganz zart an auf meiner Wange. Er nahm sich Zeit und sah ausgiebig in mein Auge. Angesichts der Menge an Blut, so erklärte er, war es schwer, Genaueres zu erkennen. Dann schwenkte er den großen Untersuchungsapparat heran, der an ein Periskop erinnerte, sodass es direkt vor mir war. »Legen Sie das Kinn bitte auf die Stütze, die Stirn gegen das gebogene Plastikband.«

Ich rutschte nach vorn.

»Kommen Sie bitte näher.«

Wieder rutschte ich ein Stück vor. Es fühlte sich an, als würde mein Auge in dem grellen Licht eine Peepshow abliefern: blassblaue konzentrische Lichtkreise – mein Augendruck sollte gemessen werden. Das schmerzhaft grelle weiße Licht, das an die Scheinwerfer eines herannahenden Zuges erinnerte – das war da, um besser in mein Auge sehen zu können. Der Arzt hielt meine zugeschwollenen Augenlider auf. Instinktiv zuckte ich blinzelnd zurück. Er wartete ab. Seine Art beruhigte mich auf gewisse Weise. Er würde eine Antwort finden, so schien es mir. Dann holte er seine Stiftlampe hervor. Er knipste das Licht im Zimmer aus und wies mich an, mein linkes Auge mit der Hand abzudecken. Wieder hielt er die zugeschwollenen Lider meines rechten Auges auf.

»Ich möchte Sie bitten, mir zu sagen, ob Sie irgendetwas sehen«, sprach er in die Dunkelheit hinein. »Und ob Sie erkennen können, wenn ich das Licht einschalte. Sehen Sie irgendetwas?«

Ich konnte seinen Atem hören und das leise Rascheln seines Kittels. Ich hörte das Klicken der Stiftlampe, das mir seltsam laut vorkam, als würden die Lichter in einem ganzen Hörsaal an- und ausgeknipst.

»Und? Sagen Sie mir bitte, wann das Licht an ist.«

Sein Akzent hatte einen leicht britischen Einschlag, in seinem Atem lag ein Hauch Frische, wie von einem Kaugummi. Ich konnte mir ausmalen, wie er da stand, konnte mir den Ausdruck in seinen sanften braunen Augen vorstellen, während er mich untersuchte, während er auf eine Antwort wartete. Doch vor meinem geöffneten Auge war nichts als Finsternis – ein schwarzer Tunnel, tiefste Dunkelheit in einem nächtlichen Wald. Ich versuchte zu fokussieren, indem ich erst näher heranrückte, dann zurückwich, aber da war nichts, das näherkam oder sich entfernte. Es war dieselbe undurchdringliche Schwärze wie die, die ich mir als Kind vor dem Einschlafen immer ausgemalt hatte – wie die Tiefen des Alls, etwas, von dem ich seltsamerweise immer geglaubt hatte, dass es entspannend wirken müsste. Doch dann verwandelte sich die Dunkelheit jedes Mal in so etwas wie eine Tafel, auf der irgendwelche Worte mit Kreide geschrieben schienen.

»Und, sehen Sie etwas?«

Der Arzt bewegte die Lampe vor und zurück, dessen war ich mir fast sicher wegen der Art, wie sein Ärmel raschelte.

»Irgendetwas?« Seine Stimme hallte vom Stuhl wider, vom Boden, von den Wänden. Ich empfand mich als so etwas wie ein Zeuge, allerdings ein Zeuge, der nicht mehr aussagen durfte. Ich nahm die Stiftlampe wahr, seinen Ärmel, *sah* beides förmlich. Doch es war fast so, als spielte meine Aussage ohne die entsprechenden Beweise nicht länger eine Rolle. Ich war herausgefallen aus dem Visuellen und befand mich an einem Ort, an dem auf nichts Verlass war.

»Nichts?«, hakte er nach.

Sein Ärmel bewegte sich nicht länger. Mit einem Klicken hatte er die Stablampe ausgeknipst.

»Nichts«, bestätigte ich.

Nach einem kurzen Moment stellte der Arzt das Oberlicht wieder an; er rollte mit dem Stuhl zu meiner Linken. Dann erklärte er mir, dass die Retina meines rechten Auges sich gelöst und meine Hornhaut ziemlich üble Kratzer abbekommen hätte. Normalerweise waren dies Schäden, die sich beheben ließen. Doch das eigentliche Problem, so müsse er mir zu seinem Bedauern mitteilen, war, dass der Sehnerv hinter meinem Auge durchtrennt worden sei.

Peters Finger war bis zum Knöchel eingedrungen und hatte sich hinter dem Augapfel verfangen, mit dem Nagel müsse er den Nerv abgerissen haben. Der Arzt demonstrierte mir dies anhand seines eigenen Fingers, indem er auf seinen goldenen Ehering deutete. Allerdings war mir das schon viel zu viel an Information. Ohne einen funktionsfähigen Sehnerv, so fuhr er in seinen Erklärungen fort, konnten Reize nicht mehr von meinem Auge zu meinem Gehirn geleitet werden. Die Medizin sei leider noch nicht in der Lage, den Sehnerv zu regenerieren. Angesichts der Schwere der Verletzung, so schloss er, könne man in diesem Fall nichts mehr tun.

»Haben Sie noch irgendwelche Fragen?«

Die hatte ich in der Tat, doch schienen sie nicht in meinem Kopf zu sein, genau wie das, was ich von seiner Stablampe wahrgenommen hatte, nicht durch mein Auge gegangen war.

»Gar nichts?«, fragte er.

»Ich glaube nicht.«

»Sind Sie sicher?«

Ein Schwindelgefühl überkam mich: »Keine Fragen.«

»Wir werden ein paar Tests durchführen müssen. Und ein CT machen, um ganz sicher zu sein, dass sich kein Blut im Gehirn gesammelt hat. Doch ansonsten gibt es nichts zu befürchten.«

Ansonsten nichts zu befürchten.

Ich bedankte mich für seine Ausführungen, und zum ersten Mal in meinem Leben war ich mehr als dankbar für die Regeln des Anstands – denn so bewahrte ich mir einen letzten Rest von Würde, wo es nichts mehr zu sagen gab.

2. KAPITEL

Irgendetwas drängte in die strahlend helle Stille, eine Art sich nähernde Unschärfe. Instinktiv huschte ich durch das hohe Gras und verbarg mich hinter einem der Apfelbäume. Die Luft an diesem Tag war relativ mild, das goldene Oktoberlicht intensivierte den erdigen Geruch des Laubes, und ich lief barfuß – das schattige Gras fühlte sich unter den Füßen kühl an und schnitt mir in die nackten Sohlen. Der Lärm des Pick-ups durchbrach als Erstes die Ruhe auf der Lichtung, das Gefährt schickte seine Kavallerie voraus, bevor es selbst um die Kurve gebogen kam. Es war ein Pritschenwagen mit Seitenwänden aus Holzbrettern. Rüttelnd kämpfte er sich den Weg mit den tiefen Spurrillen entlang und zog eine Wolke aus dichtem Staub hinter sich her. Während ich sein Nahen hinter dem Baumstamm hervor beobachtete, spürte ich, wie mein Herz pochte. Ich hätte nicht sagen können, warum meine erste Reaktion war, in Deckung zu gehen. Zumal ich genau wusste, wer da kam. Erst vor vier Tagen hatte ich Nat aus Newport angerufen. Seinen Namen und die Telefonnummer hatte ich hinten auf Levs Anleitung gefunden. Der erste Schnee würde vermutlich noch eine Weile auf sich warten lassen, und Lev hatte mir die beiden Klafter Brennholz in der Garage überlassen, doch es schien mir vernünftig, mich jetzt schon mit den vier zusätzlichen Klaftern einzudecken, die ich benötigen würde, wenn ich den Winter hier überstehen wollte. Nat war nicht zu Hause gewesen. Daher hatte ich ihm meine Bestellung über seinen Sohn ausrichten lassen. »Er kann jederzeit kommen«, hatte ich gesagt, »ich gehe nirgendwohin.« Eigentlich hatte es wie ein Witz klingen sollen.

Der Fahrer, der den Arm aus dem Fenster des Pick-ups baumeln ließ, blickte gelangweilt in Richtung Wiese. Plötzlich kam ich mir vollkommen idiotisch vor, weshalb ich hinter dem Baum hervortrat. Das Fahrzeug wurde langsamer und kam beinahe zum Stillstand. Der Mann, bei dem es sich nur um Nat handeln konnte, spähte unter seiner Baseballkappe hervor zu mir herüber. Schnell verschwand ich wieder hinter den Baum. Mein Herz raste. Die knorrige Rinde fühlte sich kühl an, als ich mich am Stamm abstützte. Die Blätter bildeten ein verspieltes Muster aus Licht und Schatten. Ich konnte nicht anders. Mein Instinkt riet mir, mich zu verstecken. Es war seltsam aufregend, hatte fast schon etwas von einem Abenteuer, unsichtbar zu sein. Es war kein Spiel, vielmehr hatte es etwas Archaisches. Mit dem linken Auge näherte ich mich einer Lücke in dem Gewirr aus Äpfeln und Laub. Noch einmal ließ der Mann den Blick über die Wiese schweifen, dann setzte er seine Fahrt fort und steuerte die steile Anhöhe hinunter auf das Haus zu.

Ein paar erklärende Worte hierzu: Meine Idealvorstellung von einem morgendlichen Spaziergang sah so aus, dass man in gemächlichem, angenehmem Tempo ging, damit man möglichst viel um sich herum wahrnahm, und zwar mit allen Sinnen. Sobald das erste Sonnenlicht durch die Scheibe in der Haustür fiel, trat ich mit bloßen Füßen nach draußen und wanderte hinauf zur Weide. Die Äpfel waren reif, ihr sattes Grün hier und da durchbrochen von roten Akzenten und kleineren Schönheitsfehlern, wie Flicken auf Sackleinen. Bereits in der zweiten Woche hatte ich gelernt, meine Wahl nicht allein aufgrund von Größe oder makellosem Aussehen zu treffen – schließlich handelte es sich hier nicht um Supermarktware –, sondern aufgrund ihrer Reife. Die zeigte sich darin, wie leicht ein Exemplar sich vom Baum pflücken ließ. Die meisten leisteten zunächst Widerstand, spielten die Unnahbaren, weshalb ich sie tagelang umwarb; die Äste wichen zurück, die Blätter raschelten und tuschelten, sie erinnerten mich an eine Gruppe Schwestern, die sich gegenseitig behüteten. Dann endlich der erste Bissen, der wie eine Wiederholung des ersten Hinaustretens war, eine Geschmacksexplosion, als würde man eintauchen in die belebende Frische des jungen Morgens, und zwar mit einem beherzten Sprung, statt zögerlich hineinzuwaten: Das Sonnenlicht schien heller, meine Haut fühlte sich lebendiger an. Wenn ich ganz langsam kaute, war mir, als könnte ich die kühlen Herbstnächte schmecken, die flirrende Hitze spätsommerlicher Nachmittage. Dann ging ich weiter den schmalen, lehmigen Pfad entlang, vorbei an den Apfelbäumen, vorbei an der alten Ackerfräse mit den rostigen Zinken, vorbei an der bröckelnden Steinmauer, und folgte dem Weg die Anhöhe hinauf. Der Wald bestand überwiegend aus Ahorn und Birken, das Blätterdach hoch über mir war nicht allzu dicht, und nach einem Anstieg von etwa einer halben Meile mündete der Weg in wild wuchernde Brennnesseln und löste sich dann auf wie ein jäh unterbrochener Gedanke. Hier musste ich das Tempo drosseln, wenn ich barfuß unterwegs war – die Nesseln hinterließen sonst schmerzhafte rote Striemen auf Sohlen und Unterschenkeln. Dafür war der Untergrund so wunderbar weich, dass ich mir dieses Vergnügen unmöglich entgehen lassen konnte. Ich plante meinen Weg, indem ich hügelaufwärts blickte zu der Stelle, an der der Baumbestand sich zum Himmel hin lichtete. Dort gab es ein Plateau, das über einer steil abfallenden Wiese thronte. Ganz unten am Fuß des Abhangs stand eine Blockhütte, deren Eigentümer dem Anschein nach nur selten hier war, denn man sah nie Rauch aus dem Kamin aufsteigen. Hinter diesem Tal erhoben sich abermals unbesiedelte Hänge, die in eine Reihe von fernen, schwach bläulichen Gipfeln mündeten.

Während ich so dahinging, ertappte ich mich bei dem Bemühen, auf meinem Weg durch den Wald kein Zweiglein abzuknicken, mich völlig geräuschlos fortzubewegen. Wenn meine Gedanken ein Rascheln erzeugten, wartete ich ab, bis auch sie sich wieder beruhigten. Es bestand kein Grund zur Eile. Bisweilen meldete sich mein Bewusstsein, doch ich hörte immer seltener hin. Durch nichts wollte ich mich davon abbringen lassen, den Morgen zu genießen. In diesen ersten Wochen, wenn es mir gelang, mich der Langsamkeit und der Stille hinzugeben, gaben mir die Wälder das Gefühl, ich wäre hinter eine Leinwand getreten, als hätte ich mich durch einen Vorhang hinter ein Gemälde begeben, zur eigentlichen Quelle seines Lichts. Es war eine Welt, in der sich nichts in Sprache übersetzen ließ. Eine Welt, die ich am liebsten nie wieder verlassen hätte, ein Daseinszustand, in dem ich verweilen wollte. Ich hatte das Gefühl, hier alles sehen zu können, nichts blieb mir verborgen. Die ersten Schritte zurück auf den weichen Trampelpfad, der zum Haus zurückführte, wurden oft von einem überraschenden Gefühl der Traurigkeit begleitet. Die Stimme in meinem Kopf schien dort auf mich zu warten wie ein treuer Hund.

Vielleicht war es deshalb meine erste Reaktion, mich zu verstecken, als ich den nahenden Pick-up hörte. Dass ich selbst so unendlich viel sehen konnte, gab mir das Gefühl, als wäre alles an mir deutlich sichtbar. Die Tür, die sich auf den hellen Tag hin geöffnet hatte, hatte sich zugleich auf mein Inneres geöffnet – und diese Tür ließ man nicht so ohne Weiteres für andere Menschen offen stehen.

»War mir nicht sicher, ob Sie das waren, den ich da gesehen habe«, sagte der Mann, als ich unten ankam und mich draußen vor der Garage zu ihm gesellte. »Hätte genauso gut ein Reh oder ein anderes Tier sein können in dem Dickicht. Sie waren da und auch wieder nicht.«

Sein Akzent erinnerte ein wenig an die Kennedys, nur in einer rustikaleren Version, er zog die Vokale ziemlich in die Länge. Seine Haut wirkte wie knittriges Zeitungspapier, mit dem einen oder anderen Altersfleck auf den Wangen. Er war einige Zentimeter kleiner als ich. »Nat«, stellte er sich mir vor.

Wir schüttelten uns die Hände, und es fühlte sich an, als würde ich die Haut eines Tieres berühren, meine eigene Hand plötzlich weich wie Watte. Seine Schultern wirkten kräftig unter der Jacke. »Ziemlich einsam hier«, sagte er mit einem Blick in Richtung der Bäume hinter mir. »Schön.«

Ich nickte.

»Frag mich schon lange, was am Ende dieser Straße liegt.«

Tief in mir war immer noch etwas alarmiert, obwohl er längst vergessen zu haben schien, dass ich mich vor ihm versteckt hatte. Ich lebte gerade mal zwei Wochen in dieser Einöde, und schon war ich so schreckhaft wie ein wildes Tier. Im Grunde konnte ich froh sein, dass ich ihn nicht von oben bis unten beschnupperte oder ganz unvermittelt davonsprang und im Wald verschwand.

»Ich sollte besser Schuhe anziehen«, sagte ich.

»Gute Idee. Sonst ziehen Sie sich noch einen Splitter ein.«

Als ich in meinen Wanderstiefeln zurück nach draußen kam, hatte Nat sich bereits darangemacht, das Brennholz Scheit für Scheit vom Pick-up zu werfen. Er schien es kein bisschen eilig zu haben. Entspannt stand er oben auf der Ladefläche, auf der sich das Holz bis über die Höhe seiner Hüften auftürmte, wandte sich stets aufs Neue um und warf. Selbst als ich zu ihm auf die Ladefläche kletterte, behielt er das Tempo bei.

»Schöner Tag«, bemerkte er.

»Ja, schöner Tag.«

Die Scheite waren unterschiedlich lang, grob gespalten, in erster Linie Buche, Ahorn und Birke. Ich konnte zwar den Ahorn nicht von der Birke unterscheiden, doch Nat demonstrierte mir den Unterschied anhand der Rinde: die Birke glatt, fast wie mit dem Rasiermesser bearbeitet, der Ahorn rau und mit moosbewachsenen Stellen in den Vertiefungen.

»Ziemlich eindeutig«, sagte er.

Er hat leicht reden. Birken kannte ich von den Sommern im Camp, weil wir die winzigen Röllchen der papiernen weißen Borke zum Feuermachen verwendet hatten. Aber Ahorn erkannte ich lediglich anhand der Blätter. Wie das riesige rote Blatt auf der Flagge Kanadas. Aber ansonsten hatte ich kaum eine Ahnung. Eichen trugen Eicheln, Kiefern hatten Zapfen, und immergrüne Bäume blieben auch im Winter grün. Das war mein gesammeltes baumkundliches Wissen. Als ich nun die Birkenrinde inspizierte und versuchte, mir ein Birkenblatt am Ast vorzustellen, fühlte es sich an, als würde mein Hirn sich mächtig anstrengen, Worte zu formen. *War es länglich? War es durchzogen von feinen Linien, die wie Rippen aussahen?* Ich war ja schon stolz, sagen zu können, dass die Sonne jeden Morgen dort aufging, wo der Weg steil zum Haus hinunterführte, und dass sie jeden Abend hinter den Hügeln jenseits der verwitterten Terrasse versank. Ich hatte kein Infopaket mit einer farbcodierten Landkarte bekommen, keine Tour von einem übereifrigen Führer, der mir etwas erzählt hätte, während er rückwärts vor mir herging. Meine eigene, schwerfällige Form der Orientierung kam gerade in Gang. Jetzt aber warf ich einen raschen Blick in Richtung der Baumreihen rings um das Haus, und die im Schatten der Stämme verborgene Dunkelheit schreckte mich. All die Mysterien, die in Rinde und Blattwerk steckten, all die unsichtbaren Reiche von Pflanzen und Insekten, die es zu entdecken galt. Was hatte ich mir nur dabei gedacht, mir einzubilden, es gäbe nichts, das ich nicht sehen könnte?

Nat drehte ein Scheit so in der Hand, als würde er einen großen Fisch am Schwanz halten, und fuhr mit dem Finger über die grobe Maserung des Holzes. »Hartholz bringt eine angenehme Temperatur«, sagte er. »Damit haben Sie es hübsch warm.«

»Eine angenehme Temperatur.«

»So ist es.«

Ich verstand kein Wort, doch weil ich nicht dastehen wollte wie der letzte Idiot, fragte ich nicht näher nach, wieso unterschiedliches Holz unterschiedliche Temperaturen erzeugen sollte.

Während wir nebeneinanderher arbeiteten, vernahm ich ein schwaches Röcheln in seiner Brust. Er machte aber keine Anstalten, sich auszuruhen. Am liebsten hätte ich etwas gesagt, ihm vorgeschlagen, eine Pause einzulegen, doch ich wollte ihn nicht kränken. Außerdem wollte ich nicht noch mehr wie der Flachlandbewohner rüberkommen, der ich in seinen Augen gewiss war.

»Brauchen Sie beim Stapeln Hilfe?«, fragte er, als wir fertig waren.

Ich zögerte.

»Spielen Sie nicht den Helden. Mir macht das nichts aus.«

Das war eine Arbeit, die ich eigentlich selbst erledigen wollte, als Ausgleich dafür, dass ich das Holz nicht eigenhändig gehackt hatte. Wenn ich schon keine Ahnung von dieser Wildnis hatte, so wollte ich mir meinen Platz hier zumindest durch ein wenig körperliche Betätigung verdienen. Aber Nat schien viel versessener darauf, mit anzupacken, als ich darauf, meine Kraft zwingend unter Beweis zu stellen. Und ich wollte auf einmal nicht mehr auf seine Gesellschaft verzichten. In den vergangenen zwei Wochen hatte ich kein Gespräch geführt, das länger als dreißig Sekunden gedauert hätte. Mit Tom Mooreland, dem ich am Ende des Feldweges begegnet war, als er auf seiner Farm mit dem Traktor unterwegs war, hatte ich instinktiv nur ein paar wenige Worte gewechselt. Zu ihm hielt ich lieber Distanz. Natürlich war ich zum Teil auch sehr neugierig, wie er so lebte; gern hätte ich etwas über seine Kühe und Kälber erfahren, wie Milch gelagert und verfrachtet wurde, wie lange die Farm schon im Besitz seiner Familie war, ob er je darüber nachgedacht hatte, woanders hinzuziehen. Doch ich befürchtete, dass, wenn wir uns zu viel austauschten, ich auf meinen Spaziergängen die Verbindung zu der

Farm immer stärker spüren würde, dann zu der Straße, die dorthin führte, dann zu der Autobahn direkt dahinter und dann zu allem und jedem, den ich zurückgelassen hatte. Bei Nat schien mir keine Gefahr zu bestehen, dass durch unsere Gespräche eine zu starke Verbindung nach draußen entstehen könnte. Außerdem schien es mir von entscheidender Bedeutung, alles in mich aufzusaugen, was ich von ihm in Erfahrung bringen konnte, nicht so sehr durch gezielte Fragen als vielmehr durch die Art, wie er sich bewegte und gab und dachte. Er war hier zu Hause. Er befand sich auf vertrautem Terrain.

Wir rutschten vom Pick-up runter und machten uns daran, die Scheite in die luftige Kühle der Garage zu schleppen und sie entlang der Wand hüfthoch zu stapeln. Levs zwei Klafter vom letzten Winter waren mit feinen Spinnweben überzogen, wir schichteten einfach nach oben weiter. Wieder war Nats rasselnder, keuchender Atem neben mir zu hören. Schon bald bildete sich auf meinem Wollpullover ein Rorschachmuster aus Rinde und Sägespänen, die an mir klebten, meine Finger glichen einem Nadelkissen voller Holzsplitter.

»Der Wohnwagen auf dem Acker gleich die Straße runter, wissen Sie, welchen ich meine?«

Ich nickte.

»Ist meiner. Nicht winterfest. Aber nächsten Sommer bin ich wieder dort. Ferienhäuschen«, lachte er, und da war wieder dieses Pfeifen in seinen Lungen.

Der Wohnwagen befand sich etwa eine halbe Meile entfernt und war damit dem Haus am nächsten. Er stand ganz einsam da, zwischen zwei Bäumen, die goldene Äpfel trugen, am Rande eines weiten Feldes, das von einem schmalen Bächlein begrenzt wurde. Ich hatte ihn auf meinen wöchentlichen Fahrten zum C&C gesehen. Besonders gut gefallen hatte mir, dass da nie jemand war.

»Mein Bruder hat ein Camp oben in Derby«, sagte er. »Mitten

im Wald. Ein bisschen wie hier.« Er arbeitete unbeirrt weiter, während er redete, Scheit für Scheit fügte sich polternd in den Stapel ein. »Gibt eine recht hübsche Aussichtsplattform ganz in der Nähe. Dort lässt es sich wunderbar auf Rehe warten.«

»Eine Aussichtsplattform?«, hakte ich nach.

»In der Krone einer alten Eiche. Wir setzen uns immer mit ein paar Bier da rauf und liegen mit unseren Bögen auf der Lauer.«

Es gelang mir nicht, mein Staunen zu verbergen. »Sie jagen mit Pfeil und Bogen?«

»Bogenjagd ist sportlicher. Nicht so fair, da oben mit der Flinte im Anschlag auf Beute zu warten.«

»Auch wieder wahr«, sagte ich.

Wir bewegten uns unermüdlich zwischen der sonnigen Zufahrt und dem kühlen Schatten der Garage hin und her. Nat sprach nun nicht mehr viel, weshalb ich befürchtete, ich könnte jetzt doch meine Glaubwürdigkeit verspielt haben. Vielleicht stellte er sich vor, wie ich mit einer Pistole auf die Jagd ging.

»Mir würde es hier auch gut gefallen«, sagte er schließlich. »Nicht besonders aufregend, dafür so richtig schön abgeschieden. Meiner Frau behagt die Vorstellung gar nicht. Hat sie mir klipp und klar gesagt. Einmal fernab von allem sein, einen ganzen Sommer lang.« Er wich meinem Blick aus. »Aber nicht im Winter. Das wäre mir zu verrückt, nichts für ungut. Viel zu viel verdammter Schnee. Da muss man doch durchdrehen.« Er hustete etwas in das Taschentuch, das er aus der hinteren Hosentasche gezogen hatte. Dann warf er einen kurzen Blick auf das, was er ausgespuckt hatte. »Aber ich fände es toll. Das kann ich Ihnen sagen. Wenn ich meine bessere Hälfte bloß so weit kriegen könnte. Vielleicht von der Schneeschmelze bis zum Herbst. Einfach nur, um den Wandel der Natur mitzubekommen und die Rehe zu beobachten. Jawohl, Sir. Ich werde meinem Bruder davon erzählen. Dass ich heute einem richtigen Einsiedler begegnet bin, das werde ich ihm sagen.«

Hinter Nat fielen die Sonnenstrahlen schräg in die Garage, doch ich erkannte sein Gesicht trotz des Gegenlichts deutlich genug. In seinem Ausdruck lag nicht die Spur von Ironie, kein verschmitztes Funkeln in den Augen. Ich behielt ihn weiter im Blick, doch nichts an ihm veränderte sich, als er nun zwei weitere Scheite auf den Stapel schichtete. Ich war mir nicht sicher, ob er mich nur auf den Arm nehmen wollte oder ob er das absolut ernst meinte.

Am Ende sah der Boden neben dem Pick-up aus, als hätte es einen Kampf zwischen rivalisierenden Bäumen gegeben, Reste von Rinde und Sägemehl, wohin man auch sah. Nat verkündete, er würde in einigen Tagen wiederkommen und die nächste Fuhre bringen. Er schüttelte mir die Hand, sah sich ein letztes Mal um und kletterte in den Ford. Durch das heruntergekurbelte Fenster sah er mich an. »Gut, dass Sie auf Nummer sicher gehen. So haben Sie genügend Holz für zwei Winter.«

»Bin mir nicht sicher, ob ich nächsten Winter noch hier sein werde.«

Er zog sich die Kappe tiefer in die Stirn, und plötzlich lag da etwas überraschend Sanftes in den Fältchen seiner Augenwinkel. »Sie werden hier sein«, meinte er.

Die Straße schlängelte sich vorwärts wie ein blaugrauer Wasserlauf, die Gebäude muteten wie vor sich hin schlummernde Flusssteine an, in der Ferne schimmerten die Lichter Bostons. Mein rechtes Auge war nach wie vor zugeschwollen, die Welt wirkte diffus, als hätte ein Zauber sie heraufbeschworen. Stattliche Backsteinhäuser im Tudorstil zogen draußen vor dem Fenster vorbei, eines mit einem von Zinnen bewehrten Turm, ein anderes mit Steinlöwen, die vor dem Eingang Wache hielten, wilde Vorboten der Vorstadt. Es war bereits nach zwei Uhr morgens, die Bäume hüllten alles in Schatten, als hätte die Zeit selbst sich schlafen gelegt. Doch wenn ich beide Augen fest schloss, blieb die Neigung des Autos, der sanfte Druck, wenn man während der Fahrt den Hügel hinauf in den Sitz gepresst wurde. Die Vertrautheit der vorbeiziehenden Straßenlaternen und Bäume. Mein Körper schien genau zu wissen, wo wir uns befanden. Meine Eltern brachten mich nach Hause.

Dad fuhr sehr besonnen, als wäre der Unfall noch gar nicht geschehen, als ließe er sich immer noch verhindern. Moms Profil, müde und doch wachsam, wirkte abgespannt im Licht der vorbeieilenden Laternen. Unsere Familiengeschichte war immer geradlinig verlaufen. Mom und Dad waren schon in der Highschool ein Paar, in einer typisch amerikanischen Kleinstadt namens Newburgh im Staat New York. Dads Familie war nicht wohlhabend, deshalb fing er bereits im zarten Alter von dreizehn Jahren an, in einer Handtaschenfabrik zu arbeiten, und verdiente sich das Geld fürs College nebenbei mit einem Job beim Parkservice eines Hotels im Borscht Belt. Mom unterrichtete außerhalb von Boston eine vierte Klasse und unterstützte ihn finanziell, solange er an der juristischen Fakultät studierte. Sowohl Moms Schwester als auch Dads Bruder blieben in Newburgh, wohingegen Mom und Dad gemeinsam der Sprung nach Boston gelang. Sie waren das Wagnis zusammen eingegangen. Und jetzt war mein Vater Seniorpartner bei einer angesehenen Bostoner Firma, Mom arbeitete als Berufsberaterin, und die beiden Söhne befanden sich auf gutem Wege. Wir entsprachen dem Ideal, dem Wirklichkeit gewordenen amerikanischen Traum. Wir waren wie die Familien in Urlaubsbroschüren, nur einen Hauch jüdischer. Dad mit seinem schiefen Schneidezahn und dem leicht verwegenen Lächeln, Mom mit ihrer schicken Kurzhaarfrisur und den lebhaften blauen Augen. Die beiden Söhne braungebrannt und athletisch gebaut, absolut glücklich und zufrieden, wie sie ausgelassen herumtollten.

Doch jetzt, im geräuschlosen Inneren des Wagens, wurde uns in unserem starren Schweigen schmerzhaft bewusst, dass das auf uns gerichtete Licht von einer Sekunde zur nächsten greller geworden war. Am Esstisch verloren wir nie auch nur ein Wort über diese andere Sorte Familie. Vielleicht fand noch die eine oder andere Scheidung von Bekannten Erwähnung, doch dachte man sich dann insgeheim, *schade, einfach schrecklich.* Auch die Leichen, die wir in unserem eigenen Keller hatten – der Vater meines Vaters war jung gestorben, meine Tante hatte zu Beginn ihres letzten Studienjahres ganz überraschend das College abgebrochen –, gehörten zu den Dingen, über die wir nicht sprachen. Sobald ein Gespräch diese Richtung einschlug, fing Dad an, das Silberbesteck neu zu ordnen, oder er öffnete und verriegelte wiederholt die Autotüren. »Sieh doch, was du angerichtet hast«, sagte er eines Abends, als ich endlich einmal den Mut aufgebracht hatte, meine Mom zu fragen, warum ihre Schwester das Studium geschmissen hatte. »Du hast deine Mutter zum Weinen gebracht.« Über uns war das träge Ticken der Küchenuhr zu hören. Mom wischte sich die Tränen fort. Ich hatte geglaubt, das Gespräch würde gut laufen, sie hatte sich daran erinnert, wie ihre Schwester plötzlich wieder daheim war und mit am Tisch saß, beim Abendessen keiner auch nur ein Wort sprach, wie alle so taten, als sei nichts gewesen. Und eigentlich wusste sie immer noch nicht genau, warum ihre Schwester zurück nach Hause gekommen war. Mom schien mir dankbar für die Gelegenheit, endlich darüber reden zu können, doch Dad, der ihre Tränen missdeutete und dachte, sie gälten der Schwester, wo es doch vielmehr um Moms Unfähigkeit ging, über sie zu sprechen, setzte damit die Tradition fort, derartige Unterhaltungen zu unterbinden. Es gab für mich nichts mehr zu sagen. Hätte ich weiter nachgebohrt, hätte ich unsere stillschweigende Übereinkunft darüber, worüber wir sprachen und worüber nicht, ins Wanken gebracht. Dann wäre ich über das familiäre Minenfeld hinweggetrampelt, hätte unser Verständnis davon, wer wir waren, infrage gestellt.

Während Dad den Wagen in die Einfahrt steuerte, verspürte ich ein leises Gefühl der Schwäche in der Brust, eine spröde Öffnung, als würde man einen Raum lüften, der lange Zeit verschlossen geblieben war. *Wieso hatte ich mich auf diese Situation nicht vorbereitet? Wieso hatte ich nicht von Anfang an geahnt, dass ein derartiger Zusammenstoß kommen würde?* Meine Atmung ging flach, als hätte man mich bei etwas ertappt, als hätte man mich mit einem Geheimnis erwischt, von dem ich selbst nicht einmal mehr wusste, dass ich es mit mir herumtrug. Ich hatte ein Doppelleben geführt – eines für alle anderen und eines für mich allein. Das Leben, das ich für alle anderen führte, war ganz darauf ausgerichtet, es allen recht zu machen. Dieses Ich war zwar ein klein wenig zu aufsässig, wenn es nach meinen Eltern ging, doch war dieser Jemand immerhin ein Sohn, auf den man stolz sein konnte – Harvardstudent, ein wohlgeratener junger Mann, der aussah wie Bob Dylan im Jahr 1964, als er noch ohne Verstärker sang. Vielleicht würde ich eines Tages Anwalt werden. Im schlimmsten Falle Journalist. Ich hatte stets die Strategie verfolgt, da mitzuspielen – zwar sportlich zu sein, aber keine Sportskanone, schlau, aber kein Nerd, zurückhaltend, aber auch nicht zu reserviert. Mich durch nichts verdächtig zu machen, wie ein Spion in einem Fernsehfilm, so ein Typ, der sich derart gut zu tarnen weiß, dass er selbst fast vergisst, dass er eigentlich für den Geheimdienst arbeitet. Und deshalb brauchte ich mir wegen des verborgenen Teils meiner selbst keine Gedanken zu machen: jenes Anteils, der erst zum Vorschein kam, wenn ich in meinem Zimmer im Wohnheim las; jenes Anteils, der sich selbst gegenüber die Antwort auf die Sinnfrage nicht zu artikulieren vermochte; jenes Anteils, der wegen all der Dinge, die er sich in Tagträumen beim Lesen zusammenfantasierte, in Tests recht gut abschnitt; jenes Anteils, der Basketball spielte, weil es ihm half, zurück in der Zeit zu reisen. Jenes Anteils, der kein disziplinierter Student war, der nicht wusste, wie er es den Leuten recht machen sollte, der im Grunde von nichts eine

Ahnung hatte. Jenes Anteils von mir, den ich nicht einmal meine eigene Familie je sehen ließ, weil ich es nie für nötig befunden hatte.

Doch jetzt sah es so aus, als bliebe mir nichts anderes übrig. In der Toilette der Notaufnahme hatte ich vom Waschbecken aufgesehen, nachdem ich mich vor lauter Schmerzen übergeben hatte, und hatte mein eigenes Spiegelbild nicht erkannt. Da war der vertraute Lockenkopf, ich erkannte mein Nike-T-Shirt wieder. Doch das Gesicht glich eher einer Vogelscheuche und hatte nicht das Geringste mit mir zu tun: Das Lid war zu der Größe einer Pflaume angeschwollen, die Haut von einem tiefen Blau, beinahe schon schwarz, die Wimpern blutverkrustet. Ich hatte mich nicht bewegen, nicht die Illusion zerstören wollen, dass dieses Spiegelbild gar nicht meines war. Es war mir auch früher schon in überfüllten U-Bahn-Waggons, in den Schaufenstern auf dem Harvard Square so ergangen – dieser Sekundenbruchteil, da man die Spiegelung eines Fremden im Fenster bemerkt, beiläufig das Haar oder den Mund registriert und im nächsten Moment erkennt, dass der Fremde man selbst ist, das Ganze so etwas wie eine harmlosere existenzielle Achterbahnfahrt, inklusive dem dazugehörigen Schrecken und dem Nervenkitzel. Doch zu anderen Gelegenheiten hatte ich mich sofort in meinem Spiegelbild wiedergefunden, wie wenn eine Wolke sich verzieht und Licht in ein Zimmer fällt. Doch hier in der Notaufnahme auf dieser Toilette war es anders. Ich erkannte mich nicht wieder in dem, was ich sah. Und jetzt, zurück in dem Zimmer, in dem ich als kleiner Junge geschlafen hatte, kam es mir so vor, als hätte ich mein Spiegelbild für immer verloren. Mein Inneres schien nach außen gekehrt, jener tief in mir verborgene Teil war an die Oberfläche meines Körpers gezogen worden. Ich fühlte mich durchsichtig, als gäbe es keine Möglichkeit mehr, irgendetwas zu verbergen.

Der Basketballkorb hing über dem Garagentor, die Rückwand wirkte im Schein der Außenbeleuchtung geisterhaft.

»Brauchst du bei irgendetwas Hilfe?«, erkundigte sich Mom, während sich das Tor hinter uns ruckelnd senkte.

In der Garage roch es nach Staub, Schimmel und verrosteten Gartengeräten. Ich trug immer noch kurze Hose und Basketballturnschuhe, hielt immer noch meinen Zimmerschlüssel und den Studentenausweis in der Hand. Das alles kam mir vor wie ein übler Albtraum: Ich trug Klamotten, die für einen bestimmten Ort gedacht waren, befand mich aber an einem anderen Ort, an dem nichts mehr war, wie es sein sollte. Mom und Dad hatten keine Ähnlichkeit mehr mit sich selbst. Moms Augen hatten ihre übliche Strahlkraft verloren. Im Licht der Garage wirkte Dads Gesicht ziemlich eingefallen. Normalerweise hatte ich meinen Rucksack und einen großen Sack voll Wäsche bei mir, wenn ich nach Hause kam. Dad begrüßte mich immer mit einer festen Umarmung an der Haustür – jedes Mal klopfte er mir zweimal kräftig auf die Schulter –, dann stand er nur wenige Zentimeter neben mir, während ich mir die Schuhe auszog, den Reißverschluss der Jacke öffnete und sie ablegte, als könnte er allein durch diese Nähe etwas über mich in Erfahrung bringen. »Liebling, lass ihm doch ein bisschen Platz«, mahnte meine Mom dann jedes Mal, woraufhin Dad verlegen einen Schritt zurücktrat. Und dann kam es von meiner Mom wie ein Fanfarenstoß: »Ich will absolut alles von dir hören.« Und wie eine aufgeregte kleine Herde stolperten wir dann in die Küche.

Doch jetzt kam ich mit leeren Händen. Wenn es etwas gegeben hätte, das meine Eltern mir abnehmen und tragen hätten können, hätte ich es ihnen überreicht, bloß um ihre Sorgen mit Gewicht zu beschweren, damit sie nicht auf mich zutrieben.

»Ich hab nichts dabei«, sagte ich.

Sie warteten.

Ich bedeutete ihnen, vorauszugehen. Ich wollte niemanden hinter mir haben, nichts, das ich nicht sehen konnte.

Ende Oktober kam der Regen. Der Himmel verdüsterte sich, eine geradezu biblische Dunkelheit, und dann wuschen tagelang Sturzfluten über die Terrasse, trommelten auf die Dachpappe, fraßen sich in den Zufahrtsweg und hinterließen zahlreiche Pfützen. Die Ahornbäume standen mit einem Mal nackt und glänzend da. Die Birken wirkten zerrupft, wie weggeworfene Zigarettenstummel nach einer Party. Da war kein Laub mehr, das den Regen abgehalten hätte, da war kein Schimmern und kein Wispern in den Kronen, nur noch hartes Prasseln. Die Anhöhen rund um das Haus dünnten immer mehr aus und reduzierten sich auf Skizzen ihrer selbst. Man sah weit weniger Vögel, weniger Eichhörnchen, weniger Farben. Die nächtliche Dunkelheit wog schwerer, hielt länger an. Und meine morgendliche Routine wurde zu einer Art Ritual, vielleicht, um gegen die wachsende Einsamkeit anzukämpfen.

Das blaugraue Licht der frühen Dämmerung weckte mich, die Überreste des Regens tropften von der Dachrinne, mein Atem bildete eine sichtbare Wolke über der Bettdecke. Ich pflegte dann meinen grünen Wollpullover anzuziehen, mir meine Strickmütze aufzusetzen, die knarzenden Stufen der steilen Treppe hinabzusteigen, das Haus noch farblos und totenstill mit seinen Fenstern zum Wald. Ich stellte den zerbeulten Wasserkessel auf den Herd, trat hinaus in die beißende Kälte der offenen Garage und holte ein paar dünne Zweige aus der Kiste mit dem Kleinholz. Ich ging wieder nach drinnen, öffnete den Holzofen, ging auf die Knie, um in der weißen Spitze der Asche nach glimmenden Resten zu wühlen, das Anmachholz hineinzuschlichten, auf die Glut zu pusten, wie man es mit dem aufgeschrammten Knie eines Kindes tun würde, und dann in die Küche zurückzukehren, wo ich den Tee aufgoss, ehe der Kessel zu pfeifen begann. Zurück in die Garage, um einen Armvoll Brennholz zu holen, ein weiteres tiefes Einsaugen der feuchten Waldluft, dann wieder nach drinnen, wo ich vor dem Ofen in die Hocke ging, um die Scheite auf die emporzüngelnden Flammen zu legen. Dann stellte ich den Schieber des Ofens so ein, dass lediglich ein Schlitz offen stand, und setzte mich mit meinem Tee hin, der inzwischen so weit abgekühlt war, dass man ihn problemlos trinken konnte.

Ich nahm mir reichlich Zeit. Die Einsamkeit gibt einem oft das Gefühl, als würde der Tag viel langsamer vergehen, und ich steckte außerhalb dieser Langsamkeit und blickte hinein. Damit man sich weniger einsam fühlt, muss man sich der trägen Geschwindigkeit des Tages anpassen, muss sich in sie hineinbegeben und sich von dort umsehen. Der reine, fast schon scharfe Geruch nach Minze hinterließ ein kühles Gefühl hinter den Augen. Mit jedem einzelnen heißen Schluck sog ich den Duft des Holzrauchs ein, der an meinen Händen haftete, als hätte ich den Tee über einem Lagerfeuer zubereitet. Die brennenden Scheite im Ofen ließen ein Knacken, Tosen und Knistern vernehmen. Die Hitze, welche das Porzellan des Bechers durchdrungen hatte, übertrug sich in meine Handflächen. Winzige aus Dampf bestehende Tentakel erhoben sich in die Luft, genau wie mein eigener Atem vorhin, als ich Holz geholt hatte. Ich wurde das Gefühl nicht los, als würde ich etwas von dem Charakter des Tees in mir aufnehmen. Der starke Geruch nach Minze löste sein beharrliches Versprechen ein, denn er hinterließ auch auf der Zunge einen anhaltend intensiven Geschmack.

Ich kann nicht sagen, wie lange ich für die einzelnen Sachen brauchte. Vielleicht zehn Minuten für das genüssliche Trinken des Tees, vielleicht auch länger. Im ganzen Haus gab es keine Uhr, keine Anzeige an der Mikrowelle, keinen Computer. Kein Gefühl für Zeit, keine Orientierung, abgesehen vom Tageslicht, das durch die Fenster sickerte, und meinem eigenen Gespür für wiederkehrende Muster: meine Hand am Wasserkessel, genau in dem Moment, da er zu zittern begann, oder wenn ich hinaustrat ins Freie und die Sonne direkt über der höchsten Fichte als gleißende Scheibe hinter den Wolken hervorleuchtete. Uhren hatte es stets überall gegeben, an den Wänden von Klassenzimmern, in öffentlichen Gebäuden – Uhren wie die Digitalanzeige über dem *Au Bon Pain* am Harvard Square oder die am berühmten Glockenturm auf der Piazza Maggiore, Uhren waren so omnipräsent wie Maos Porträts in China oder Lenins in Russland. Nicht zu vergessen die vielen Uhren an so gut wie allen Handgelenken auf dem Gelände von Harvard, an so gut wie jedem Arm in Bologna, individuelle Uhren, die das Gesicht der Zeit unserem eigenen angleichen sollten, während wir alle durch die gemeinsame Zeit vereint wurden, durch die fortschreitende Vergänglichkeit, derer uns die Glocken versicherten, die an der einen oder anderen Kirche läuteten. Zweifelsohne war etwas Wahres daran – das Licht kam und verschwand wieder, die Sonne ging auf und wieder unter, der Mond am Himmel veränderte seine Form. Und zwischenzeitlich wurden wir alle älter. Die Zeit verging. Ich hatte nie viel darüber nachgedacht, doch jetzt stellte ich mit Staunen fest, dass es uns gelungen war, etwas so zutiefst Ursprüngliches und Komplexes derart zu schrumpfen, etwas, das so nah und gleichzeitig so fern war, in kleine runde Rähmchen mit Zahlen von eins bis zwölf zu zwängen. Es war fast so, als hätten wir die planetaren Bewegungen gebändigt und sie in komfortablen Käfigen untergebracht, um sie wie Farmtiere einzuspannen, damit sie uns bei den täglichen Aufgaben halfen. Wir brauchten sie für Verabredungen zum Lunch. Wir brauchten sie für Parkuhren. Jeden Abend streiften wir die Erdumdrehung von unserem Handgelenk und legten sie beiseite. Die wenigen Sterne, die man in Boston zu sehen bekam, so wurde mir nun bewusst, waren so etwas wie im Stall stehende altersschwache Gäule. Ihr schwaches Schnauben in der Dunkelheit, ihre unschuldige Schönheit so viel größer als der Nutzen, den man aus ihnen zieht. Hier jedoch sah man Sterne quasi auf freier Wildbahn. Angesichts ihrer überwältigenden Vielzahl, mit dem deutlich sichtbaren Streifen der Milchstraße, wirkte es fast so, als gäbe es mehr Sterne als Himmel. Die Zeit war überall. Nicht Minuten und Stunden, nicht Tage und Wochen, sondern Jahreszeiten, Jahrhunderte, Jahrtausende. An unberührten Orten wie diesem hatte Zeit ganz andere Dimensionen. Beides vereint zu sehen, Zeit und Raum, gab mir ein Gefühl, als wäre ich zurückgekehrt in mein natürliches Element, wie ein Fisch, den man wieder ins Wasser wirft.

Vor meinem Unfall hatte ich bevorzugt andere Leute als Uhr genutzt. Wenn ich am Morgen hörte, wie Matt die Klospülung betätigte, hieß das, dass ich aufstehen musste, um in die Schule zu gehen; wenn ich im Adams House auf der Treppe lautes Getrampel vernahm, hieß das, dass ich Gefahr lief, das Frühstück zu verpassen; wenn das Surren der Straßenreinigung auf der Via Irnerio ertönte, hieß das, dass Milena und mir nur noch wenige Stunden blieben, ehe sie sich zurück nach oben stehlen musste. Jetzt aber orientierte sich mein Zeitgefühl ausschließlich an der Sonne und den Sternen sowie an der Zeit, die es brauchte, bis das Wasser kochte, bis ich das Feuer zum Brennen brachte. Es gab keine anderen Menschen, keine Uhren. Vielleicht fühlten sich meine Morgenstunden deshalb an wie ein Ritual – vielleicht waren das Feuermachen, das Teekochen und selbst das Rausgehen deshalb nicht einfach nur irgendwelche morgendlichen Aktivitäten, sondern meine Art, an etwas viel Größerem teilzunehmen. Eine Form von Gemeinschaft nicht mit den Menschen, sondern mit der Natur. Eine Gemeinschaft, die mir möglicherweise half, meinen eigenen Platz in der Zeit zu finden, meinen eigenen Rhythmus als Teil des Ganzen – eine Orientierung über ein Gesicht oder einen Namen hinaus.

Vom College nach Hause zu kommen fühlte sich immer ein wenig an wie ein Sturz in Alices Kaninchenbau. Moms unbewusster Versuch, so etwas wie Ordnung zu schaffen – oft mithilfe von irgendwelchem Nippes –, bestand darin, den Nutzen jeden Raumes herauszustreichen. In der Küche hing ein Plastikschild mit einem roten Milchkarton mit einem Schwall Milch über einer Schüssel Cornflakes. Ein grell oranger Hinweispfeil, den Mom eigenhändig gemalt hatte, zog sich durch das gesamte Treppenhaus bis hinunter in den Keller. Im unteren Badezimmer stand am Wannenrand eine kleine Keramikstatue, die einen Mann in einer Badewanne darstellte. Und das beste Stück, der Stolz des Hauses, war ein Druck von McKnight, der ein blaues Sofa in einem Wohnzimmer zeigte. Und der hing natürlich ausgerechnet über dem blauen Sofa im Wohnzimmer. Als kleiner Junge stahl ich mich, wenn niemand sonst da war, immer über den Orientteppich und kletterte hinauf auf die blaue Couch, um zu sehen, ob auf dem Bildersofa wohl ebenfalls ein kleiner Junge erscheinen würde.

Doch am Morgen nach dem Unfall kam mir sogar mein eigenes Zimmer fremd vor. Kleine Staubpartikel schwebten im Sonnenlicht über der Heizung. An der Wand klebten immer noch dieselben alten Poster von Larry Bird und Andre Agassi; dieselben Medaillen hingen über den Pokalen auf dem Bücherbord. Die Streifen auf der Tapete schienen Mühe zu haben, den Raum zusammenzuhalten. Mein Bücherregal, mein Schreibtisch, mein Stuhl – nichts von alledem war so solide, wie es hätte sein sollen. Jedes einzelne Objekt wirkte, als hätte es seine äußerste Schicht eingebüßt. Als hätte es sich reduziert auf so etwas wie die Andeutung seiner selbst, eine Requisite für eine Art Bühnenprobe, bis mein echtes Zimmer bereit war für seinen Auftritt. Ich war immer besonders stolz gewesen auf meine Trophäen: all die Schlagmänner, die Würde und Ausgewogenheit ausstrahlten; all die Basketballspieler, die mühelos in den einhändigen Wurf sprangen; der Hammer, den ich für einen ersten Platz im Debattierwettbewerb bekommen hatte; er war so positioniert, dass man das Gefühl hatte, er könnte jeden Moment auf einen Tisch klopfen, um zur Ordnung zu mahnen. Doch jetzt sahen sie allesamt aus, als würden sie in einer Schaufensterauslage stehen, ganz ohne echte Siege, die ihnen Substanz verliehen hätten.

Ich sah mich weiter versuchsweise im Zimmer um. Meine Augen folgten einander nach wie vor, und bei jeder Bewegung des linken Auges durchzuckte ein stechender Schmerz das rechte. Da war die schwammige Trägheit des Lids, das Gefühl der Ermüdung im Auge selbst, und dann noch dieser innere Schmerz, mittlerweile kein anhaltendes Stechen mehr wie von einem Wespenstich, sondern dichter, mit einer Art dumpfem Vibrieren verbunden. Die Ärzte hatten mir lediglich extra starkes Paracetamol verschrieben, was im Grunde ein schlechter Scherz war. *Konnte ich nicht wenigstens anständige Medikamente bekommen?* Andererseits bedeutete der Verzicht auf stärkere Arzneien doch sicher auch, dass die Verletzung nicht so schlimm sein konnte. Zwei Tabletten genügten normalerweise, um einen Kater zu bekämpfen, den ich zu vielen Scorpion Bowls in der Hong Kong Bar zu verdanken hatte. Vielleicht war die Fremdheit meines Zimmers lediglich auf eine Art traumatischen Jetlags zurückzuführen, die Nachwirkungen des Schocks wegen allem, was geschehen war, sowie einer Nacht, in der ich schlecht geschlafen hatte. Der Arzt in der Notaufnahme hatte irgendetwas gesagt von einer Phase der Gewöhnung, in der das Gehirn sich faszinierenderweise anpasste, aber ich hatte nicht ernsthaft zugehört. Ich war an Anpassung nicht interessiert.

Als ich nun aber aus meinem Zimmer trat und zum Treppenabsatz kam, wurde mir schnell klar, dass ich keine andere Wahl hatte. Zwar erkannte ich jede einzelne Stufe deutlich genug, aber die Höhe dazwischen konnte ich schlecht abschätzen. Da war lediglich ein Geflecht von Linien, und die Abstände zwischen ihnen nahmen immer mehr ab, je näher sie dem Foyer kamen. Das Ganze wirkte wie die Andeutung einer Treppe, eine Möglichkeit, doch nichts, auf das man sich verlassen konnte. Ich wartete ab, wie ein Skifahrer, der ganz oben an einer schwierigen Abfahrt stand, und versuchte mir vorzustellen, wie ich hinuntergehen könnte. Es spielte keine Rolle, dass ich die Stufen bereits zahllose Male hinabgestiegen war, ohne hinzusehen. Matt, der schon mit dreizehn Jahren über eins neunzig groß war, hatte immer seine Probleme mit der Treppe gehabt, seine ständigen Bemühungen, seinen eigenen Körper einzuholen, hatten mir klargemacht, wie gut ich es im Grunde mit meiner Statur hatte. Doch jetzt wirkte die Treppe tückisch, wackelig, wie ein fantastisches Gebilde. Krampfhaft klammerte ich mich an das schmiedeeiserne Geländer. Dann hob ich zaghaft den Fuß. Der plüschige blaue Teppich empfing erst den Fußballen, dann die Ferse, der eiserne Handlauf fühlte sich solide an. Erst als mein Fuß den Teppich berührte, konnte ich mit Sicherheit sagen, wo sich die Stufe befand, während die Position der nächsten weiterhin fraglich blieb. Es spielte keine Rolle, dass Gedächtnis und gesunder Menschenverstand mir versicherten, dass sämtliche Stufen gleich weit auseinander lagen. Mein Gehirn verließ sich nun einmal auf die Augen – und die teilten ihm mit, dass sich nicht genau feststellen ließ, wo sich die nächste Stufe befand, dass man nicht mit hundertprozentiger Gewissheit sagen konnte, dass ich beim nächsten Schritt festen Boden unter den Füßen finden würde, dass nicht auszuschließen war, dass ich ins Leere stieß und mein Körper in die Tiefe gerissen wurde. Ich wagte einen weiteren Schritt, stellte beide Füße auf dieselbe Stufe. Ich musste weniger auf meine Augen und mehr auf meine anderen Sinne vertrauen. Das Augenscheinliche *war nicht* die Realität. Fast glaubte ich zu spüren, wie mein Gehirn sich um Anpassung bemühte. Auf die Sicht war kein Verlass mehr. Sie konnte nicht länger die Führung übernehmen.

Vielleicht war es das, was der pakistanische Arzt meinte, als er mir erklärte, ich hätte meine Fähigkeit des stereoskopischen Sehens eingebüßt, die einzige Möglichkeit, räumliche Tiefe wahrzunehmen. Er meinte, ein normaler Mensch würde beide Augen gleichzeitig nutzen: Die Abweichung zwischen den Informationen, die die zwei Augen an das Gehirn übermittelten, würden ihn befähigen, durch eine schnelle Berechnung Objekte im Raum zu lokalisieren. Ohne den Einsatz beider Augen kann ein Mensch keine Tiefe wahrnehmen; er kann sie nur aufgrund von Hinweisen auf eine gewisse Tiefe abschätzen, Hinweise, die jeder völlig unterbewusst nutzt: die Abmessungen bekannter Objekte (die auf kurze Distanz größer erscheinen), die Parallaxe (die besagt, dass weiter entfernte Gegenstände sich nicht so stark bewegen, wenn man den Kopf dreht) und das Ausschlussprinzip (nach dem ein Objekt, das teilweise verdeckt ist, sich hinter dem Gegenstand befinden muss, der es verdeckt). Deshalb, so erklärte der Arzt, würde ich mit den täglichen Verrichtungen vermutlich gut klarkommen, zumal sich mein Gehirn immer mehr anpassen würde. Nur Tiefe würde ich nicht richtig *wahrnehmen* können – ich würde kein deutliches Gefühl für Räumlichkeit mehr haben, kein Gespür dafür, wie ich mich selbst durch die Welt der Mehrdimensionalität bewegte. Diese Umstellung, so meinte er, könne sich bei manchen Menschen negativ auf die räumliche Orientierung auswirken.

Und so war es auch. Später an diesem Vormittag goss ich den Orangensaft direkt auf den Küchentresen, gute zweieinhalb Zentimeter neben das Glas. Im Badezimmer gab es keinen Raum hinter meinem Spiegelbild, kein zweites Badezimmer hinter mir, das gesamte Zimmer war nichts als eine flache Ebene, ähnlich einer Fotografie. Wieder und wieder wischte ich an einem sonderbaren weißen Fleck an meiner Nase herum – stammte der von dem Wundsekret, das mein Auge verkrustete? –, ehe mir bewusst wurde, dass der Punkt sich lediglich auf der Oberfläche des Spiegels befand, ein Spritzer Zahnpasta. Und während ich zum Fenster meines Zimmers auf die Skyline Bostons hinausstarrte, um mich zu sammeln, überschattete plötzlich ein schrecklich großer schwarzer Vogel das Hancock-Gebäude. Seine Ausmaße waren monströs. Er verdeckte den gesamten Turm. Erschrocken zuckte ich zurück. Dann erkannte ich, was es war. Nichts weiter als eine Fliege, die außen an der Scheibe emporkletterte.

Mom und Dad bemühten sich ebenfalls um Anpassung. An meinem dritten Abend zu Hause stellte Dad mir beim Abendessen die Frage, ob ich die Sache strafrechtlich verfolgen wollte.

»Strafrechtlich verfolgen?«

»Die Möglichkeit besteht. Eine Überlegung wäre es jedenfalls wert.«

»Es war nicht Peters Schuld.«

Dad legte seine Gabel am Rand des Tellers ab. Er sah aus, als hätte er in letzter Zeit nicht gut geschlafen. Die Schatten unter seinen Augen wirkten tiefer als sonst. »Im rechtlichen Sinne würde man wohl nicht von Schuld sprechen. Aber wenn ich du wäre, würde ich mir das durch den Kopf gehen lassen.«

»Es war ein Unfall«, wies ich ihn ab.

»Denk noch mal darüber nach.«

»Es war nicht Peters Schuld, Dad. Keiner kann was dafür. Es ging alles so schnell.«

»Ich habe mal mit Neil Sugarman telefoniert. Er lässt dich übrigens schön grüßen.«

»Es ist einfach so passiert. Solche Dinge geschehen, Dad.«

Mom warf Dad quer über den Tisch einen Blick zu, und er verstummte. Nur das Klappern des Bestecks war noch zu hören. Wir aßen weiter. Doch am nächsten Abend brachte er es beim Essen erneut zur Sprache. Als ich ihm erklärte, ich würde sein Angebot zu schätzen wissen, es gäbe aber nichts, das er tun könne, schien er nicht mehr weiterzuwissen. Früher an diesem Abend, als er von der Arbeit heimgekommen war, hatte er mir eine Genesungskarte überreicht. Vorne drauf war ein Foto von einem Hund zu sehen, der eine Brille mit flaschenbodendicken Gläsern trug. Er lag ausgestreckt am Rande einer Veranda. »Ihr Bewohner meines Thebens, sehet, das ist Ödipus«, lautete die erste Zeile im Inneren der Karte, geschrieben in Dads eng gedrängter Handschrift. Das Zitat, das wusste ich, stammte aus *König Ödipus*. Wir hatten Sophokles in meinem letzten Jahr an der Roxbury Latin School durchgenommen: Ödipus, von seiner eigenen Abstammung nichts ahnend, tötet seinen Vater, schläft mit seiner Mutter und sticht sich dann ob der Schande beide Augen aus. Dad, der normalerweise so seine Probleme damit hatte, Gefühle zum Ausdruck zu bringen, griff bei wichtigen Gelegenheiten gern zurück auf Bartlett's Zitatenschatz. Vielleicht hatte er sich gedacht, ein klassisches Zitat wäre das Passende für seinen Sohn, zumal dieser Englisch im Hauptfach studierte. Vielleicht hatte er unter dem Stichwort *Blindheit* nachgeschlagen. Die darauffolgenden Verse stammten aus der letzten Szene, der abschließenden, nachhallenden Lektion des Stücks: »Der entwirrt die großen Rätsel und der Erste war an Macht … seht, in welches Missgeschickes grause Wogen er versank! Drum der Erdensöhne keinen, welcher noch auf jenen Tag harrt, den letzten seiner Tage, preise du vorher beglückt, eh er drang ans Ziel des Lebens, unberührt von Schmerz und Leid.« Ab »Ihr Bewohner meines Thebens« hatte ich ganz langsam gelesen, wie ein Betrunkener, der sich bedächtig durchs Zimmer bewegt, aus Angst, die Dinge um ihn herum könnten anfangen sich zu drehen. Mir war klar, dass Dad das Stück nicht kannte und deshalb auch mitnichten andeuten wollte, ich hätte den Unfall verdient. Sicher hatte er geglaubt, in dem Zitat ginge es um Verletzlichkeit, das verriet mir seine Anmerkung unten am Rand. »Sophokles' Worte, die an die Verletzlichkeit und Schwäche des Menschen erinnern, fanden sich durch deinen Unfall diese Woche wieder einmal aufs Schlimmste bestätigt. Der willkürliche und groteske Charakter dieses Ereignisses ist schier unbegreiflich. Ich bin so unendlich stolz, dein Vater zu sein.« Doch ich wusste auch, dass nichts in unserer Beziehung uns auf ein Gespräch hierüber vorbereitet hätte – auf die Schnelle würden wir keine gemeinsame Sprache dafür finden, nur weil wir sie dringend gebraucht hätten. Die verschwörerischen Blicke, die wir wechselten, während wir uns die Celtics im Fernsehen ansahen oder wenn Mom beim Abendessen wieder einmal eine ihrer zusammenhanglosen Bemerkungen machte, reichten bei Weitem nicht für diese Aufgabe aus. Wir hatten eine gemeinsame Sprache entwickelt für das Leben, das wir führten, das Leben, wie es früher einmal gewesen war. Dad konnte mir nicht helfen. Und genauso wenig konnte ich ihn darin unterstützen, mir zu helfen, sosehr ich es mir auch wünschte.

»Na, lass es dir noch einmal durch den Kopf gehen. Mehr verlange ich ja nicht.« Die ganze Zeit fegte er irgendwelche imaginären Krümel vom Tisch. Er war ein guter Pokerspieler, aber ohne seine Karten in der Hand war er leicht zu durchschauen. *Warum wehrte ich sämtliche seiner Versuche, mir zu helfen, ab?* Ich wechselte das Thema, sagte zu Mom, wie köstlich das Steak sei. Sie trieb das Gespräch voran. Dad saß zu meiner Rechten, und wenn ich mich vorbeugte, verschwand er aus meinem peripheren Blickfeld. So war es einfacher.

Ein paar Abende darauf rief Peter an. Mom bereitete gerade das Essen zu, und ich war nach unten gekommen, um ihr dabei Gesellschaft zu leisten. Früher hatte ich die Zeit vor dem Abendbrot immer am liebsten mit ihr verbracht. Während sie Hähnchenteile in Eigelb tunkte oder Karotten für den Salat rieb, präsentierte sie sich im besten Licht und erzählte Geschichten, teilte mir Beobachtungen mit, bis sie nicht mehr wusste, worauf sie eigentlich hinauswollte. Dann musste ich sie wie ein Gerichtsschreiber an ihren Ausgangspunkt erinnern, wobei ich die ganze Zeit versuchte, ihr über ihre gelegentlichen Aussetzer hinweg und trotz der vielen Gedankensprünge zu folgen.

Doch jetzt sprach sie kein Wort. Die ganze Woche schon machte sie ein Gesicht wie ein Kind, das dringend etwas loswerden wollte, dem man aber bedeutet hat, es solle still sein. Für Mom setzte sich die Welt aus Geschichten zusammen. Geschichten aus ihrer Arbeit, Geschichten über zufällige Begegnungen im Star Market und Geschichten von Wildfremden. Bei jeder Gelegenheit stellte sie Fragen, wenn jemand auch nur ansatzweise den

Eindruck erweckte, als könnte man ihn zum Reden bringen. Und wenn ihr das nicht gelang, stellte sie einfach wilde Spekulationen an. »Da steckt bestimmt eine Geschichte dahinter«, sagte sie immer, wenn wir ein Restaurant verließen oder ein Geschäft und irgendwo ein Paar schweigend herumstand. Doch jetzt wusste sie nicht mehr, was für Geschichten sie erzählen sollte, und erst recht nicht, wem. Jahre später würde sie zugeben, dass die Zeit nach dem Unfall die einzige Phase in ihrem Leben gewesen sei, in der sie Bekannten im Supermarkt auswich: weil sie keine Fragen beantworten wollte.

Als Peter also anrief, ergriff ich die Gelegenheit beim Schopfe und nahm selbst Einfluss auf die Geschichte. Mom stand an der Spüle und rieb mit geschickten Handbewegungen Karotten. Sie tat so, als würde sie nicht auf mein Gespräch mit Peter achten. Und auch ich tat vorgeblich so, als wär sie nicht da. Nur dass ich in Wirklichkeit gar nicht mit Peter sprach, sondern mit ihr.

»Mir geht's gut. Tut nicht allzu weh. Hör zu, Peter, es war nicht deine Schuld. Hätte jedem passieren können.«

Am anderen Ende der Leitung wurde es still. Moms Hand verharrte reglos auf der Reibe. Ihre angestrengte Bemühung, nicht zu mir hinzusehen, war deutlich spürbar.

»Solch krasse Sachen passieren. Und so heftig dieser Unfall war, hatte ich Glück im Unglück. Es hätte schlimmer kommen können. War immerhin kein Autounfall. Du weißt schon, so was in die Richtung. Es war nicht deine Schuld, Peter.«

Er erkundigte sich, wann ich wieder zurück an die Uni käme. Mein rechtes Auge fing an zu pulsieren, als wollte es für sich selbst sprechen. Der Schmerz war mittlerweile weniger konzentriert, weniger bohrend – aber es fühlte sich nach wie vor an, als würde etwas in mir versuchen, hinter meinem Auge hervor rauszusehen. Ich wandte mich ganz leicht von Mom ab in Richtung Fenster. In gleichbleibendem Ton erklärte ich ihm, ich wäre Montag zurück.

»Bist du sicher?«

»Ja, bin ich.«

»Okay, aber nur, damit du Bescheid weißt, ich habe mit dem Tutor gesprochen, und der meinte, du könntest die Prüfungen auch erst nach den Sommerferien ablegen. Du kannst dir also ruhig Zeit lassen.«

Wut sickerte zwischen Rissen in meinem Körper hervor. Es fühlte sich an, als würden Legionen von Spinnen unter meiner Haut herumkrabbeln. Eine Anstiftung zum Aufstand. Jeder noch so vergessene, unbeteiligte Teil von mir wurde in Alarmbereitschaft versetzt. Die ganzen Wilden kamen aus ihren Höhlen gekrochen. In Horden strömten sie durch meine Blutbahnen – wobei ihr Auftauchen sich selbst rechtfertigte, sie kamen nicht ohne Grund.

Ich blieb ruhig, betrachtete den Rhododendron draußen vor dem Fenster. Ich konnte nicht zulassen, dass Mom das mitbekam. Also ließ ich mich von den üppigen lila Blüten an die Tennissaison, an den Schulball, an Hummeln erinnern. Mom konnte ja nicht wissen, dass Peter gerade gar nicht redete. Und mir war einerlei, ob die Stille in der Leitung ihn nervös machte. Endlich zogen sich die Milizen so weit zurück, dass ich meinen Standpunkt deutlich klarmachen konnte. »Ich fühle mich gut, Peter. Ich kann lesen, ich kann lernen. Die Abschlussprüfungen sind kein Problem für mich.«

Jetzt hub er an, etwas zu sagen, doch ich fiel ihm ins Wort. Die folgenden Worte sprach ich ganz langsam. »Vielen Dank, dass du angerufen hast, Peter.«

Als ich auflegte, wischte Mom sich mit dem Handrücken über die Augen. An ihren Fingern klebten ein paar Karottenstifte. Sie stützte sich zu beiden Seiten des Spülbeckens ab. »Ich weiß nicht, wie du das schaffst«, sagte sie.

Mit einer Langsamkeit, die ihr gar nicht ähnlich sah, wandte sie den Blick zu mir. Darin lag Respekt, sogar ein Ansatz von Verwunderung. Das Gespräch war im Großen und Ganzen so verlaufen, wie ich es mir erhofft hatte. Doch als ich die Küche verließ, verspürte ich eine seltsame Schwäche in der Brust. Ich war nicht der Sohn, den Mom in mir sah. Denn sie glaubte an meine Widerstandskraft, die ich überhaupt nicht hatte.

3. KAPITEL

Nach dem Regen kamen sie von überall her angekrochen, mit ihren skulpturalen, spiralförmig gewundenen Häuschen; ihren sonderbar langen, suchenden Fühlern. Große Schnecken, kleine Schnecken, die weniger prachtvollen dunklen Nacktschnecken. Eine Invasion der Weichtiere. Sie krochen im langen Gras die morschen Holzbalken entlang, bewegten sich am Rande des Feldweges, der durch die vom Regen erzeugten Schlammfluten vollkommen ausgespült und glatt gewaschen war, schoben sich am Fuß des verfallenen Schuppens entlang. Sie hinterließen ihre glitzernde, silbrige Spur auf gefallenem Laub, auf Grashalmen – die runenartigen Schleimfäden der einzige Beweis dafür, dass sie sich überhaupt fortbewegt hatten. Die Nacktschnecken neigten dazu, sich zu kleineren Kolonnen von vier oder fünf zusammenzutun, während die Exemplare mit Häuschen im Allgemeinen lieber für sich blieben und überall anzutreffen waren. Mit der Zeit wuchs meine Bewunderung für diese Tiere. Sie besaßen tatsächlich ihre eigenen Häuser. Auf meinen morgendlichen Spaziergängen kam ich an ihnen vorüber, doch anders als die Eichhörnchen machten sie nie irgendwelche Anstalten, sich schnell zu verkriechen.

An einem besonders rauen, nasskalten Nachmittag, als der Regen langsam nachließ und zu Nieseln wurde, ging ich nach draußen und kauerte mich ins Gras. Der Himmel glich einer durchnässten Zeitung, die Schlagzeilen verwischt; selbst der Rauch aus dem Kamin roch feucht. Der spätherbstliche Tag hatte das Haus mit der drückenden Schwere des Wartens erfüllt. Die Bäume mit ihren sich gabelnden Ästen ragten nackt und bloß vor den Fenstern empor, der erste Schnee ließ noch auf sich warten. Meine täglichen Rituale blieben unverändert. Ich wachte mit der Dämmerung auf, entfachte das Feuer, machte einen gemächlichen Spaziergang durch den Wald hügelaufwärts bis zu der Stelle, an der man eine wunderbare Aussicht auf die Berge hatte. Ich wurde immer besser darin, mich fast lautlos fortzubewegen, immer besser darin, Eichhörnchen zu erspähen, bevor sie mich entdeckten, immer besser darin, an nichts zu denken. Meine Sinne passten sich mehr und mehr an, verbanden mich über ein Netz von Seidenfäden mit dem morgendlichen Licht, mit den subtilen Veränderungen in der Luft, mit den Bewegungen des Windes und des Regens. Meine Erinnerung an Boston verblasste immer mehr, wie ein Echo, das allmählich verhallt, als wären die Wochen Meilen, als würde ich mich mit jedem neuen Tag weiter davon entfernen. Ich sehnte mich zwar nach wie vor nach Gesprächen, besonders abends nach dem Essen, aber mit der Zeit tat das immer seltener weh, fühlte sich immer seltener wie ein Vorwurf an als vielmehr wie Nostalgie für ein anderes Leben. So vieles an der Einsamkeit, wurde mir bewusst, basiert auf reinem Sozialneid, auf der Sehnsucht nach Zugehörigkeit. Aber ohne Aussicht darauf, je dazuzugehören, verflüchtigt sich dieser Aspekt mit der Zeit. Das Alleinsein war gar nicht so schlimm, redete ich mir ein. Natürlich war mir auch bewusst, dass diese Spätherbsttage eine Art Aufwärmtraining darstellten, lediglich eine erste Vorbereitung auf den Winter. Die Eichhörnchen rüsteten sich für die kalte Jahreszeit, indem sie im Laub wühlten und Eicheln sammelten; die Bäume machten sich bereit, indem sie die letzten Blätter in den Wind streuten; und ich musste mich ebenfalls wappnen. Nicht einfach nur mit einem Vorratsschrank voller Instant-Nudeln und mit Holz, das sich in der Garage schulterhoch stapelte, sondern mit etwas völlig anderem. Vielleicht mit Geduld. Oder mit einer tieferen Achtsamkeit, die mir half, wenn nicht viel mehr als Schnee zu sehen sein würde.

Genau das war es wohl, was mich nach draußen trieb, um mich zu den Schnecken zu gesellen: der Wunsch, mich auf die Langsamkeit des Winters vorzubereiten. Und der Wunsch, die Dinge intensiver wahrzunehmen – eine gewisse Nähe zu etwas, das real war, herzustellen. Oder es war schlicht das Verlangen nach Gesellschaft. Das Verlangen, mit einem anderen Wesen zusammen statt allein inmitten kahler Bäume zu sein. Ich nahm an, meine Einsamkeit würde nicht mehr ganz so sehr schmerzen, sobald der erste Schnee gefallen war. Nur das Warten war mir zuwider.

Ein Stück aufwärts vom Haus, dort, wo der Birkenwald begann, fand ich eine Schnecke, die über das Moos glitt. Sie war putzig. Klein und wie lackiert, der bläulich graue Körper zu beiden Seiten des Häuschens leicht strukturiert. Suchend streckte sie die Fühler nach allen Richtungen aus, wie Hände, die sich durchs Dunkel tasten. Als ich mit meiner eigenen Hand über sie hinwegwischte, zogen sie sich überraschend schnell zurück. Zwei Krähen glitten vorüber, ihre Flügelschläge erzeugten ein lautes, trockenes Geräusch. Der Regen hatte den Hosenboden meiner Jeans komplett durchnässt. Die Fühler fuhren wieder aus. Aufs Neue setzte die Schnecke sich in Bewegung. Oder doch nicht? Ihr Ziel schien eine moosbewachsene Stelle ganz in der Nähe zu sein, aber wer konnte das bei der Geschwindigkeit schon so genau sagen? Nachdem ich ihr Häuschen eingehend gemustert hatte, gesehen hatte, wie sich das Gras unter ihr bog, die quälend langsame Absonderung von Schleim, weitete ich meinen Fokus. Mein einziges Ziel war es, mir einen offenen Blick zu bewahren, so, wie ich mir vorstellte, dass die Schnecke es tat, daher sog ich alles in mir auf, was sich meinem Auge darbot. Das hielt ich maximal fünfzehn Sekunden durch. Es gab einfach nicht viel zu sehen. Wieder versuchte ich es. Doch die Schnecke bewegte sich so gut wie gar nicht. Und ich stieß wieder und wieder auf eine

Barriere – als würde irgendetwas, vielleicht war es nur in meinem Kopf, verhindern, dass meine optische Wahrnehmung eine bestimmte Geschwindigkeit unterschritt.

Während ich zurück zum Haus ging und mich über mich selbst ärgerte, als hätte ich ein erstes Date verpatzt, erinnerte ich mich an etwas aus dem Psychologie-Grundkurs am College. Wir hatten über eine Studie gesprochen, die bewies, dass auch Leute mit normalem Augenlicht auf unterschiedliche Weise blind sein können. Zeigte man Testpersonen für einen Sekundenbruchteil ein Foto von einem Flugzeug am Himmel, nur ohne Tragflächen, waren sie überzeugt, sie hätten Flügel gesehen; zeigte man ihnen einen Gorilla, der mitten während eines Spiels über ein Basketballfeld lief, erklärten sie beharrlich, da wäre kein Gorilla gewesen. Was aber noch erstaunlicher war: Als sich ein Versuchsleiter hinter einen Schreibtisch duckte und so tat, als würde er nach wichtigen Unterlagen suchen, und dann genau an derselben Stelle ein anderer Versuchsleiter wieder auftauchte, erkannte keiner der Testteilnehmer, dass da ein anderer Mensch stand. Ihr Gehirn hatte nicht nur die Tragflächen ergänzt, den Gorilla entfernt und keinen Unterschied zwischen dem ersten und dem zweiten Versuchsleiter gesehen, sie hegten außerdem nicht den geringsten Zweifel, dass sie genau wussten, was sie gesehen hatten. In meinem letzten College-Jahr hatte ich es geliebt, über solche Dinge zu lesen, ich fand es faszinierend, wie Menschen oft die harte, schnelle Realität missdeuten, genau wie ich. Für jeden Einzelnen von uns war die Realität nichts weiter als ein Konstrukt des eigenen Gehirns. Manchmal glaubte ich fast, mehr als der Großteil der Leute wahrzunehmen, einfach nur, weil ich mir bewusst gemacht hatte, dass da so vieles war, was ich *nicht* sah. Wenn es blinde Flecken in der Realität jedes Menschen gab, wenn das schlicht in der Natur der Wahrnehmung lag und wenn ich in meiner Wahrnehmung ständig an die Existenz dieser blinden Flecken erinnert wurde, sah ich dann letzten Endes nicht mehr als die meisten Menschen? Der Gedanke war mir ein Trost, dass ich nicht nur etwas verloren hatte, sondern dass mir eine neue Art des Sehens oder vielmehr Nicht-Sehens gegeben sei, die möglicherweise viel tiefgründiger war, wenn ich nur herausfand, wie man sie am besten einsetzte.

Doch dass mir all das jetzt wieder einfiel, half mir mit den Schnecken nicht weiter. Tag für Tag stapfte ich durchs Gras und versuchte es trotz stets durchnässter Hosen immer wieder neu. Ich wollte mir nicht nur darüber bewusst werden, was ich alles nicht sah, ich wollte *meine Wahrnehmung schärfen.* Mir der Lücken gewahr werden, der blinden Flecken, um dann in sie hineinzublicken. Aber ich kam nicht weiter. Ich hielt es gerade mal fünf Minuten aus, ohne ins Wanken zu geraten, während ich die Tiere ganz ruhig beobachtete, vielleicht auch sieben Minuten, manchmal sogar zehn. Doch irgendwann rannte ich immer gegen eine Wand. Meine Gedanken schweiften mehr und mehr ab. Ich überlegte, was ich zu Mittag essen sollte, ließ mich vom Wind ablenken. Die Schnecke tastete sich indessen weiter voran, geduldig wie eh und je. Dann widmete ich mich wieder einige Minuten ganz ihr, ehe die Konzentration erneut nachließ. Ich konnte nicht bei dem Tier verweilen, konnte nicht Schritt halten mit seiner Langsamkeit. Immer wieder schlug die Schnecke mich. Und ich merkte, wie mich das mehr und mehr frustrierte, spürte die Größe meines Fußes, als ich aufstand, die ungezügelte Geschwindigkeit, die in meinen Beinen lauerte.

An einem eher kühlen Morgen, als die Sonne soeben hervorkroch und die Pfützen auf der Straße in ein silbernes Licht tauchte, beschloss ich, eine Fahrradtour zu machen. Es war erst meine zweite, seit ich hierhergezogen war. Der erste Schnee war nicht mehr allzu fern, deshalb wollte ich mich ein bisschen bewegen, solange es noch ging, wollte mich selbst in Bewegung spüren. Die schlammigen Furchen wanden sich die Wiese entlang, führten in gerader Linie vorbei am offenen Feld und verschwanden schließlich hinter den sanften Hügeln unter einem Baldachin aus dicht belaubten Baumkronen. Mit jedem scharfen Windstoß sandten die Äste einen kurzen, funkelnden Regen herab, als würde Mutter Natur ihr nasses Haar ausschütteln. Es war ein wunderbar befreiendes Gefühl, mich aus eigener Kraft vorwärtszubefördern, und ich fand es großartig, den Farn zu riechen und die feuchten Felsen, mein eigenes Blut in den Adern fließen zu spüren. Inzwischen hatte ich mich so sehr an die langsame Geschwindigkeit des Gehens gewöhnt, dass sich die Fahrt auf dem Fahrrad nun unheimlich schnell anfühlte. Der nasse Untergrund saugte an den Reifen, ein feiner Sprühregen aus Schlamm spritzte hoch und senkte sich auf meine Hände. Es fühlte sich an, als würde ich mit meinem Gesicht die ganze Welt einfangen. Also trat ich fester in die Pedale, gewann hügelabwärts an Geschwindigkeit, als ich plötzlich direkt in der Mitte der Straße, zwischen zwei Dreckpfützen, die größte Schnecke erblickte, die mir je untergekommen war. Ihr Häuschen musste fast faustgroß sein. Der Körper langgezogen. Sie befand sich mitten auf dem Weg, direkt in meiner Fahrspur. Ich genoss den Rausch der Geschwindigkeit. Mir war natürlich bewusst, dass ich ausweichen sollte, aber meine Hände wollten mir nicht gehorchen. Das Signal, das mein Gehirn aussandte, wurde schwächer. Mein Körper gewann an Kraft. Meine Beinmuskulatur vibrierte, und ich trat noch härter in die Pedale. Schon zerdrückte ich das Schneckenhaus mit dem Vorderreifen und überfuhr es dann noch einmal mit dem hinteren. Das Knirschen kam mir sehr laut vor und versetzte mich in Aufregung. Das Blut schoss mir ins Gesicht, als ich auf der anderen Seite die Steigung hinaufjagte. Ich fühlte mich unaufhaltbar, grausam, mächtig. Schuldig und erleichtert zugleich. Ich fühlte mich wie ein Mensch.

Langsamkeit tötet, sagte eine leise Stimme in meinem Kopf. Und ich lachte wie verrückt.

In den Unterricht zu gehen, zu büffeln, ja sogar, dass ich meine Jeans wieder zusammengeknüllt auf dem Boden vorfand, wo ich sie am Abend zuvor hingeschmissen hatte – so ziemlich alles an meiner Rückkehr ans College war eine Erleichterung, als wäre die Zeit für eine Woche stillgestanden, als hätte mein Leben darauf gewartet, dass ich es wieder füllte. Da warteten Prüfungen, auf die es zu lernen galt, Semesterarbeiten waren zu verfassen. Und das Lesen und Schreiben gab mir mehr als alles andere das Gefühl, mein Leben nehme seinen gewohnten Gang. Alles war wieder wie gehabt.

Am dritten Abend nach meiner Rückkehr schmiss Andrew für mich eine Willkommensparty. Keine Musik, nur ein bisschen Bier, die Stimmung gedämpft. Überall im Raum entzündeten sich Gespräche und verebbten wieder, in erster Linie ging es um bevorstehende Prüfungen, Ferienjobs – alles einen Tick ruhiger als sonst, als befänden wir uns auf freiem Feld, wo jederzeit ein Sturm losbrechen und unsere Pläne durchkreuzen konnte. Dass wir nicht auf mein Auge zu sprechen kamen, war tatsächlich ein Trost, es reichte schon die simple Präsenz der Tatsache. Zu Beginn der Party hatte ich die grundlegenden Informationen aufs Tapet gebracht – Sehnerv durchtrennt, kein operativer Eingriff möglich, froh, wieder zurück zu sein –, sprach aber wie auf einer Pressekonferenz zu allen, einfach nur, damit die Neuigkeit verkündet war, damit ich es nicht wieder und wieder erzählen musste. Mehr gab es meiner Meinung nach zu dem Thema nicht zu sagen. Im Grunde erzählte ich allen die gleiche Geschichte, die ich Mom erzählt hatte, in der Hoffnung, dass man sie mir abkaufte. Und letzten Endes wollte ich sie selbst gern glauben. Ich war glimpflich davongekommen. *Der Unfall war krass, er hätte mein Leben verändern können, aber ich hatte Glück im Unglück.*

Meine Freunde wirkten allesamt so jung, so geradlinig, so lebendig. Da war Ray, mit seinem hübschen Gesicht, ein typischer kalifornischer Sunnyboy, total cool, aber gleichzeitig so ernst, so sachlich, als er an mich herantrat, als hätte er seine Worte im Voraus einstudiert. Und da war Alexis, in unserer Clique der schwermütige Herzensbrecher, der etwas abseits stand und ins Zimmer starrte, als wäre bereits alles gesagt, als würden wir immer dieselben Wahrheiten wiederholen. Sein lockiges schwarzes Haar und die dunklen Augen ließen ihn aussehen wie einen Charakter aus einer Dostojewski-Verfilmung: zutiefst nachdenklich, stets einen leicht gequälten Ausdruck im Gesicht, aber viel zu hübsch, um einschüchternd zu wirken.

Andrew, der in seiner schwarzen Jeans von einem Fuß auf den anderen trat, reichte mir die Maiausgabe der Zeitschrift *Tennis*.

»Danke«, sagte ich.

»Kein Thema.« Seine Augen waren überall, nur mich sah er nicht an. »Guter Artikel über den zweiten Aufschlag«, sagte er.

Der Arzt hatte mir erklärt, ich dürfte keinen Sport mehr treiben, zumindest die nächsten drei Monate nicht, bis sich die Blutansammlung hinter meinem Auge aufgelöst hatte. »Ich weiß das zu schätzen«, erwiderte ich.

Andrew starrte weiter auf den Boden. Normalerweise war er der Erste, der sich in ein Gespräch einmischte. Wenn beim Abendessen jemand eine Geschichte erzählte, die er bereits kannte, fingen seine Lippen an, sich unwillkürlich zu bewegen und die Worte zu formen, während er lauschte, als wäre das genauso auch seine Geschichte. Er war der Sportlichste der ganzen Klasse, aber im Grunde seines Herzens war er so was wie ein literarischer Cheerleader. Ständig kam er zu uns ins Zimmer gestürmt, ein Buch in der Hand, und verkündete voller Enthusiasmus: »Ihr müsst unbedingt diese Story von Carver lesen, die ist echt verdammt cool!« Oder: »Seamus Heaney ist eine gottverdammte Legende!« Auf dem Tennisplatz wurde er ungehalten, wenn sein Gegner auch nur ansatzweise glaubte, er könnte gewinnen, aber ansonsten war er der offenste und wissbegierigste Mensch, den ich kannte. Allerdings brauchte er regelmäßig Bestätigung von uns anderen, damit sein Selbstvertrauen keinen Knacks bekam – seine Begeisterung für diese Carver-Story oder für ein Gedicht von Heaney war nicht vollkommen, wenn es ihm nicht gelang, andere damit anzustecken. Er war für mich der perfekte Freund: Mit seiner überschwänglichen Art verwickelte er mich in stundenlange Gespräche über Literatur, sein Status als sportlicher Frauenheld erleichterte das.

Doch jetzt wusste ich nicht, was ich zu ihm sagen sollte. Vielleicht brauchte er den Sport als gemeinsames Thema – oder er ahnte als mein Freund, dass ich mich selbst gern weiter als sportlichen Menschen sehen wollte. Doch mein Innenleben, dieser zusätzliche Raum, der mich umgab, ähnelte jener seltsamen, beklemmenden Stille nach einer Beerdigung – dieses Gefühl, dass die Welt weit weniger fest gefügt ist, als man dachte. Und ich hatte keine Vorstellung, wie ich ihm all das sagen sollte, zumindest nicht in einfachen Worten, damit es zu der Geschichte passte, die ich selbst gerne geglaubt hätte.

Als Andrew zu einem anderen Thema überleitete, wurde mir klar, dass keiner mir näher kommen wollte als nötig. Aber das konstante Raunen der Gespräche, das Gefühl der Geborgenheit, das die anderen allein mit ihrer Gegenwart in mir weckten – mehr brauchte ich nicht. Es erinnerte mich an die Autofahrt zurück zum College. Das frische Maigrün des Hammond Pond Parkway war vor dem Fenster vorübergezogen, die Bäume hatten gleichzeitig ausladender und deutlicher voneinander abgegrenzt gewirkt als je zuvor. Es fiel mir plötzlich leichter, Umrisse wahrzunehmen, Muster zu erkennen. Dafür war es umso schwerer, Blätter, die vom Sonnenlicht gesprenkelt waren, als feste Formen auszumachen, sie waren nicht länger einfach nur Blätter. Meine Sicht alternierte zwischen zwei Wahrnehmungsweisen – wenn ich mich ganz fest konzentrierte, sahen die Blätter aus wie immer, wenn auch etwas flacher; wenn ich mich zurücklehnte und entspannte, verwandelten sie sich hingegen in schillernde

Muster, der Raum dazwischen erfüllt von Licht, sodass jeder einzelne Baum aussah wie ein urzeitlicher Lüster. Das Spiel behagte mir nicht so recht, es machte mir Angst, wie leicht einem die Festigkeit der Welt entgleiten konnte, ihre klaren Konturen – das Gefühl zu haben, dass genau wie bei dem Wort *Kontur* Bedeutung in weiten Teilen von der Form abhing. Doch gleichzeitig entspannte es mich, und das reichte mir, um die Sache nicht allzu sehr zu hinterfragen. Außerdem stellte ich fest, dass mir das Gleiche mit meinen Freunden gelang, dass ich sie und mich selbst als Muster von Gesprächen und Phasen des Schweigens wahrzunehmen vermochte. Was man im Visuellen ganz automatisch erfasste, erfasste man offenbar genauso automatisch auch auf der Ebene des Begreifens. Doch tief im Kern schwang ein Bedauern mit, eine Art erhöhte Wahrnehmung der Distanz, die ich immer schon zwischen mir und anderen Menschen gespürt hatte. Ich gefiel mir in der Rolle des vertrauten Zuhörers, wenn Mom mir vor dem Abendessen in der Küche Dinge erzählte oder wenn Andrew wieder einmal von einem neuen Gedicht schwärmte, doch nie hätte ich zugelassen, das jemand anders für mich diese Rolle einnahm. Ich hatte mich schon immer mit einer Art Festungsgraben abgegrenzt, den ich zu meinem eigenen Schutz um mich herum gezogen hatte. Doch es war seltsam. Jetzt, da ich mich am verletzlichsten fühlte, wollte ich diesen Schutz eigentlich nicht mehr.

Dann kam der Schnee. Dichtes Gestöber wechselte sich ab mit sachtem Schneefall, doch er fiel erbarmungslos. Er fiel und fiel, bis ich irgendwann vergessen hatte, dass die Luft zwischen den Bäumen nicht immer schon von Schneeflocken erfüllt gewesen war, dass draußen vor den Fenstern je Stillstand geherrscht hatte, blauer Himmel zu sehen gewesen war. Tiefer im Wald kam es mir ruhiger, behaglicher vor. Der Schnee aber nahm von alledem keine Notiz. Er fiel endlose graue, ereignislose Nachmittage hindurch, und er fiel weiter und stob gegen die Scheibe des Fensters über meinem Futon über den sternenlosen Himmel.

Nichts war einfacher und komplizierter, als frühmorgens nach draußen zu gehen. Anfangs war da alles und nichts, zu viel und zu wenig zugleich: zu viel Raum und Helligkeit und Himmel, zu wenig, was für menschliche Verhältnisse lesbar gewesen wäre. Das grelle Gleißen des Schnees, die eisige Luft auf der ungeschützten Haut um die Augen herum, der Duft des Holzfeuers, der die kalte Luft verdrängte und eine Art Ausgleich bildete. Dies verhinderte, dass sich mein Blickwinkel in der Kälte zu sehr verengte. Meine Fußabdrücke vom gestrigen Tag waren längst verwischt. Ich stand da in endlosem Weiß, ohne jegliche Orientierung, in meinen schwarzen Schneestiefeln und der Schneehose, und atmete hinter meinem Schal angestrengt ein und aus, wie ein Mensch, der eben auf dem Mond gelandet ist. Ich wartete ab, ob ich irgendeine Form von Bewegung wahrnahm, ob ich etwas hörte. Der unregelmäßige Tanz der Rauchschwaden am strahlend blauen Himmel. Ein Packen Schnee, der von einem völlig überladenen Strauch herunterrutschte. Der dumpfe Aufprall von Schnee auf Schnee, das kaum merkliche Schwingen eines Zweiges, der wieder in die Ausgangsposition zurückschnellte. Das alles bezog mich mit ein, kam der Eröffnung eines Gesprächs gleich, einem ersten Wort, das man an mich richtete. Wenn ich mich nicht als Erstes bewegen musste, hatte ich kein Problem damit, mich in Bewegung zu setzen – als hätte man mich willkommen geheißen, als wäre ich nicht länger ein Eindringling, der ein Gespräch belauschte, das ihn eigentlich nichts anging.

Meine Schneeschuhe und die Stöcke bewahrte ich beim Auto auf, ganz oben auf der steilen Böschung bei der Wiese. Bis Mitte Dezember war der Schnee bereits sechzig Zentimeter tief, daher schnallte ich mir jeden Morgen erst den einen Schuh an, dann den anderen, und stapfte wie ein plumpes prähistorisches Ungetüm in Richtung Wald. Nichts war zu hören, abgesehen vom

Rascheln meiner Jacke und dem leichten Einsinken des Schuhs im Schnee, ein Geräusch, das etwas Plüschiges an sich hatte. Die Apfelbäume glitzerten im Sonnenlicht. Die einsame Ackerfräse bleckte ein paar ihrer vom Schnee jetzt gepolsterten Zähne hervor, die wie das Periskop eines sonderbaren U-Bootes wirkten. Wo der Weg begann, an der zerfallenen Steinmauer, schien eine einsame Hemlocktanne Wache zu halten. Mich unter den schneebedeckten, fedrigen Zweigen hindurchzuducken und mich in den Wald voranzukämpfen gab mir das Gefühl, als würde ich einen von einem heimeligen Feuer erhellten Raum betreten – sicher und geborgen an einem Ort zu sein, der einen schützend umfing und fest verankerte. Unter den Bäumen war die Stille anders.

Der Weg stieg wie eine glatte weiße Allee an. Hier und da waren noch meine Spuren vom Vortag zu erkennen, die parallel verlaufenden Mulden meiner Schneeschuhe und die versetzten Einstichstellen der Stöcke. Hier und da wurden sie von der hieroglyphisch anmutenden Fährte eines Eichhörnchens oder Rehs oder eines Schneeschuhhasen durchkreuzt, als hätte es in einer anderen Welt eine freundliche Zusammenkunft gegeben, wo man den neuesten Klatsch und Tratsch des Waldes austauschte. Während ich mich weiter die Anhöhe hinaufmühte, blieb ich immer wieder stehen, um zu lauschen, ob außer dem Rascheln meiner Jacke und dem fedrigen Geräusch der Schneeschuhe noch etwas anderes zu hören war, bis mein Hörsinn bis zum tiefsten Grund der Stille hinabgetaucht war. Ein schwaches Summen, wie das stetige Rauschen von Wasser in der Ferne. Es schien ein Loch in der Zeit zu öffnen: All die Jahre, Jahrzehnte, sogar Jahrhunderte, glitten hindurch. Die weiter westlich gelegenen Wälder Vermonts waren nach dem Sezessionskrieg einem radikalen Kahlschlag zum Opfer gefallen (und erst später wieder aufgeforstet worden), doch da die bewaldeten Gebiete des Northeast Kingdom weitab von größeren Flüssen als möglichem Transportweg lagen, waren sie weitestgehend unberührt geblieben. In einem von Levs Reiseführern hatte ich gelesen, dass sich vor Tausenden von Jahren riesige Gletscher mit Eisschichten mehr als eine Meile dick über diesen Landstrich geschoben hatten und so die Hügel und Berge formten und auf ihrer Reise Felsblöcke und Steine zurückließen. Es war dasselbe Land, auf dem ich nun stand. Die Birken und Kiefern und Ahornbäume waren immer noch dieselben. Der Wind war derselbe, ebenso wie der Schnee und der Himmel. Die Stille war nicht einfach nur die Stille des Augenblicks. Sie gab mir vielmehr das Gefühl, etwas in mir zu tragen, das ebenfalls gleich geblieben war, etwas, das zugleich fragil und doch von einer gewissen Beständigkeit war. Etwas, das unveränderlich war, ganz gleich, welchen radikalen Umwälzungen mein Leben unterlag. Etwas Wesentliches, an das ich mich hoffentlich noch mehr annähern würde, zumal die äußeren Schichten immer mehr von mir abfielen.

Ganz oben, wo kein Ahorn mehr wuchs, am Aussichtspunkt, von dem aus man einen herrlichen Blick über die fernen Hügel und die hohen Berge hatte, in die sie schließlich übergingen, rammte ich meine Stöcke in den Schnee. Ich schnallte die Schneeschuhe ab und legte mich auf den Rücken, die Arme seitlich von mir gestreckt. Das Pochen meines Herzens ließ allmählich nach, meine Brust hob und senkte sich, ein stetiges Auf und Ab. Ich spürte, wie ich immer tiefer einsank in den eisigen Schnee, hinabtauchte in die Stille. Das glitzernde Weiß unter mir erwärmte sich nach und nach von der Hitze, die durch meine Arme und Beine strömte, und meine Sinne wurden ruhiger, bis ich gar nicht mehr über die Kälte nachdachte, als wäre mein Körper zu einer Tür geworden, die nun offen stand. Und durch diese Tür strömte nun die Ruhe der Hügellandschaft herein und erfüllte mich auf eine Art und Weise, die mich warm hielt. Es fühlte sich nicht an, als würde ich schweben oder fallen, sondern vielmehr, als gäbe es gar keinen Ort, an dem ich schweben oder fallen hätte können. So blieb ich eine ganze Weile liegen.

Wenn ich mich schließlich wieder aufrichtete, waren die Bergketten und Hänge in der Ferne wie verwandelt. Das Land machte auf mich einen gewaltigen Eindruck, wie ein weiter Ozean, der Blick in sämtliche Richtungen unverstellt. Die von Reif überzogenen Bäume auf den Anhöhen schienen sich endlos hinzuziehen, weiter, als das Auge reichte, und die bläulichen, schneebedeckten Berge wirkten gleichzeitig unsagbar nah und doch unermesslich fern. Die sanften Übergänge der Landschaften, durch die man den Eindruck gewann, sie seien nicht richtig voneinander abgegrenzt, passten zu dem, wie ich mich fühlte, wie ich die Dinge wahrnahm. Alles wirkte bestens organisiert, nur dass da viel Spielraum war, die Grenzen fließend. Es gab keinerlei Veranlassung, dass ich mich mit Händen oder Füßen der Festigkeit irgendwelcher Linien vergewisserte. Ich fühlte mich hier wie zu Hause, als befände ich mich in einem Lebensraum, der perfekt auf meine Sinne abgestimmt war, als hätte sich die trennende Membran dazwischen aufgelöst. Ich war wieder Bestandteil dieser Welt und sah nicht länger nur von außen zu. Und sie auf diese Weise wahrzunehmen fühlte sich reinigend an, wie eine Absolution, als hätte die Natur selbst die Arme geöffnet, um mich wieder in ihr aufzunehmen.

Kein gutes Zeichen. Ich versuchte es wegzublinzeln, erneut hinzusehen, doch es änderte nichts. Die Prüfungszeit hatte begonnen, und ich saß auf meinem Bett im Adams House, die Shakespeare-Gesamtausgabe auf den Knien, schwer wie ein Schoßhund. Im Zimmer über mir scharrte ein Stuhl über den Parkettboden, daher blickte ich von meiner Lektüre auf. Ich war gerade dabei, *König Lear* zu lesen. Dann folgte noch mehr Stühlerücken, ehe das Geräusch verstummte. Doch irgendetwas schien mit der Decke nicht zu stimmen. Am äußersten Rand war ein Schatten zu erkennen, und an der Stelle, an der die Zierleiste begann, schien etwas zu schweben. Ich wartete ab, ob der Schatten verschwinden würde, ob sich mein Raumgefühl normalisierte. Doch es kam nicht wieder. Ganz gleich, wie eindringlich ich auch hinstarrte, ganz gleich, wie oft ich den Kopf noch hin und her drehte. Die Linien der braunen Leiste hatten etwas Geisterhaftes an sich, etwas, das Raum für Fehlinterpretationen ließ. Als würde die Decke nicht nur an einer Stelle beginnen, als wären der Putz und das Holz nicht länger von fester Qualität. Es fiel mir nicht schwer, mir die Decke vorzustellen, wie ich sie früher wahrgenommen hatte – die klaren Umrisse, die scharfe Trennlinie zwischen Leiste und Decke, mein klares Gefühl für Raum und Tiefe. Doch diese Anordnung von Linien, die ursprünglich kompakt auf ihrem Platz verschnürt gewesen waren wie ein Geschenk, hatte sich gelockert. Die Geometrie hatte kurzfristig den Dienst quittiert. Die *Förmlichkeit* der Decke hatte sich im doppelten Wortsinn verabschiedet. Ich konnte nicht mit Gewissheit sagen, wo sie anfing.

Ich hatte mich in dem Glauben gewiegt, ich hätte in den zwei Wochen, die ich nun zurück an der Uni war, alle nötigen Umstellungen bewältigt. Instinktiv setzte ich mich bei vollen Vorlesungen in die letzte Reihe, in der Regel rechts, damit ich den gesamten Vorlesungssaal zu meiner Linken vor mir hatte. Ich ging später als üblich in den Unterricht, damit ich draußen auf den Gehsteigen nicht ins Gedränge geriet. An regnerischen Tagen ließ ich mich ein Stück hinter Alexis, Ray und Andrew zurückfallen, denn ohne Sonnenlicht gab es weniger Schatten, weniger Anhaltspunkte für Tiefe, und auf diese Weise konnte ich am besten den Spitzen der Regenschirme ausweichen, die genau auf Augenhöhe lauerten, und stolperte nicht so leicht über den Randstein. Das schien keinem wirklich aufzufallen. Die Prüfungen standen kurz bevor, das Semester hatte seinen hektischen Höhepunkt erreicht. Besonders nachdem mein Auge nach außen hin verheilt war, neigten meine Freunde dazu, die Sache zu vergessen – vielleicht aus dem Grund, weil sie nicht *sehen* konnten, dass sich etwas verändert hatte. Der pakistanische Arzt hatte richtiggelegen. Er hatte mir versichert, dass meine Augen sich weiter ganz normal bewegen würden, dass sie die Welt weiter auf die gleiche Art und Weise »betrachten« würden. Er hatte dafür als Vergleich einen Toaster mit kaputtem Kabel herangezogen: Der Toaster sah nach außen hin aus, als wäre alles in bester Ordnung, nur dass er nicht mehr funktionierte, wenn man ihn einsteckte. Das führte zu einigen seltsamen Situationen. Etwa eine Woche nach meiner Rückkehr kam auf dem Rasen vor der Lamont Library ein Kommilitone auf mich zu. Er war ganz außer Atem und sah mich für meinen Geschmack ein bisschen zu eindringlich an. »Mir ist da was Schreckliches zu Ohren gekommen«, sagte er. »Bin froh, dass es nicht stimmt.«

»Was denn?«

»Einer von den Jungs hat mir erzählt, du hättest beim Basketballspielen ein Auge verloren. Dass es dir richtig aus dem Schädel rausgerissen wurde. Und dann auf dem Spielfeld herumgekullert ist.«

Da sagte ich ihm, was geschehen war. Ich erklärte ihm das mit dem Sehnerv.

»Ohne Scheiß! Im Ernst? Du meinst, du siehst auf dem Auge nichts mehr? Welches ist es denn? Das da?«

Er fuchtelte mir mit dem Finger vor dem Gesicht herum und deutete mal auf das eine, mal auf das andere. Er starrte mich an, als wäre ich ein Labor-Präparat. Es war, als sähe er eine Version von mir, während eine andere meiner selbst zurücksah. Es kam mir vor wie ein Graben in meinem Inneren, als läge da tatsächlich ein Abstand von einem halben Meter zwischen der Stelle, an der er mich sah, und der Stelle, von der aus ich ihn betrachtete. Ganz sanft griff ich nach seiner Hand und drückte sie nach unten.

Der einzige Ort, an dem ich mich ernsthaft schwertat, war der Speisesaal. Der Saftspender, der gleich neben dem Durchgang zu den Tischen stand, stellte eine besondere Herausforderung dar. Nachdem ich zwei Gläser gefüllt hatte, wandte ich mich mit voll beladenem Tablett nach rechts, um hinüberzugehen und mir einen Platz zu suchen. Genau in dem Moment tauchte meist wie aus dem Nichts rechts von mir jemand auf, der einen Augenblick zuvor noch nicht da gewesen war, und wir stießen zusammen. Ich rammte ein Mädchen aus Kansas, das im zweiten Studienjahr war; sie erinnerte mich an Woodstock von den Peanuts, weil ihre Schlüsselbeine so zerbrechlich wirkten, als wir in die Hocke gingen. Ich stieß mit Steve Martins zusammen, dem Hockey-Schönling, der mich kaum wahrnahm, als ich von ihm abprallte. Ich bin sogar mit Prokopow kollidiert, dem Tutor, der mir empfohlen hatte, daheim zu bleiben und meine Prüfungen erst im Herbst abzulegen. Mir blieb nur jedes Mal, mich wortreich zu entschuldigen, das ungenießbar gewordene Essen aufzusammeln und mich über mich selbst zu ärgern. *Warum vergaß ich bloß dauernd, dass mein Blickfeld rechts eingeschränkt war? Wie konnte ich den Raum direkt zu meiner Rechten vergessen?* Irgendwie hatte mein Gehirn noch nicht richtig abgespeichert, dass der tote Winkel bei mir größer war, da konnten sich derartige Zusammenstöße noch so sehr häufen. Die Leerstelle auf der Landkarte meines Gehirns war das Gegenteil von einem fehlenden Körperglied. Statt dass mein Gehirn eine Hand oder einen Arm ergänzt hätte, die nicht mehr vorhanden waren, hatte es das Bewusstsein für einen physikalischen Raum, der *tatsächlich* existierte, eingebüßt. Das Schlimmste daran war gar nicht, dass das Ganze peinlich gewesen wäre, sondern die Tatsache, dass eine glaubwürdige Entschuldigung im Grunde nicht möglich war. Immerhin wirkte ich nach außen hin ganz normal. Ich konnte ja schlecht jedes Mal, wenn ich in jemand hineinrumpelte, ihn auch noch mit meiner Geschichte überrumpeln. Das alles war viel zu emotional, zu bizarr, um es in Worte zu fassen. Vielleicht hätte ich es auf einen Versuch ankommen lassen sollen, nur riet mein Instinkt mir das genaue Gegenteil – ich wollte nicht, dass meine Blindheit sichtbar wurde. Wenn ich mich allerdings ein weiteres Mal in die Schlange einreihte, um mir eine neue Portion Kroketten zu holen, stellte sich mir unweigerlich die Frage, wie viele Menschen wohl insgeheim ein solches Doppelleben führten. Dann sah ich mir die Gesichter an der Salatbar an, Gesichter, die seltsam verletzlich wirkten, während sie mit ihren blauen Tabletts an mir vorüberzogen. *Wie viele von ihnen fühlen eine solche Kluft in sich selbst? Wie viele von ihnen geben nach außen hin ein bestimmtes Bild ab, fühlen sich aber in Wirklichkeit ganz anders?*

Ich wollte jedoch nicht allzu viele Gedanken daran verschwenden. Kein Grund, philosophisch zu werden. Abgesehen von meinen Zusammenstößen hatte ich mich rein körperlich bereits bestens angepasst. Ich gewöhnte mich allmählich an die unterschiedlichen Stufenhöhen, zum Beispiel die von den glatten grauen, unterschiedlich stark abgenutzten auf meiner Eingangstreppe: Man musste den Fuß ein bisschen höher heben als gewöhnlich und die Stufe dann beim Absenken ertasten. Die gleiche Taktik funktionierte wunderbar beim Händeschütteln: Man streckte die Hand einfach so weit aus, bis man Kontakt herstellte. Es musste ja nicht gleich alles anders sein, redete ich mir selbst ein. Auch mein Gehör begann, sich mehr und mehr anzupassen, ich lauschte nicht nur auf Geräusche, sondern auch auf *Abstände* – das rhythmische Schlurfen von Füßen hinter oder neben mir oder den Fahrtwind von Autos, die die Massachusetts Avenue hinunterfuhren. Dies gelang mir ganz ohne größere Anstrengung, es war inzwischen fast so was wie eine automatische Reaktion, als hätten die Ohren Mitleid mit den Augen und legten daher eine gewisse moralische Unterstützung an den Tag. Ich selbst nannte das meinen Spidey-Sinn. Ich wusste immer schon vorher, dass Andrew gleich in der Tür zu meinem Zimmer auftauchen würde, vielleicht lag es an einer kaum wahrnehmbaren Veränderung in der Luft, die ich auf meinem Gesicht spürte, oder an den knarzenden Dielenbrettern. Ich hätte noch nicht einmal sagen können, *woher* ich es wusste. Ein bisschen unheimlich war das schon. Es gibt Studien, die offenbar belegen, dass der für das Sehen verantwortliche Teil des Gehirns schon fünf Tage nach Verlust des Sehsinns auditive und taktile Informationen zu verarbeiten beginnt. Der Okzipitallappen orientiert sich ganz automatisch daran, wie Geräusche sich im Raum ausbreiten, sowie an Luftströmungen, die auf der Haut spürbar sind, und unterstützt so das *Sehen,* die Orientierung im Raum.

Das alles war eigentlich gut gelaufen, nichts weiter als ein geringfügiger neurologischer Umbau, etwas, das nicht allzu viel Gedanken erforderte. Jetzt aber befand sich die Decke nicht länger an einer bestimmten Stelle. Das Licht, das durchs Fenster hereinsickerte, war nichts weiter als spätnachmittägliches Sonnenlicht, aber die Luft um mich herum fühlte sich anders an. Mein schwerer Schreibtisch aus Massivholz schwerelos und durchlässig, als könnte ich mit der Hand einfach so hindurchfahren. Je länger ich von der sicheren Insel meines Bettes aus hinausstarrte, desto mehr fühlte mein Zimmer sich an, als hätte sich die Schwerkraft verändert, als befänden sich sämtliche Gegenstände in der Schwebe. Es schien, als müsste ich umsichtiger werden, was meine visuelle Wahrnehmung betraf, als müsste ich noch auf eine endgültige Bestätigung für das, was ich zu erfassen glaubte, warten. Als müsste ich wie Gloster in *König Lear* erst lernen, fühlend zu sehen, nicht so sehr mit den Augen als mit den Händen und dem Herzen wahrzunehmen.

Das hier unterschied sich nicht so sehr von dem, was ich in meinem Zimmer zu Hause empfunden hatte, gleich am Morgen nach dem Unfall. Doch das hier war nicht der Morgen danach. Eigentlich sollte das Leben längst wieder seinen normalen Gang gehen. In wenigen Tagen standen die Abschlussprüfungen an. Aber die Decke wollte ihren gewohnten Platz nicht einnehmen. Ich fühlte mich verraten, wie wenn man den Himmel nach einem Flugzeug absucht, nachdem man Fluglärm vernommen hat, nur um es schließlich ein ganzes Stück weiter weg zu entdecken. Da tat sich ganz plötzlich eine Kluft zwischen der Realität und der eigenen Wahrnehmung der Wirklichkeit auf. Normalerweise spielt sich das Gehirn in solchen Fällen als eine Art geringfügige Gottheit auf und versetzt die Geräusche einfach so, dass sie mit der Position des Flugzeuges am Himmel übereinstimmen. Hör- und Sehsinn sind wieder in Einklang, wie zwei unterschiedliche Spiegelflächen, die sich zu einer vereinen, sodass die Kluft sich schließt. Das Flugzeug ist, wo es ist, und das bedeutet, dass man selbst da ist, wo man ist. Doch jetzt wollte diese Lücke nicht verschwinden. Ich steckte darin fest, gefangen in dem sonderbaren, beständigen Bewusstsein, dass mein Sinn für Realität auf Teamwork basierte, der Arbeit eines Teams, das nicht annähernd perfekt war. Dies hier war kein wohl formuliertes Reimpaar von Shakespeare. Dies hier war noch nicht einmal ein geheimes Portal hinter einem Schrank oder ein langer Sturz in den Kaninchenbau. Und ich war mir auch nicht sicher, ob ich der Realität nun einen Schritt näher oder ferner war, denn das hing ganz davon ab, welche Realität es eigentlich war.

In gewisser Hinsicht hatte ich schon immer in zwei Welten gelebt, irgendwo zwischen den Sportskanonen und den Superschlauen, zwischen den Interessen meiner Eltern und meinen eigenen, und ich hatte mich selbst immer als die sich ständig wandelnde, aber in weiten Teilen gleichbleibende Summe aller Abweichungen verstanden. Aber eine Lücke hatte sich immer viel zu weit angefühlt: die zwischen dem, was ich mit geöffneten Augen sah, und dem, was ich mit geschlossenen Augen wahrnahm. Es war schon immer ein sonderbares Gefühl gewesen, von meinem Bett aufzustehen, nachdem ich ein Gedicht gelesen und mir den Inhalt gedanklich vorgestellt hatte – den Schnee, die Stille, die Frau, die auf ihren Geliebten wartete und auch wieder nicht –, und dann nach draußen in das nachmittägliche Cambridge zu gehen, wo ich die Dinge bei Weitem nicht so plastisch erfasste und wo ich, wie es schien, auch gar nicht so deutlich sehen musste, um dorthin zu gelangen, wo ich hinwollte, um das zu erledigen, was ich vorhatte. Doch jetzt waren diese beiden separaten Welten – die hinter meinen Augen und die davor – derart dicht aneinandergerückt, dass sie kaum mehr zu unterscheiden waren. Die Decke, die Zierleiste, die Wände: Sie alle kamen mir plötzlich wie etwas aus einem Märchen vor, als wären sie verwunschen, belegt mit einem Fluch, als wäre eine bestimmte Schwelle überschritten worden. Die gesamte physische Welt schien mir mit einem Mal eine Pforte der Möglichkeit zu bilden. Das gefiel mir einerseits und andererseits auch wieder nicht. Es fühlte sich an wie eine Initiation, allerdings zu einer Welt, in der ich nichts zu suchen hatte.

Ich stand vom Bett auf und zog den schwarzen Schreibtischstuhl hinüber zur Wand. Doch selbst als ich dort oben stand, mehr als einen halben Meter über dem Boden, konnte ich nicht genau sagen, wo die Leiste endete. Die Decke war nach wie vor zu hoch oben, als dass ich sie hätte berühren können. Die Ärzte hatten mich wegen des Blutes gewarnt, das sich hinter meinem Auge gesammelt hatte, ziemlich nah am Gehirn. Angesichts der anhaltenden Kopfschmerzen wusste ich genau, dass es keine gute Idee war, einfach so vom Stuhl hochzuspringen. Doch ich musste einfach wissen, wo die Decke begann.

Und so sprang ich.

4. KAPITEL

Beim Frühstück merkte ich, dass es nicht allzu gut aussah. Im Schrank über dem Herd lagen noch zwei Packungen Instant-Nudeln und eine Packung Spaghetti, aber keine Soße, kein Müsli, kein Brot. Keine Milch im Kühlschrank – lediglich die eingetrockneten Überreste von Blaubeermarmelade und eine einsame gelbe Packung mit Backnatron, die Lev dagelassen hatte. Ich konnte gut noch ein paar Tage überstehen, vielleicht sogar eine ganze Woche. Schließlich hatte ich mir die verstaubten Konservendosen im Luftschutzbunker noch gar nicht näher angesehen. Doch früher oder später, besser nicht zu spät, würde ich in die Stadt fahren müssen. Ich musste dringend meine Vorräte aufstocken.

Der Schnee war nicht viel tiefer als dreißig Zentimeter, doch entlang des offenen Feldes hatten sich massive Schneeverwehungen gebildet, vom Wind aufgetürmte Anhäufungen, die aussahen wie hohe Wellen mit weißen Schaumkronen. An diesem Morgen traf mich die Kälte, die von der Haustür hereindrang, wie ein Schock, trotz der Hitze, die das brennende Feuer ausstrahlte. In der Regel vermied ich es, aufs Thermometer zu schauen, das seitlich am Haus befestigt war, das untersagte mir mein Stolz. Ich ließ das Wetter lieber einfach nur auf mich wirken. Wenn unter meinen Füßen Schnee knirschte, bedeutete das, dass es kalt war; bildete sich gleich im ersten Moment Eis an meinen Nasenhaaren, hieß das, dass es extrem kalt war; und wenn ich es noch genauer wissen wollte, richtete ich mich danach, wie sehr die frostige Luft an der nackten Haut unter meinen Augen nagte und nach wie vielen Metern in den Wald hinein meine Zehen ertaubten. Ob das Thermometer nun exakt anzeigte oder nicht, schien mir nicht mehr von Belang zu sein, es war nur ein dürftiger Ersatz für meinen eigenen Körper, der zwar weniger gut als die kleinen schwarzen Striche der Temperaturanzeige geeicht war, mir aber weit mehr verriet: über die Windrichtung, den Duft herannahenden Schnees, wie dumm es wäre, keine Wollsocken zu tragen. Mein Körper sandte vermutlich sogar Informationen, von denen ich noch nicht einmal wusste, dass ich sie empfing. Ganze Teams von Meteorologen und Ersthelfern waren hektisch für mich im Einsatz, was sich schlicht darin bemerkbar machte, dass ich je nachdem instinktiv zum Haus umkehrte oder auf Schneeschuhen tiefer in den Wald vordrang. An diesem Morgen aber sah ich doch auf das kreisrunde Thermometer, weil sich mein Gehirn tatsächlich persönlich meldete und mir eindringlich empfahl, in die Stadt zu fahren: Der lange rote Zeiger war gekippt und hatte aufgegeben. Die Zahlen rechts der Null standen nutzlos herum, voller Ambitionen, wie der Tacho eines aufgebockten Autos. Alles, selbst die schlichte Möglichkeit von Temperatur, war wegen der Kälte außer Kraft gesetzt.

Nach dem ersten Schneefall vor zwei Wochen war wie durch ein Wunder Nat in seinem Pick-up aufgetaucht, mit einem recht schief montierten, ziemlich in Mitleidenschaft gezogenen gelben Pflug vornedran. Wir hatten seit seiner letzten Brennholzlieferung im Oktober nicht mehr miteinander gesprochen, und ich hatte ohnehin vorgehabt, ihn anzurufen, wollte damit aber warten, bis die Straße wirklich gar nicht mehr passierbar war und der Vorratsschrank vollkommen leer – nicht nur wegen meines Einsiedlerstolzes, sondern auch wegen der Flaute in meinem Einsiedlerportemonnaie. Aber bei gerade einmal fünfzehn Zentimetern Schnee war er von sich aus gekommen. Er hatte das Fenster heruntergekurbelt und seine Zigarette abgeascht. »Ganz schön lange Fahrt von der Mooreland Road hierher.«

Es war wirklich ein weiter Weg.

»Ich komme, wenn der Schnee kommt. Normalerweise nicht bei ein paar läppischen Zentimetern wie jetzt, aber wenn Sie mich brauchen, jederzeit.«

Er blickte starr geradeaus, der Motor des Pick-ups lief. Ich versuchte mir zu überlegen, was ich mir leisten konnte. Ich hatte knapp unter 1 900 Dollar auf meinem Konto. Das Brennholz war bezahlt, abgesehen von hundertfünfzig Dollar im Monat für Lebensmittel hatte ich keine Ausgaben, doch Lev hatte mir die Möglichkeit in Aussicht gestellt, ich könnte ein weiteres Jahr bleiben.

Nat schlug zweihundertfünfundzwanzig für den kompletten Winter vor. Ich konnte nicht sagen, ob er das Angebot absichtlich niedrig hielt, damit ich ihn als Flachlandbewohner hinaufverhandelte, oder ob er einfach nur großzügig war. Sah ich aus, als wäre ich derart knapp bei Kasse?

»Einverstanden«, sagte ich.

Seither waren fast jede Nacht ein paar Zentimeter Schnee gefallen, und er war nicht gekommen. Aber ich wollte nicht gleich anrufen, weil ich nicht hilflos und verzweifelt rüberkommen wollte. Ich wollte nicht dastehen wie einer von diesen jungen Idealisten, die sich zu viel zumuteten und dann feststellten, dass sie einer Sache nicht gewachsen waren. Und vielleicht brauchte ich tief in mir drinnen die Überzeugung, Nat würde wirklich auf mich aufpassen – und dass er kommen würde, sofern der Schnee es zuließ.

Doch jetzt brauchte ich dringend neue Vorräte, etwas, das Farbe in mein Leben brachte. Ich hatte schon von Orangensaft geträumt. Sein sonniges Leuchten, sein Aufbegehren gegen den trüben, grauen Himmel. Nur ein Schluck, und auf meinem Gesicht würde ein ganzer Zirkus zum Leben erwachen, die herbe Säure ein Trapezakt in meinen Wangen, die zuckrige Süße eine stramme Majorette, die durch meine Kehle tänzelte.

Also schleppte ich mich hoch zum Wagen. Das Lenkrad war selbst mit Handschuhen eiskalt. Ich ließ den Motor gute fünfzehn Minuten laufen, und trotzdem fühlte sich das Innere des Autos an, als wäre es aus Schnee und sollte besser nicht angerührt werden. Schließlich legte ich den ersten Gang ein und rollte auf das offene Feld zu. Neben den Apfelbäumen waren keine Schneewehen zu sehen, lediglich das stille Weiß, das unter dem Wagen hindurchglitt. Die Bewegung machte einen viel zu glatten Eindruck, es war wie eine gänzlich neue Art der Fortbewegung. Die erste größere Herausforderung bildete der plötzliche Anstieg an der Biegung, bevor die Straße in die Gerade überging und am Feld entlangführte. Der Schnee wurde stoßweise von einer meterhohen Wechte heruntergeweht. Ich trat aufs Gas. Mein kleiner weißer Honda verhielt sich wie ein Motorboot, das Fahrgestell schlitterte über die weiße Fläche, links und rechts stoben weiße Wolken auf, das Fahrzeug schaukelte hin und her und drängte ruckelnd vorwärts, Schnee spritzte über die Windschutzscheibe hoch. Ich behielt den Fuß fest auf dem Pedal. Ich konnte nichts erkennen, aber das Auto kämpfte schwer darum, endlich Schwung zu kriegen, das Lenkrad widersetzte sich meinen Händen, der Honda schlingerte gefährlich nahe an die Bäume heran. Ich nahm den Fuß etwas vom Gas, und sofort verlor der Wagen die Bodenhaftung und kam zuckelnd zum Stehen. Die dicken, schneebedeckten Äste hingen direkt über der Motorhaube, als würden sie das Auto herbeiwinken wollen. Die Stille hielt das Fahrzeug fest umfangen wie ein Handschuh. Mein Magen rumorte, und ich musste an den leeren Kühlschrank denken, daran, wie hungrig ich sein würde. Ich legte den Rückwärtsgang ein, und die Reifen drehten durch. Das Geräusch war fürchterlich, fast so schlimm wie bei einem Spielzeugauto mit den Rädern in der Luft. Mit der Schaufel in der Hand stieg ich aus. Gütiger Gott, war das kalt! Die Luft fühlte sich an wie eine dünne Eisschicht, die sich spinnwebartig über mein Gesicht legte und leise knackte. Ich schaufelte und schaufelte, bis meine Hände taub waren. Stieg wieder ins Auto, trat aufs Gas. Steckte immer noch fest. Stieß ein paar Meter zurück. Gab wieder Gas, wieder ohne Erfolg. Ich fühlte mich wie ein Footballspieler der alten Schule: aggressives Tackling, nur dass mir dabei der Rotz nur so aus der Nase lief.

Da war einfach zu viel Schnee. Keine Chance, ich schaffte es nicht raus.

Zwei Tage darauf kam Nat vorbei. Als ich gegen Ende meines morgendlichen Spaziergangs gerade an der eingeschneiten Mauer vorbeistapfte und hinaus auf die Wiese trat, hörte ich aus der Ferne den Pick-up. Der Tag war freundlich und wolkenlos, der Motorenlärm schien wegen des fehlenden Laubs an den Bäumen von allen Seiten gleichzeitig auf mich einzudringen. Ich hatte meine Vorräte ein weiteres Mal überprüft und mich daraufhin auf zwei Mahlzeiten am Tag beschränkt. Mein Frühstück hatte an diesem Morgen aus gekochten Nudeln mit Resten von Brombeermarmelade bestanden. Wenn das jetzt noch zwei Tage so weiterging, würde ich kapitulieren und anrufen, so viel stand fest.

Ich stützte mich auf meinen Stöcken ab, lauschte angestrengt, und während das Bild in meiner Vorstellung, das ich allein aufgrund der Geräusche geformt hatte, von den ganz realen Umrissen von Nats Pick-up abgelöst wurde, mit einem echten Schneepflug vornedran und dem echten Nat hinterm Steuer, wurde ich von so tiefer Dankbarkeit ergriffen, dass es mir beinahe peinlich war. Über meine Lippen drang keinerlei Geräusch, und trotzdem hatte ich das Gefühl, als würde mein Körper freudige Laute ausstoßen, während ich da so stand, als tönte Musik tief aus meinem Inneren hinaus in die Winterluft. Dieses Gefühl war zu überwältigend. Ich wollte mich nicht derart abhängig von irgendwem machen. Bevor ich das Motorengeräusch gehört hatte, war ich eigentlich nicht sonderlich einsam gewesen, daher verstörte es mich umso mehr, wie sehr ich mich über Nats Kommen freute. Nicht nur, weil die Straße nun wieder befahrbar wäre, sondern auch wegen der Tatsache, dass er mich nicht vergessen hatte. Für ihn *existierte* ich noch. Dieses Haus in den Wäldern, in dem ich lebte, *existierte* damit. Ich wollte nicht an meine Eltern denken, die womöglich auch an mich dachten und sich über meinen Geisteszustand Sorgen machten. Oder an Ray, der mich als modernen Thoreau sah, der sich freiwillig in die Wildnis zurückgezogen hatte, oder an Andrew, der mich als den Bob Dylan des Waldes bezeichnete – *how does it feel, to be on your own, with no direction home.* Denn alle diese Vorstellungen von mir passten nicht zu dem, was ich empfand, so schmeichelhaft sie auch waren. Doch dass Nat an mich gedacht hatte, gab mir Zuversicht. Sein Bild von mir, wie auch immer es aussehen mochte, hatte nämlich nichts mit meinem alten Leben zu tun.

Während ich mich auf Schneeschuhen über die Wiese zur Straße durchkämpfte, hob er grüßend einen Finger vom Lenkrad, eine Zigarette im Mundwinkel. Wie gerne wollte ich Hallo sagen, mit ihm über das Wetter plaudern, über irgendwas quatschen, ihm sein Geld geben. Doch er beachtete mich nicht weiter, rangierte mit dem Pick-up vor und zurück, die Reifen drehten durch, fanden wieder Halt, der Pflug plättete den pulvrigen Schnee zu einer festen Fahrbahn mit glatter Begrenzung. Aus dem Radio drang Musik – irgendwas Countrymäßiges, mit Gitarre. Um ihn auf mich aufmerksam zu machen, hätte ich rufen müssen, doch das brachte ich nicht über mich. Viel zu lange hatte meine Stimme sich im Dornröschenschlaf befunden. Manchmal, wenn ich beim Essen den Mund für den ersten Löffel voll Suppe öffnete, tat mir der Kiefer weh, weil ich ihn so selten benutzte. Und die Stille um mich herum war viel zu groß; wenn ich sie brach, würde das alles in tausend Stücke zerspringen. Also bewegte ich mich auf Schneeschuhen auf ihn zu und schlitterte dort, wo mein Wagen stand, die verschneite Böschung hinunter. Erst sah er mich nicht. Als er mich dann aber doch registrierte, riss ich die Hand hoch, wohingegen er wieder nur einen Finger hob. Der Pick-up beschleunigte und brauste davon, weg von der Wiese, und die Hinterreifen ließen im Davonfahren Schnee hochspritzen und in einer Kaskade niederregnen.

Nun war die Straße frei. Der Weg führte bis zu der Stelle, an der es zum Haus hinunterging. Eigentlich hätte ich erleichtert sein sollen, hätte mich freuen müssen, aber als ich auf Schneeschuhen die harte, menschenleere Straße betrat, überkam mich ein sonderbares Gefühl. Eine körperlich spürbare Enttäuschung, eine schreckliche Schwerelosigkeit in Händen und Füßen. Unausgesprochene Worte stauten sich in meiner Kehle an. Es gab nun keinen Grund mehr, ihnen Gehör zu verschaffen. Sie kamen Totgeburten gleich, gefangen in einem langwierigen Geburtskanal, der von tief in mir drinnen in die Welt dort draußen führte. Ich spürte genau, wie sie ganz langsam in diese Tiefe zurücksanken. Was am meisten wehtat, war nicht die Tatsache, dass sie nun nicht ausgesprochen wurden, sondern der weite Weg, den sie zurückgelegt hatten – diese immense Distanz zwischen meinem Schweigen und der Vorfreude darüber, wie es wohl sein würde, nach all der Zeit mit einem anderen Menschen zu reden. Mir war gar nicht bewusst gewesen, wie groß diese Kluft inzwischen war.

Nach dem Unfall hatte Mom vorgeschlagen, ich solle mich in psychologische Behandlung begeben, vermutlich auf Anraten eines ihrer Medizinerfreunde. Mindestens einmal im Monat brachte sie es am Telefon zur Sprache, woraufhin ich ihr jedes Mal versicherte, dass dazu kein Anlass bestand, dass vielleicht besser *sie* zum Psychologen gehen sollte, es sei alles in bester Ordnung. Im Herbst meines Abschlussjahres allerdings, als alle schon eifrig überlegten, wie es nach dem Studium weitergehen sollte, fragte ich mich dann doch, ob sie vielleicht nicht ganz unrecht hatte.

Vorbereitungen wurden getroffen. Zukunftspläne geschmiedet. Wir hatten erst November, und trotzdem konnte man Adams House nicht betreten, ohne es zu spüren. Bei jedem Essen herrschte ein Trubel und eine Aufregung wie an der Grand Central Station: Studenten des Abschlussjahrgangs, die total hektisch und nervös irgendwelche Aushänge studierten, Listen checkten, die Zeit auf einer überdimensionalen Uhr überprüften. Es verging kaum ein Tag, ohne dass einer eine Unterhaltung über ein süßes Mädel aus einem der unteren Jahrgänge oder über Karl Marx unterbrach, um im schnieken Anzug, mit ordentlich gekämmtem Haar und einer Ledermappe unter dem Arm vom Frühstückstisch aufzuspringen. Vertreter von Firmen wie Goldman Sachs, Morgan Stanley und McKinsey kamen auf den Campus, um neue Mitarbeiter anzuwerben. Wie eine Herde Schafe drängten alle in Richtung Zukunft. Selbst die größten Streberinnen, die ansonsten höchstens ein Mal pro Semester ihren Stammplatz in den Hallen der Widener Library verließen, meist aus Gründen der Körperpflege, stöckelten plötzlich auf hohen Absätzen und mit Make-up im Gesicht durch den Speisesaal, in neuen Blusen und mit neuen Frisuren, den Rucksack ungeachtet des schicken neuen Outfits auf dem Rücken, wie Schmetterlinge, die eben erst das Larvenstadium verließen, um in die Arbeitswelt einzutreten.

Meine Freunde blieben dagegen relativ gelassen. Ray und Alexis füllten widerstrebend ihre Bewerbungen für verschiedene medizinische Fakultäten aus, auch wenn sie in Wirklichkeit von einem Leben als Autor respektive Filmemacher träumten. Andrew strebte indessen eine Karriere in der zweiten Liga des Profitennis an. Abends stand er mit nacktem Oberkörper vor dem Fenster und betrachtete sein Spiegelbild in der Scheibe, hinter der tiefste Dunkelheit herrschte, und tat so, als würde er Aufschläge üben. Wieder und wieder trainierte er die Hüftbewegung. Sein Abbild schien in der Laubkrone der Eiche draußen vor dem Fenster zu schweben, während er einen imaginären Ball nach dem anderen ins Nichts schlug.

Im Geiste taten wir es ihm alle gleich. Wir versuchten uns eine mögliche Zukunft auszumalen, versuchten uns vorzustellen, was wir in der einen oder anderen Situation für eine Figur abgeben würden. Wir schrieben das Jahr 1994. Es sah so aus, als stünde Amerika ein goldenes Zeitalter bevor, umso glänzender, da wir ein Teil davon sein würden: kein Kalter Krieg mehr, die Demokratie hatte gesiegt, Organisationen wie Teach For America und AmeriCorps traten nun auf den Plan, um sich sozialer Probleme anzunehmen, Rockstars wie Bruce Springsteen und U2 sammelten Millionen von Dollar an Spenden zugunsten der AIDS-Forschung und der Welthungerhilfe. Das Internet gab es bereits, nur dass keiner von uns über eine E-Mail-Adresse verfügte, und bis zum Dotcom-Boom, der eine Euphorie ähnlich wie zu Zeiten des Goldrausches auslöste, bei der man das Gefühl hatte, das Geld läge auf der Straße, waren es noch einige Jahre hin. Als zwanzigjähriger Harvard-Student war man Teil einer strahlend hellen, moralisch einwandfreien Welt – einer Welt, die man noch zum Besseren wenden konnte. Hier als Idealist bezeichnet zu werden, war ein großes Lob.

Und trotzdem wusste ich nicht, wo mein Platz in ihr sein sollte. Und das war nicht mit Rays und Alexis' Zerrissenheit zu vergleichen, die mir eher von Charakterstärke zeugte. Vor dem Unfall schien mir eine Zukunft an einer juristischen Fakultät unausweichlich, so groß meine Vorbehalte auch waren, obwohl ich immer einen schmalen Gedichtband im Rucksack mit mir herumtrug. Jetzt aber war mir dieser Weg mit einem Mal versperrt. Nicht weil ich plötzlich miserable Noten gehabt hätte oder weil sich die äußeren Umstände geändert hätten, sondern weil ich genau wusste, dass ich mir nur etwas vormachen würde.

Daher ging ich eines böigen Nachmittags im November zu meinem Studienberater Professor Coles. Ich hatte ihn von der ersten Vorlesung an gemocht, als er in einem grauen, mottenzerfressenen Wollpulli schlurfend aufs Podium getreten war, mit seiner strubbeligen grauen Mähne, die nicht minder mottenzerfressen aussah. Anfangs hatte ich ihn für einen Obdachlosen gehalten, der sich wie in Trance in den Sanders-Hörsaal verirrt hätte, seine Stimme klagend, voller Unbehagen. In den darauffolgenden Wochen aber sprach er, als hätte er sich mitten in der Nacht aus dem Bett gewälzt und sich mit ganzen sechshundertfünfzig Studenten gleichzeitig am Küchentisch eingefunden, über Romane und über Fragen, die ihn »innehalten« ließen. Intelligenz, so schien er uns sagen zu wollen, war relativ zwecklos, ja sogar ein Manko, solange man sie nicht dazu nutzte, um ein anständiges Leben zu führen.

Sein Büro befand sich im Adams House, jenseits des Speisesaals, im ehemaligen Schlafsaal von Franklin Delano Roosevelt. Im Badezimmer gab es noch eine Toilette mit klassischer Kettenspülung sowie eine Badewanne mit Klauenfüßen, und auch Coles schien auf moderne Annehmlichkeiten überwiegend zu verzichten, als fühlte er sich wohl in dieser Welt, die so offensichtlich der Vergangenheit angehörte. In dem Raum standen sich zwei Sofas gegenüber, an der einen Wand hing ein Druck von Hopper, an der anderen ein Bild, das Robert Kennedy beim Spaziergang auf einem Feldweg irgendwo in Wyoming zeigte. Keine Fotos von Coles zusammen mit irgendwelchen »großen Tieren«, wie er das nannte, obwohl er, wie ich später herausfand, so gut wie jeden Schriftsteller, den er in seinen Vorlesungen erwähnte, persönlich kannte. Er selbst hatte das Cover des *Time*-Magazins geziert, darunter die überaus einfallsreiche Schlagzeile »Amerikas führender Psychiater«.

Ich ließ mich auf dem weißen Leinensofa nieder und befürchtete, meine Rolle als Musterstudent aufgeben zu müssen, um stattdessen zum Patienten zu werden. *Würde er mich bitten, mich hinzulegen? Sollte ich ihm von meinen Träumen erzählen?* Es war irgendwie nicht passend, dass ich so zu ihm kam, doch mein Stolz ließ mir keine andere Wahl, ich wusste nicht, was ich sonst tun sollte. Außerdem glaubte ich, es müsse doch ein Kinderspiel sein, im Gespräch vom Thema meiner Arbeit über Ralph Ellisons *Der unsichtbare Mann* auf das zunehmende Gefühl meiner eigenen Unsichtbarkeit oder auf eine verschärfte Wahrnehmung oder auf was auch immer überzuleiten. Doch während ich mich in diese Couch sinken ließ, war ich weiter ratlos, wie ich die Unterhaltung beginnen sollte. Wie ich die frühen Morgenstunden im Bett zur Sprache bringen sollte, wie ich ihm erklären sollte, dass ich hinaussah auf die Plympton Street und beobachtete, wie alle in die Vorlesungen strömten, wie meine Klassenkameraden, die sich wie Fischschwärme bewegten, dem Anschein nach von Naturgewalten bestimmt wurden, sodass sie nicht nur in die Hörsäle, sondern in bestimmte Richtungen zu einer Zukunft hin geschwemmt wurden, getrieben von Gezeiten, die nichts zu tun hatten mit dem Lauf des Mondes, sondern mit gesellschaftlichen Strömungen, die ich nicht durchschaute. Und ich hatte keinen Schimmer, wie ich ihm erklären sollte, dass ich abends im Speisesaal, wenn die Herbstluft an die Scheiben der Rundbogenfenster hoch oben über mir schlug, mich selbst dabei ertappte, wie ich mich auf den Hintergrundgeräuschen aus unzähligen Gesprächen dahintreiben ließ, als wäre das, was ursprünglich nur Hintergrund war, plötzlich in den Vordergrund getreten, als wäre das Ferne plötzlich ganz nah.

Also erwähnte ich einen Vorfall, der sich ereignet hatte, als ich am selben Morgen das Gebäude verließ, in dem die Berufsberatung untergebracht war. Dort hatte ich Biscotti und Mineralwasser bekommen, und kurz darauf begegnete ich auf der Mount Auburn Street einem Obdachlosen, der einen klapprigen alten Einkaufswagen voller Getränkedosen vor sich herschob.

Coles nickte aufmunternd. Eigentlich hatte ich vorgehabt, ihm von den blauen Ordnern zu erzählen, von den Jobangeboten, dass mir sämtliche Karriereoptionen unpassend erschienen waren, weil sie einen zwangsläufig blind machten für das, was es dort draußen noch so gab, wie Scheuklappen bei Pferden, sodass man nur noch stumpf weitertrottete. Alles, was in meinem Leben bislang geradlinig verlaufen war, war in Auflösung begriffen, und ich würde mich garantiert nicht wieder neuen geradlinigen Wegen verpflichten, die ebenso wenig Bestand haben würden, die ebenso ins Wanken geraten würden, wenn es hart auf hart kam. Gleichzeitig aber hatte ich Angst, dass meine neue Sichtweise nichts weiter als ein Trugbild sein könnte, eine Illusion, etwas, das mit der Zeit verblassen musste.

Doch als ich nun von dem Mann mit dem Einkaufswagen sprach, überkam mich erneut dieses Gefühl, und heiße Tränen der Scham schossen mir in die Augen.

»Was ist denn? «, wollte Coles wissen.

Ich schüttelte den Kopf.

Draußen vor der Tür zu seinem Büro eilten Studenten in den Unterricht. Ihre Tritte hallten über die Fliesen und verklangen am Ende des Flurs.

»Was hast du gesehen?«

»Seine Zähne«, sagte ich, und unwillkürlich hob ich die Hand an meinen eigenen Mund. Schlagartig hatte ich ihn wieder vor Augen. Wie schrecklich er ausgesehen hatte. Sein Mund war kein richtiger Mund mehr. Die Zähne nichts als Stumpen, voller Blut. Der Schmerz stand ihm ins Gesicht geschrieben, auch wenn er ihn niemals ausgesprochen hätte.

Coles nickte.

»Und nur weil ich einen Studentenausweis von der Harvard besitze, kriege ich kostenlos Kekse und feinstes Mineralwasser? Und ganze Ordner voller Jobangebote? Und ein nettes Vororthäuschen?«

»Was du da empfindest«, so erklärte Coles daraufhin, »ist eine Art moralisches Unbehagen.«

Es fühlte sich an wie eine Ohrfeige; nie hatte er irgendeine Form von Schubladendenken an den Tag gelegt, wenn wir miteinander gesprochen hatten. »Schön, wenn man den Dingen einen Namen geben kann, nicht wahr?«, entgegnete ich.

»Damit man sie beiseiteschieben kann?«, fragte er gereizt.

Keine Ahnung, was wir daraufhin noch alles sagten. Ich dachte immer noch an den Mann, wie er sich fühlen musste, so durch die Straßen zu laufen, die Zähne, das ganze Leben, für alle Welt sichtbar ruiniert. Es verstörte mich, dass ich nichts über ihn wusste, ich mir sein Leben nicht vorstellen konnte, und mir doch irgendetwas an ihm seltsam vertraut vorkam.

Ich ruderte zurück, gab mich versöhnlicher, weil ich das Risiko nicht eingehen wollte, mich weiter zu öffnen. Coles war immer ein guter Zuhörer gewesen, einen besseren kannte ich nicht. Er hatte meinen Ausführungen stets derart konzentriert gelauscht, dass ich jenen Teil von mir heraushörte, den ich so fürchtete – jenen Teil, der nicht zu meiner Familie zu passen schien, jenen Teil, der offenbar nirgends richtig dazugehörte, mit Ausnahme vielleicht zu der Welt der Autoren, über die wir sprachen. Das durfte ich nicht aufs Spiel setzen, gerade jetzt nicht, ich wollte nicht feststellen müssen, dass er einen bestimmten Teil von mir nicht hören konnte, oder schlimmer noch, dass er ihn zwar hörte, aber nicht billigte.

Gegen Ende unserer Unterredung erkundigte Coles sich, ob ich mir auch die Ordner mit den Auslandsstipendien angesehen hätte. Es gebe da eines, das Rockefeller genannt würde, erklärte er. Der sei für Studenten gedacht, die an einem Wendepunkt in ihrem Leben angelangt seien.

»Aber welcher Student im letzten Jahr befindet sich nicht an einem Wendepunkt?«, hakte ich nach.

»Du wärst ein guter Kandidat dafür«, meinte er. »Wirklich der optimale Kandidat.«

Das Haus thronte über mir wie eine überdimensionale Alarmanlage. Mein Herz hämmerte wie wild, irgendetwas zwang mich zurück an die Oberfläche, trieb mich nach oben, immer weiter und weiter, vorbei an den grellroten Korallen und den kuriosen

Fischen meiner Träume: Irgendetwas passierte dort oben, irgendetwas von immenser Wichtigkeit. Jemand war gestorben, jemand war von einem Auto angefahren worden, jemand lag im Krankenhaus.

Ich streckte die Hand nach dem Telefon neben dem Futonbett aus. Das Klingeln verstummte. Die Ziffern leuchteten grün in der Dunkelheit des Zimmers. »Hallo!«

»Howie. Ich bin's. Alles okay bei dir?«

Matt, mein Bruder. Er lebt mit seiner Ehefrau in Newton. Ich bin hier in einem Haus in Vermont.

»Was gibt's?«, fragte ich. »Ist was passiert?«

»Nein, alles bestens. Herrje. Sag bloß, du hast geschlafen.«

In der Leitung war dieses anhaltende Summen zu hören, wie von einer gigantischen Mücke. »Warte kurz.« Ich legte das Telefon beiseite, zündete die Kerze auf dem niedrigen Fensterbrett oberhalb der Matratze an. Draußen schneite es, es war kein Mondlicht zu sehen, dichtes Schneegestöber strich an der Scheibe des Fensters vorüber. Mein Herz schlug immer noch doppelt so schnell, raste nach wie vor in Erwartung einer Katastrophe. Ich wollte nicht, dass meine Stimme mich Matt gegenüber verriet. »Wie spät ist es?«

»Noch zwanzig Minuten, bis *The West Wing* anfängt. Da dachte ich mir, ich frag mal nach, wie's dir geht. Du kennst doch *The West Wing*, oder?«

Angestrengt versuchte ich nachzurechnen. Die Sonne ging gegen vier unter, zum Abendessen hatte ich eine Schale Instant-Nudeln gegessen, dann hatte ich mich ans Feuer gelegt. Wie üblich waren Bilder vor meinem geistigen Auge aufgetaucht, und ich hatte mich auf eine Art Visualisierungsspiel eingelassen. Etwa vor einem Monat hatte das angefangen, wie aus dem Nichts. Und weil es für mich einen gewissen Unterhaltungswert bot, machte ich einfach munter weiter damit. In manchen Nächten durchlebte ich aufs Neue den morgendlichen Fußmarsch zur Schule – ich stellte mir die Häuser vor, die auf dem Weg lagen, eins nach dem anderen, ebenso die Baumwurzeln, die das Pflaster des Gehwegs hochgehoben hatten, vorbei am Heim der Zandittens, der Longs, an dem weißen Haus mit den schwarzen Fensterläden, dessen Bewohner ich nicht kannte, dann vorbei an den Häusern der Sugarmans, der Gorfinkles, der Donowitzes, der Cohens, dann am Fuße des Hügels links, entlang der Stützmauern der Häuser, die auf der Anhöhe errichtet waren, die dazugehörigen Gärten etwa auf Hüfthöhe, vorüber an den Platanen mit der sich abschälenden Rinde, und auf der Straße nach wie vor loser Rollsplit, nachdem der Schnee des Winters längst weggeschmolzen war. Oder ich rief mir meine Zeit im Sommercamp ins Gedächtnis, Hütte Nummer sieben, und dann ging ich Bett für Bett durch, Josh Fields, Tom Carradine, Johnny Bent, Kevin Zoolot, und ich versuchte mich an möglichst viele Einzelheiten zu erinnern, an ihre Decken, ihre Lieblings-T-Shirts, ihre Art zu reden, und es kam immer wieder Verblüffendes zum Vorschein: die Drehscheibe für die Verteilung der Aufgaben, die an der Tür hing, die Kulturbeutel auf den Regalen im Waschraum, der beißende Geruch nach Bleiche, und alle diese überraschenden Erinnerungen setzten sich zusammen zu einer Art Kurzfilm: die Nacht des Sockenkampfes, wie mir einmal einer der Betreuer die Hand wegschlug, als ich nach einem Sandwich-Eis greifen wollte, die erste richtige Unterhaltung, die ich mit Katherine Cohen draußen vor der Titus Hall führte, die Square-Dance-Musik, die laut über das Fußballfeld schallte. Auf dem Holzboden liegend, während der Schein des Feuers durch den Gitterrost auf mich fiel, ertappte ich mich dabei, wie ich laut auflachte oder mir Tränen über die Wangen rannen und in die Ohren hineinliefen. All diese Geschichten spulten sich wie von selbst ab – einige basierten auf Erinnerungen, andere waren reine Hirngespinste, Produkte meiner Fantasie, als hätte ich einen eigenen Fernsehsender in mir. Und dann war ich nach oben ins Bett gegangen.

Ich hatte wahrscheinlich gute zwei bis drei Stunden geschlafen. *»The West Wing?«*

»Ganz genau«, sagte Matt.

Ich sah die Worte in Gelb vor mir und stellte fest, dass ich mich an das Cover der Zeitschrift *People* erinnerte, das ich an der Kasse im C&C gesehen hatte. »Ist so 'ne Serie über den Präsidenten«, sagte ich mit der Stimme eines Wahrsagers, der in der Kristallkugel liest. »Mit Martin Sheen. Ziemlich erfolgreich.«

Matts Erleichterung war nicht zu überhören. Sein Bruder hatte also seinen Bezug zur Realität noch nicht gänzlich verloren. »Und, was gibt's für Neuigkeiten?«

Was für eine seltsame Frage. »Es schneit. Aber das ist ja wohl nichts Neues, oder?«

»Gut, es schneit. Und sonst so?«

»Tja, letzte Nacht war Vollmond. Der Schnee schien blau und hat ganz hell geleuchtet. Ich konnte bei dem Licht sogar lesen.« Ich beschloss, lieber nichts von den Schatten der Zweige auf dem schneebedeckten Boden zu sagen, dass sie ausgesehen hatten wie Wurzeln, als könnte ich dank des Mondlichts ins Erdreich hineinblicken. Ich entschied außerdem, mit keinem Wort zu erwähnen, dass ich normalerweise bei Kerzenschein las. Ich glaube, ich bekam es ganz gut hin, dass ich möglichst normal klang.

»Gut. Und?«

Und was? War das hier eine Quizshow? Wenn ich mit Mom und Dad redete, was ungefähr ein Mal im Monat der Fall war, schien Mom immer total erleichtert zu sein, wenn sie Gewissheit hatte, dass ich nach wie vor am anderen Ende der Leitung atmete, dass ich mich nach wie vor an den Star Market und die Sterns und Filene's Basement erinnerte. Wenn ich mit Dad sprach, stellte er mir jedes Mal Fragen, die die korrekte Antwort im Grunde schon vorwegnahmen: Du fühlst dich offenbar recht wohl da? (Ja.) Und du kriegst viel Bewegung? (Ja.) Und du isst auch ordentlich? (Ja.) Hätte er sich erkundigt, wie es um meine Verdauung bestellt war, ich hätte ihm wohl bereitwillig geantwortet. Er führte seinen Zeugen, was für mich absolut in Ordnung war – wir umgingen alles, was meine derzeitigen »Lebensumstände« betraf, indem wir im Grunde über nichts sprachen. Mit Matt war es nicht ganz so einfach. Seine kaum verhohlene Unzufriedenheit mit meinen Antworten verriet mir, was für Fragen er mir eigentlich gern gestellt hätte. *Was stimmt bloß nicht mit dir? Wo ist der Typ, mit dem ich vorm Fernseher auf dem Sofa gesessen bin und die Celtics angeschaut habe? Was geht nur in deinem Kopf vor?* Aber weil er nicht wusste, wie er sie formulieren sollte, und weil ich nicht wusste, wie ich ihm die entsprechenden Antworten geben sollte, behandelte er mich wie eine Ersatzversion meiner selbst, wie einen Doppelgänger, bis sein echter Bruder zurückkehrte.

»Ich hab da dieses Buch gelesen. Könnte dir gefallen«, sagte er.

Diesen gewagten Vorstoß hatte ich nun gar nicht erwartet. »Ach ja?«

»Es heißt *In die Wildnis*. Schon mal gehört?«

»Den Film *Weg in die Wildnis* hab ich gesehen.«

»Ist eine wahre Geschichte.«

Die Mücke im Telefon surrte wieder. Und mein Herz hämmerte entsprechend. »Worum geht's?«

»Um einen Typen wie dich. Aus einem netten Vorort, sportlich, war auf der Emory. Las gerne Tolstoi. Aber er hatte einen Hass auf die Gesellschaft, deswegen ging er in die Wälder Alaskas und lebte dort.«

»Ich habe keinen Hass auf die Gesellschaft, Matt.«

»Nein, natürlich nicht.« Ich konnte mir lebhaft ausmalen, was er viele Meilen weit weg für ein Gesicht zog – den Mund verkniffen, mit düsterem Blick.

»Und wie kommt er so klar?«

»Er wohnt in einem ausrangierten Schulbus.«

»Hatte er da einen Ofen drin?«

»Schätze schon. Aber wissen tu ich es nicht.«

»Und was wurde aus ihm?«

Die Mücke kam näher. Es drohte eine Unterhaltung, auf deren Thema Matt zwar anspielen, die er aber eigentlich nicht führen wollte. Ich wusste genau, dass er auf seiner Lippe herumkaute, dass er die weiße sichelförmige Narbe bearbeitete, die von einem Unfall mit Moms Volvo während seiner Highschoolzeit stammte. Das war eine typische Angewohnheit von ihm, wenn er nicht wusste, wie er etwas in Worte fassen sollte.

»Der Typ stirbt einen qualvollen Hungertod, das wird aus ihm. Er bildet sich ein, er weiß genau, welche Pflanzen er essen kann und welche nicht, aber so ist es nicht.«

»Klingt ermunternd.«

»Er hat sich selbst vergiftet.«

»Du meinst mit Absicht?«

»Nein, nicht mit Absicht. Er hatte einfach keine Ahnung. Wusste nicht, worauf er sich da einließ.«

»Hab ich schon erwähnt, dass ich regelmäßig im Laden in der Stadt einkaufen gehe? Dass ich sogar Tiefkühlpizza esse?«

»Im April zog er sich in die Wälder zurück. Er überquerte diesen kleinen Bach, um zu seinem Schulbus zu gelangen. Doch als er wieder zurückwollte, war es mitten im Sommer. Der Bach war zu einem breiten Fluss angeschwollen. Ein reißender Strom, weil der ganze Schnee weggeschmolzen war.«

»Konnte er nicht durchwaten?«

»Nein, konnte er nicht. Er kam nicht mehr so raus, wie er reingekommen war.«

Verunsichert wandte ich mich um und sah aus dem Fenster. Ich hatte mir diesen jungen Typen vorgestellt, wie er um einen alten Schulbus herumhüpfte, von oben bis unten voll Dreck, unbändig und glücklich. Und auf einmal steht er am Ufer eines aufgewühlten, tosenden Flusses. Mir wurde übel. Ich hatte das Gefühl, viel zu schnell aus meinen Träumen emporzutauchen. »Hier gibt es keine Gewässer«, sagte ich.

»Bestens. Gut zu hören.«

Insgeheim hoffte ich, er würde weiterreden, sich näher erklären, aber unser Gespräch von Mann zu Mann war damit offensichtlich beendet. Er war bereits weiter gegangen als geplant.

Jahre später erfuhr ich, dass er derjenige gewesen war, der sich am stärksten ins Zeug gelegt hatte, als ich in der Notaufnahme behandelt wurde. Er hatte sich durch den abendlichen Verkehr gekämpft und war kurz nach meinen Eltern eingetroffen. Gegen Mitternacht, während ich mich vor Schmerzen auf der Toilette übergab, hatten die Ärzte eine allerletzte Chance aufgezeigt: Wenn ein Teilbereich des Sehnervs noch intakt war, konnte er durch Steroide gestärkt werden. Und dann wäre mein Augenlicht gerettet. Die Ärzte wiesen Matt und meine Eltern auf die Vielzahl an Verletzungen hin, die mein Auge abbekommen hatte, und gingen die ganze Palette von möglichen Nebenwirkungen durch. »Bitte«, hatte Matt gesagt, »lassen Sie nichts unversucht.« Die Ärzte erinnerten ihn daran, wie gering die Aussichten auf Erfolg waren, wie viele Komplikationen auftreten konnten. Doch Matt hatte weiter insistiert: »Bitte, versuchen Sie es. Er ist mein Bruder. Versuchen Sie einfach alles.«

Als er das Thema wechselte und mir erzählte, dass er jemanden von der Roxbury Latin getroffen hatte, sah ich im Geiste die Schneeverwehungen entlang des offenen Feldes vor mir, die sich himmelhoch auftürmten. Sie würden nach der Schmelze niemals zu einem Fluss werden. Doch ich malte mir das gedanklich trotzdem aus – als könnte mich etwas anderes, Ähnliches wie dieser reißende Strom in Alaska erwarten, irgendeine Art von Hindernis, das ich mir jetzt noch nicht vorstellen konnte. Vielleicht führte die Straße zum Haus letzten Endes nicht mehr zurück. Vielleicht würde das alles nicht so einfach werden.

Dann registrierte ich, wie eine Tür ins Schloss fiel, und Matts Frau Jami war im Hintergrund zu hören. »Du, die Sendung fängt gleich an«, sagte er. »Pass gut auf dich auf, Bruderherz.«

Ich legte auf, und das Leuchten der Ziffern auf dem Telefon erlosch. Der Wind wurde heftiger, Schnee fegte an die Fensterscheibe. Die Kerze ließ ich noch eine ganze Weile brennen, ehe ich sie auspustete.

Matt drückte die Play-Taste am Videorekorder, und eine Miniversion seiner selbst stellte sich im Smoking als Gastgeber der Sendung vor. »Heute feiern wir, dass mein kleiner Bruder seinen Abschluss geschafft hat. Doch vorab wollte ich einen kleinen Einblick gewähren, wie sein Weg bis hierhin aussah. *Howie, das ist dein Leben.*

Ein kaum hörbares Raunen und verhaltenes Gelächter ging durch den Raum. Es waren grob geschätzt dreißig unfreiwillige Zuschauer anwesend: meine Eltern, meine Großeltern, meine besten Freunde und einige ihrer Eltern. Manche saßen auf dem Boden, andere auf dem Sofa, wieder andere standen im Hintergrund und hatten Drinks in der Hand oder klaubten die letzten Kuchenkrümel von kleinen Papptellern. Auf denen waren Luftballons und Doktorhüte zu sehen. Außerdem verkündeten sowohl die Teller als auch die Servietten: *Jetzt geht die Party ab.* Mich hatte man nach vorne geschubst, ich bekam einen Ehrenplatz zugewiesen.

Das Smoking-Männchen verschwand, und Matt, der Berichterstatter, stand erst auf dem Rindenmulch draußen vor der Temple-Beth-Avodah-Kinderkrippe, dann vor der weiß getünchten Ziegelwand des Baker-School-Kindergartens und erzählte Geschichten über mich. Mit seiner ganzen Zuneigung machte er alles nur noch schlimmer. Jetzt befand er sich an der Roxbury Latin. Er raste durch die langen, schmalen Flure, durch den Speisesaal mit dem Wappen von Charles I., durch die angegilbte Turnhalle. Dann übernahmen meine Kumpel vom College auf dem Innenhof des Adams House. Einer meiner Zimmergenossen im ersten Jahr schwelgte in der Erinnerung daran, dass die Mädels sich schon um mich gerissen hätten, bevor ich überhaupt an der Uni *angekommen* war. Und Andrew plauderte aus, dass ich ihn bei seiner letzten Prüfung vierzig Minuten vor Schluss rausriss, weil ich der Prüfungsaufsicht erzählte, sein Wagen würde auf der Massachusetts Avenue abgeschleppt. »Übrigens«, fügte er noch hinzu, »ich habe gar kein Auto.«

Das alles stimmte bis ins letzte Detail. Die Mädels, die in meinem ersten Studienjahr schon an der Tür standen und warteten. Dass ich meinen besten Freund aus seinem letzten Examen befreit hatte. Ich war ein Naturtalent, schaffte alles mit links. Mir entging nicht, wie die Blicke im Raum zwischen dem Fernseher und mir hin und her wanderten. Man sah die Ähnlichkeit und war zufrieden. Wieder und wieder hörte ich meinen Namen, doch dem jungen Mann im Video war mein Unfall nie passiert. Keiner verlor ein Wort über Migräneattacken oder unfreiwillige Zusammenstöße. Man verzichtete darauf, von Regenschirmen oder übersehenen Bordsteinkanten oder von blinden Flecken zu sprechen. Es spielte dabei keine Rolle, dass ich mich dem Großteil von ihnen über das meiste nie anvertraut hatte. Es spielte keine Rolle, dass meine Freunde nicht die blasseste Ahnung hatten, wie sehr mein Leben umgekrempelt worden war. Was zählte, war, dass mein Name immer der gleiche blieb, dass das Bild von mir weiter bestand, auch wenn es lediglich eine Erinnerung, ein Bild aus der Vergangenheit war, was mir das Gefühl gab, ein Geist aus der Zukunft zu sein. Keiner spielte auch nur ansatzweise auf den Unfall an. Das hätte ich auch nicht gewollt, doch mit jeder neuen Geschichte über mich kam ein weiteres Zimmer in dem Haus hinzu, das ich nicht länger bewohnte. Es mochte zwar ein Haus sein, das ich ursprünglich entworfen hatte, vielleicht war es das Haus, das alle sehen sollten. Doch jetzt, da ich mit den anderen zusammen davorstand, als würden wir Feueralarm üben, während es längst lichterloh brannte, fühlte es sich furchtbar seltsam an. Es war fast so, als wäre der Junge, den ich auf dem Bild mit dem Sofa immer zu sehen gehofft hatte, plötzlich doch noch aufgetaucht. Nur dass es nicht der Junge war, den ich erwartet hatte. Das Wohnzimmer schien sich von mir zu entfernen, als würde ich zum Fenster hinausschweben, als würde ich von draußen bei den Feierlichkeiten für jemanden, den ich nicht kannte, zusehen. Vielleicht war es einer physischen Anstrengung geschuldet, nicht wegen der liebevollen Aufmerksamkeit, die mir zuteilwurde, sondern aufgrund des Bewusstseins, dass alle mich schrecklich unklar, schemenhaft wahrnahmen – es war die Anstrengung eines verschwommenen Objekts, das nicht wusste, wie es wieder an Schärfe gewinnen sollte.

Auf dem Bildschirm brach Mom nun in Tränen aus. Sie erzählte gerade, wie ich das Rockefeller-Stipendium gewonnen hatte, das es mir ermöglicht hatte, ein ganzes Jahr in Italien zu verbringen. »Du warst immer so voller Selbstvertrauen. Du wusstest einfach, dass man dich zu einem Gespräch einladen würde. Du wusstest es einfach.« Sie ließ ihren Tränen freien Lauf und scheuchte die Kamera mit einer unwirschen Handbewegung fort. »Stell dieses Ding ab«, sagte sie. »Mach das aus!« Dad, der auf der hinteren Veranda auf der anderen Liege lag, hielt eine Rechnung in die Kamera, mit den Studiengebühren für das Semester. »Siehst du das? Kannst du da mal bitte hinzoomen? Da steht Saldo gleich null. Glückwunsch! Wir haben es geschafft. Und Gratulation auch zum Rockefeller! Wenn du nach dem Jahr in Italien zurückkommst, kannst du dich ja noch um ein Rhodes-Stipendium bewerben!«

Keiner im Raum zuckte auch nur mit der Wimper. Jetzt hatten wir einen Vorstoß ins Territorium berühmter Namen gewagt: Harvard, Rockefeller, Rhodes. Und wieso auch nicht? Wir hatten alle hart dafür geschuftet. Wir alle hatten unseren Beitrag geleistet. Wir hatten es uns verdient. Wir, die Juden von Newburgh und Brookline, waren endlich angekommen. Alle klatschten in die Hände und richteten die Blicke auf mich. Das Video war zu Ende.

Ich stand auf, zog meinen Bruder vor aller Augen in die Arme. Er war so groß, dass er mich gänzlich umfing wie der Schatten eines riesenhaften Baumes. Ich wollte möglichst lange so verweilen, mich darin verbergen, um dann als jemand anderer aus dem Schatten hervorzutreten, nicht als der Junge im Video. *Warum waren wir nicht dazu fähig gewesen? Uns einfach gegenseitig zu halten? Unserem eigenen Schmerz in den Armen des jeweils anderen nachzuspüren?*

»Ich danke dir«, sagte ich und trat einen Schritt zurück.

»Glückwunsch«, entgegnete er.

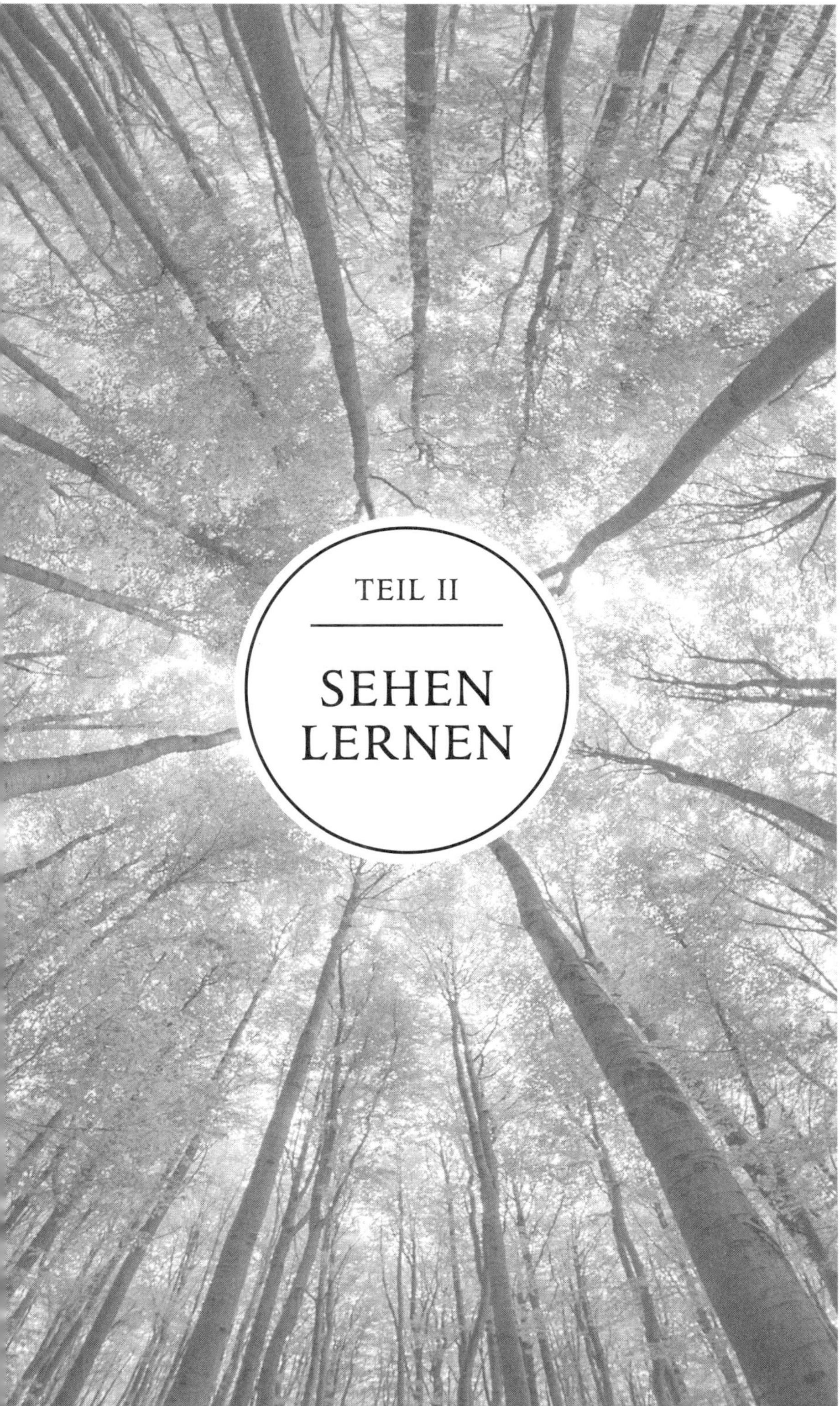

TEIL II

SEHEN LERNEN

5. KAPITEL

Die rot-weiß-blaue Fahne mit der Aufschrift »Offen« hing schlaff in der windstillen Kälte. Das Gebäude sah gar nicht so sehr nach Restaurant aus, eher wie eine Jagdhütte. Die braune Blockhütte hatte zwei Fenster, durch die man nicht ins Innere sehen konnte, und eine Tür mit Fliegengitter, die vermutlich einmal zu einer Veranda gehört und als Hintertür gedient hatte. Der Parkplatz war leer. Ich wollte schon zum Wagen zurückkehren, als ich ein handgeschriebenes Schild im Fenster sah, das für »Heiße Pizza« warb, daneben ein Dreieck, von dem imaginärer Dampf aufstieg. Außerdem war ich noch nicht bereit, zum Haus zurückzufahren. Es war ungefähr eine Woche vor Weihnachten, Nat war endlich zum Schneeräumen vorbeigekommen. Ich wusste nicht, wann ich es wieder in die Stadt schaffen würde, außerdem sehnte ich mich nach einer Unterhaltung, wollte hören, wie jemand etwas sagte und ich darauf antwortete. In dieser Hinsicht musste ich meine Vorräte dringend aufstocken, genau wie ich mich neu mit Suppe oder Fertigpizza eindeckte, ich brauchte etwas, das ich am Abend vor dem Kamin gedanklich noch einmal abspulen konnte, damit ich nicht vergaß, wie sich das anfühlte. Dadurch verschaffte ich mir eine Art Anker, der mich mit meinen Mitmenschen verband, etwas, woran ich mich festklammern und zu dem ich mich zurückhangeln konnte, sobald ich merkte, dass ich zu weit abdriftete.

Als ich im C&C an der Kasse anstand, war ich von der Kassiererin wie verzaubert gewesen. Ihre dick mit Eyeliner umrahmten

Augen, die kringeligen Löckchen ihrer Dauerwelle, das Vor und Zurück der Ärmel an ihrem senfgelben Oberteil, während sie die Artikel mit ihren überraschend gepflegt manikürten Fingernägeln eintippte, wobei ihr Blick abwechselnd zum Preis und den Tasten an der Kasse wanderte und dann weiter zum nächsten Artikel auf dem Band. Wir hielten uns nicht lange mit Smalltalk auf. Sie nannte mir die Endsumme, ich bezahlte. Uns trennte nur das Förderband, doch die Magie des Augenblicks unterschied sich von dem Zauber, der darin lag, eine Schnecke aus nächster Nähe zu betrachten. Es war passender, vertrauter. Ich wurde mir meiner Hände bewusst. Hier sah ich mich einem Wesen von meiner eigenen Art gegenüber. Das Oval ihres Gesichts, die mandelförmigen Augen. Die Fragen, die mir durch den Kopf schossen – *Wo ist sie aufgewachsen? Mit wem ist sie zusammen?* –, jagten mir einen Schauder durch den Körper, wie es mir im Wald nie passiert wäre. All diese Fragen waren mir bekannt, es waren Fragen, die man auch mir hätte stellen können. Zurück auf dem Parkplatz verspürte ich eine grenzenlose Erleichterung, ein bisschen wie nach einer Entlassung aus dem Krankenhaus. Während ich die Autotür öffnete und die Tasche mit den Einkäufen auf dem Rücksitz verstaute, dämmerte mir, wie die Diagnose lautete: *immer noch ein Mensch.*

Allerdings wollte ich gern eine zweite Meinung einholen, bevor ich zurück zum Haus fuhr. Ich wollte mich selbst reden hören. Wollte erleben, wie die Stille, an die ich mich im Wald so sehr gewöhnt hatte, Lauten wich. Während ich auf Schneeschuhen zwischen den Bäumen hindurchstapfte, während ich abends vor dem Kamin saß, überkam mich immer öfter das Gefühl, als würde sich in mir etwas weiten, klarer werden. Dieses Gefühl, das ich als Junge im Ferienlager empfunden hatte, das sich in meiner Brust und oft darüber hinaus entfaltet hatte, sich über meinen Körper hinaus ausgedehnt hatte, bis es keine klare Abgrenzung mehr gab zwischen mir und der Natur. Doch jenseits dieser Berge, wo führte dieses Gefühl da hin? Fügte es sich auch in die strengen Grenzen von Räumen und Gesprächen ein? Nicht nur in die verlegenen Pausen während meiner Telefonate mit Matt, sondern auch in etwas Bedeutsameres, etwas, das seine eigene Form hatte? Konnte ich es auch in Gegenwart von anderen Menschen beibehalten – damit ich Bodenhaftung bekam, im wahrsten Sinne des Wortes, damit ich mich nicht wieder verlor?

Im Inneren des Cafés herrschte trübes Licht. Meine Augen brauchten eine Weile, um sich an die Dunkelheit zu gewöhnen. Am Fenster standen zwei schwarze Tische, zwei weitere waren drüben an der Wand auszumachen. Es waren keine Gäste anwesend. Ich ließ alles auf mich wirken, erleichtert, dass mir beim Essen keiner zusehen würde, als plötzlich eine Frau aus der Küche gestürmt kam. »Ach, hallo. Einen schönen Nachmittag wünsche ich Ihnen!« Sie drückte mir die Speisekarte in die Hand, und irgendwie schien sie ihrer eigenen Stimme vorausgeeilt zu sein. »Darf es ein Tisch am Fenster sein?«

Sie bewegte sich mit der Sprunghaftigkeit einer Zeichentrickfigur. »Na schön. Dann verrate ich Ihnen mal die Spezialitäten des Hauses.« Sie stellte ein Glas Wasser vor mir auf den Tisch und wischte in einer mädchenhaften Geste ihr drahtiges graues Haar von der Schulter nach hinten. Sie hatte ein Loch in ihrem Wollpullover, die Naht an der Schulter hatte sich gelöst. Sie sprach so laut, dass es für eine größere Menschenansammlung gereicht hätte. »Wir haben Cornish Pasty. Unsere Spezialität. Sie kennen Shepherd's Pie?«

Ich zog den Reißverschluss an meiner Jacke auf.

»Na gut, also, die Pasteten sind etwas kleiner. Gefüllt mit Fleisch und Zwiebeln und Kartoffeln. Das alles wird in Teig eingeschlagen und an den Rändern zusammengedrückt.« In ihren Augen flackerte feste Entschlossenheit und höchste Konzentration auf, als würde sie sämtliche Beschwernisse ausblenden, die sie sonst noch so plagten. Ihr Akzent – das bildete ich mir garantiert nicht ein – war britisch.

»Sie haben nicht zufällig auch Pizza, oder?«

»Natürlich haben wir Pizza! Bella«, rief sie in Richtung Küche, die Augen weiter auf mich gerichtet, »schmeiß den Pizzaofen an!«

»Ja, Mutter!«, gab eine Stimme lautstark zurück.

»Und welche hätten Sie gern?«

Ich bestellte eine kleine Käsepizza und eine Cola, was mir wie der allergrößte Luxus vorkam. Das Ganze belief sich auf sechs Dollar fünfundzwanzig, Mehrwertsteuer inklusive.

»Sehr schön«, sagte die Frau. »Bella«, rief sie. »Komm mal raus und sag Hallo!« Als würde ich ihnen einen Höflichkeitsbesuch abstatten und hätte soeben meine Visitenkarte präsentiert. Die Küchentür wurde schwungvoll aufgerissen, und ein recht hochgewachsenes Mädchen mit glitzerndem silbernem Haar kam heraus.

»Nimm das ab.«

Das Mädchen griff sich an den Kopf. »Hab ich vergessen«, sagte sie. Sie zog die Perücke herunter und brachte eine wilde blonde Mähne zum Vorschein. Es war nicht zu übersehen, dass ihr die Perücke lieber war.

»Das ist Bella, meine Tochter«, sagte die Frau.

Ich grüßte sie.

Das Mädchen, das bestimmt an die eins achtzig groß war und nicht viel älter als siebzehn sein konnte, vollführte einen theatralischen Knicks. Bella schenkte ihrer Mutter ein gekünsteltes Lächeln. Ihr Körper wirkte eher plump und unförmig, man spürte kein bisschen den Einfluss von Filmen und Magazinen, er entsprach eigentlich überhaupt keiner vorgegebenen Form, die Hüften gleich unter den Ohren. Aber ihr Gesicht verschaffte ihr die atemberaubende Schönheit einer Renaissance-Madonna.

»Und ich bin Linda«, sagte die Frau und hielt mir die Hand hin. Sie packte erstaunlich fest zu. »Ihre Pizza ist gleich fertig.«

Wieder senkte sich Düsternis über den Raum. Ich legte meine

Jacke ab. Die Eigentümerin des Cafés und ihre Tochter sorgten bei mir für Erleichterung – sie schienen in dieser Stadt ähnliche Randfiguren zu sein, wie ich es war. Hier gab es keine geschwätzige Kellnerin, die mich darüber ausquetschte, was mich denn in diese Gegend verschlagen hatte. Keinen zweitklassigen Imbissbudenkoch, der mir aus der Durchreiche zur Küche schiefe Blicke zuwarf. Dieses Café war genau das Richtige für mich. Hier konnte ich Leute sehen, ohne Gefahr zu laufen, dass ich selbst gesehen wurde. Konnte an einem öffentlichen Ort sitzen, ohne mich in irgendeiner Form zu etwas bekennen zu müssen. Es war so was wie eine Trockenübung, ein Testlauf. Hier konnte ich unter Menschen sein, ohne mich mit allzu vielen Menschen abzugeben.

Außerdem war es schön, ausnahmsweise einmal nicht nur im Haus herumzusitzen, sondern mich anderswo aufzuhalten – ich machte quasi die Stadt unsicher. Und noch besser fand ich, dass ich ein so ruhiges Lokal gefunden hatte. Im C&C fand ich das laute Gedröhn der Top-40-Radiomusik, die unaufhörlich aus den Lautsprechern tönte, extrem anstrengend. Im Haus bestand nie Anlass dazu, dass ich mein Gehör herunterregelte. Schließlich war jedes Geräusch, das ich wahrnahm, aufschlussreich. Ich wollte das Knistern des Feuers hören, so konnte ich anhand des Luftzugs und dem gelegentlichen Knacken sagen, ob es zu stark brannte oder nicht. Das Zwitschern der Vögel war wunderschön, und sie leisteten mir damit Gesellschaft. Ich wollte nicht das leiseste Geräusch verpassen, und wenn es nur ein Eichhörnchen war, das sich durch den Wald heranpirschte. Mein Gehör war nie zuverlässiger gewesen und auch nie so unverzichtbar wie jetzt. Doch wenn ich beim C&C bereits an der automatischen Schiebetür von Elton John empfangen wurde, kam es mir vor, als würde ich in eine wilde Achterbahnfahrt emporgerissen. Ich klammerte mich an dem eiskalten Griff des Einkaufswagens fest, verkniff es mir, auf meinem Weg zur Tiefkühlabteilung zu rennen, während tief in mir drin die Achterbahnfahrt in rasantem Tempo weiterging und ich in die Tiefe stürzte, umgeben von lauter Teenagern mit fliegenden Haaren. »Crocodile Rock« – *Laaa, la, la, la, la, laaa!* – lauerte hinter den Pizzakartons und brachte das sommersprossige Mädchen auf der knallpinken Packung Speiseeis zum Lächeln, und auch der grinsende grüne Riese auf der Packung mit den Tiefkühlerbsen, der einen schicken Einteiler aus Blättern trug, wirkte ausgelassen. Das Dröhnen der Musik war sogar unter den Fliesen der einzelnen Gänge zu spüren, und ich konnte beim besten Willen nicht nachvollziehen, warum die gemächlich dahintrottenden älteren Damen in ihren geblümten Kittelschürzen das nicht ebenfalls merkten. Ich wich ihren Blicken aus, versuchte mich zu benehmen, als befände ich mich in einer Bibliothek. Doch als der Song schließlich endete und sich mir die Aussicht auf einen ruhigen, entspannten Einkauf bot, war da plötzlich Whitney Houston, die unbedingt mit jemandem tanzen wollte – *with somebody WHO, somebody WHO.* Da sahen selbst die glupschäugigen Cartoon-Kaninchen und die grellbunten Vögel auf den Packungen voller Frühstücksflocken aus, als würden sie am liebsten von ihren Kartons herunterspringen und mit ihr durch die Gänge wirbeln. Die Musik war wie Zucker in meinen Adern. Ich ertappte mich dabei, wie ich mit den Daumen im Takt auf dem Einkaufswagen herumtrommelte und debil vor mich hin grinste. Und dann waren da noch die Werbespots und Jingles, die mir im Vorbeigehen von den verschiedenen Verpackungen, Flaschen und Dosen entgegensprangen – *Wecke den Tiger in dir; Bonduelle ist das famose Zartgemüse aus der Dose; denn nur was richtig sauber ist, kann richtig glänzen.* Jedes Produkt schien für Kunden entworfen zu sein, die nicht besonders gut sahen, denn die verwendeten Schriftgrößen und Farben hatten eine ähnliche Signalwirkung wie die Leuchtstäbe, mit denen Flugzeuge per Winkzeichen eingewiesen werden. Das alles sorgte dafür, dass ich das Gefühl bekam, durch eine Art Parallelwelt zu reisen, so etwas wie Oz, nur viel vertrauter, weil es das Amerika meiner Kindheit war. Swiss Miss, Aunt Jemima, Count Chocula, sie alle waren mir in ihrer bunten Vielfalt ein Trost und hießen mich in ihrer Version der Realität willkommen. In der war ich immer gern gesehen, solange ich das nötige Bargeld mitbrachte. Auf dem Rückweg nach Hause ging die Party in meinem Kopf munter weiter. Während ich die Einkäufe auspackte, purzelten Elton John und Whitney Houston mit heraus, wie aus der Musikbox, und ich wusste noch haargenau, zu welchen Liedzeilen ich durch welche Reihen spaziert war. Beim Aussuchen der Tiefkühlpizza: *Oh Lawdy mama, those Friday nights. When Suzie wore her dresses tight.* Beim Griff nach der Schachtel mit den Cornflakes: *with somebody who, somebody who.* Irgendwie schienen die Songs plötzlich in den Lebensmitteln zu stecken, und sie ließen mich meinen Weg durch den Supermarkt noch einmal erleben. Meine Sinne waren so geschärft, meine Aufmerksamkeit so konzentriert, dass ich das alles unbewusst mühelos aufgenommen hatte. Vielleicht war mein Gehirn immer noch dabei, sich anzupassen, Sehsinn und Gehör fester miteinander zu verknüpfen, sodass es mir leichter fiel, mir Dinge zu merken. Oder ich war derart ausgehungert nach Eindrücken, dass ich begierig alle möglichen Reize in mich aufsog. Oder es geschah instinktiv, dass mein Bedürfnis nach Orientierung mich eine Landkarte der Klänge erstellen ließ.

Wie dem auch sei, ich fand es jedenfalls höchst angenehm, in diesem ruhigen Restaurant zu sitzen. Nachdem in der Küche heftig über irgendwas diskutiert worden war, was ich leider nicht verstand, kam das hochgewachsene Mädchen mit meiner Cola raus. Sie stellte das Glas vor mir auf den Tisch. Dann blieb sie neben mir stehen. Es hatte etwas Verbotenes, einer anderen Person so nahe zu sein, ohne ein Wort zu sagen.

»Gehst du auf die Highschool?«, fragte ich.

»Nein, Mom unterrichtet mich daheim. *Homeschooling.* Das volle Programm. Sogar Biologie, obwohl ich das Fach hasse, aber

Zellen sind wohl auch Menschen. Oder so was in der Art. Unser Stundenplan ist ziemlich umfangreich.«

»Klingt ganz danach.«

»Gestern zum Beispiel, da hab ich was über Zygoten gelesen. Wissen Sie, was Zygoten sind? Gibt es eigentlich irgendjemanden, der durch die Straßen spaziert und dabei an Zygoten denkt? Ich hoffe doch nicht. Aber fragen tut man sich schon. Was, wenn ich die Einzige bin, die auf der Straße über Zygoten nachdenkt? Oder? Wäre das nicht eigenartig?«

Ich ließ mir das durch den Kopf gehen. »Oder dass du darüber nachdenkst, dass du überhaupt an so was denkst.«

Ihre Augen leuchteten auf. »Ja, genau! Und das macht mich doch gleich noch seltsamer!«

»Oder aber genau das Gegenteil.«

»Möglich. Wollen Sie mal sehen, wie ich jonglieren kann? Ich habe ziemlich viel Übung.«

Sie stürmte davon in Richtung Küche. Ich nahm einen großen Schluck von meiner Cola. Es war seltsam aufregend, mich mit einem anderen Menschen zu unterhalten – und das auch noch in einem solch rasanten Wortwechsel. Ich schlug mich wirklich gut, fand ich. Irgendwie hatte es was von einer sportlichen Leistung – die Bewegung, die Unvorhersehbarkeit. Dass jede Reaktion von dem Vorausgegangenen abhing, wie man sich gegenseitig vorantrieb, dass die Worte eine bestimmte Richtung einschlugen, sie aber jederzeit auch schlagartig ändern konnten, wie Vögel im spielerischen Flug. Ich hatte völlig vergessen, wie viel Spaß das machte. Taten das die Leute wirklich die ganze Zeit? Minute um Minute, Stunde um Stunde?

Allerdings war Vorsicht geboten. Sie war noch so jung. Das war schon Grund genug. Außerdem wusste ich aus jahrelanger Erfahrung, dass ich dazu neigte, meine Aufmerksamkeit auf eine Frau zu fixieren, mich in denjenigen zu verwandeln, den sie in mir zu sehen schien, und mich um ihre Probleme zu kümmern, damit ich mich nicht um meine eigenen sorgen musste. Nach meiner Rückkehr aus Italien war das der Normalzustand, als würde ein schlechter Song sich immer aufs Neue wiederholen. So war es mit Ani in New Mexico, mit Jillian in Arizona, mit Melissa in Montana. Da ich mich selbst für einen netten, aufrichtig interessierten Kerl hielt, hörte ich mir ihre Geschichten an, und schon landeten wir zusammen im Bett. Und dann ließ ich sie wieder allein. Zwar nicht ohne mich zu verabschieden, nicht ohne eine ehrliche Entschuldigung, von wegen, ich sei noch auf der Suche. Aber was machte das für einen Unterschied? Ich besaß bereits eine ganze Sammlung von Briefen, die mich oft noch Monate später in Boston erreichten. *Unser gemeinsamer Spaziergang am Fluss … die Wanderung durch den Canyon … der Regen … die Sonne … warum meldest du dich nicht? … mit der einen Hand gibst du, mit der anderen nimmst du wieder … oh doch, ich verstehe sehr gut, was du mir sagen wolltest, du wolltest mir sagen, was für ein Arschloch du bist.* Zum Teil war ich auch deswegen nach Vermont gekommen und in diese Einsamkeit geflohen, damit ich niemanden mehr verletzen oder mich hinter jemand anderem verstecken konnte, damit ich mich nicht länger mit einer Version meiner selbst aufhielt, die keinen Bestand hatte. Was auch immer ich finden sollte, wie auch immer ich mich zurechtfinden würde, ich wollte, dass es etwas von Dauer war – und ich wollte nicht, dass es *relativ,* von etwas abhängig war. Stattdessen war ich auf der Suche nach etwas, das man mir nicht nehmen und das ich nicht zurücklassen konnte.

Sie hatte die silberne Perücke wieder aufgesetzt. Und war vor Übereifer ganz hibbelig. Das gab mir beinahe ein Gefühl der Sicherheit – sie war so jung. »Ich fange erst mal mit dreien an und steigere mich dann langsam auf fünf.« Und schon flogen die Jonglierbälle durch die Luft.

»Bella!«

»Ich muss wieder ran«, sagte sie und legte die Bälle auf den Tisch, als würde ich es bestimmt mal versuchen wollen. Sie waren aus blauem Jeansstoff mit roten Flicken. Ich rührte sie nicht an. Von den vielen Abenden vor dem Kamin wusste ich, wie gefährlich selbst die scheinbar harmlosesten Fantasien sein konnten. Der Raum in meinem Inneren war viel zu groß, die Bühne in meinem Geiste viel zu leer. Die Bilder würden sich von mir entfernen und sich ihren eigenen Weg suchen, genau wie Träume.

Die Mutter kam nun durch die Schwingtür gerauscht. Erst da wurde mir bewusst, dass ich nun doch einen der Jonglierbälle in der Hand hielt, weshalb ich ihn rasch zurück auf den Tisch legte. Sie sammelte die Bälle auf, steckte sie in ihre Schürze und stellte die Pizza vor mir ab. Der Duft nach geschmolzenem Käse war einfach himmlisch.

»Buon appetito!«, sagte sie.

In meinem Mund explodierte ein Feuerwerk.

»Ich hoffe, sie hat Sie nicht genervt mit ihrem Jonglieren.«

»Nicht im Geringsten.«

»Sie ist eigentlich ein recht schlaues Mädchen. Nur hat sie viel zu wenig Kontakt zu Gleichaltrigen.« Sie stützte sich mit der Hand an der Rückenlehne des Stuhls mir gegenüber ab.

»Verständlich.«

»Tja, dann.«

Sie ging nicht zurück in die Küche. Stattdessen betrachtete sie versonnen den Stuhl. Zu meiner Überraschung wünschte ich mir, sie würde sich setzen – was mir gar nicht recht war. Ich wollte mich nicht mit ihr darüber austauschen, was uns beide in diese Stadt verschlagen hatte, wollte ihr nicht wegen ihrer Tochter gut zusprechen und so unterschwellig mit ihr flirten, wollte mich nicht in ihr Leben einmischen.

»Die Pizza schmeckt sehr gut.«

»Bestens, vielen Dank!« Sie klatschte in die Hände. »Tja, wir hoffen jedenfalls, dass Sie bald wieder vorbeischauen und uns mit Ihrem Besuch beehren. Leben Sie hier in Barton?«

»In der Nähe.«

Sie wartete ab, doch ich führte das nicht näher aus. »Prima. Dann lasse ich Sie mal in Ruhe essen.«

Ich schaffte gerade mal zwei kleine Stücke und die Hälfte der Cola. Es überraschte mich schon, dass ich nicht mehr essen konnte. Mein Magen war offenbar geschrumpft. Als ich den Reißverschluss an meiner Jacke zuzog und gehen wollte, standen die beiden an der Tür zur Küche. »Ciao, signore«, sagte Bella.

»Ciao, tutti.«

»Ach, Sie sprechen Italienisch?«, hakte die Mutter nach.

Ich bereute es sofort. »Ja.«

»Ha! La prossima volta, parliamo italiano!«

Jetzt sahen sie mich beide mit viel zu großer Offenheit im Blick an, Mutter und Tochter, die Mienen gleichermaßen ausgehungert. Ich schielte verlegen hinunter auf die Schachtel mit meinen Essensresten. Ich schämte mich dafür, wie sehr ich mich von ihrer Einsamkeit angezogen fühlte. Sie hätten mir gewiss nur allzu bereitwillig ihre Geschichten erzählt, und ich hätte sie mir liebend gerne angehört, hätte jedes Wort begierig in mich aufgesogen.

Für mein Stipendium in Italien mussten nur zwei Bedingungen erfüllt sein: Ich durfte mich nicht für irgendwelche offiziellen Studiengänge einschreiben, und ich durfte nicht heiraten. Das Rockefeller-Stipendium war für eine »Reise voller Abenteuer und Entdeckungen an einem neuralgischen, zentralen Punkt im Leben eines jungen Menschen« gedacht, und offensichtlich wären ein Studium oder eine Eheschließung dabei hinderlich gewesen. Ich nahm die Herausforderung an und war mir sicher, dass ich das hinkriegen würde. Also mietete ich mir ein Zimmer in einem Haus im hügeligen Hinterland von Bologna. Durchs Fenster blickte ich auf die Weinberge, die bis zu einer zweispurigen Straße abfielen, und auf der anderen Seite dieser Straße erstreckte sich die Landschaft weiter über eine Anhöhe, über ein Patchwork aus verschieden bewirtschafteten Feldern. Einige waren gleichmäßig grün, andere bestanden aus regelmäßigen Reihen von Weinreben, wieder andere waren bedeckt von schartigem Erdreich, von dem der Wind gelegentlich Staub aufwirbelte. Gegen Nachmittag tauchten Pferde auf, die durch das Fenster über meinem Schreibtisch nicht größer als mein Fingernagel wirkten. Längliche Köpfe, zu Boden gesenkt, ihre Art, auf ihren vier Beinen herumzustaksen, hatte etwas seltsam Elementares und zugleich Rätselhaftes an sich. Am Fuße des Hügels wand sich die Straße in engen Kurven dahin, einem schmalen Bachlauf folgend, der sich durch das Tal schlängelte.

Ich saß an meinem behelfsmäßigen Schreibtisch – eine alte Tür, an welcher der Knauf fehlte, quer über zwei Sägeböcke gelegt – und überlegte, was ich vielleicht zu sagen haben müsste und wie. Ich las wie ein Bekloppter, schreckte vor nichts zurück und versuchte in der Zwischenzeit herauszufinden, ob ich selbst einen Roman schreiben könnte. Es gab niemanden mehr, vor dem ich meine Lesegewohnheiten hätte verbergen müssen, niemanden, den ich tagtäglich traf, keinen, für den ich irgendeine Rolle hätte spielen müssen. Meine Vermieterin kümmerte es nicht, was ich in meinem Zimmer trieb, solange ich mich dabei ruhig verhielt und pünktlich meine Miete bezahlte. Hin und wieder stand ein Topf Hasenragout für mich auf dem Herd; sie bereitete jeden Morgen um punkt acht Toast für mich zu, ob ich wollte oder nicht. Sie war Mitte vierzig, recht attraktiv und zeigte partout kein Interesse an einer längeren Unterhaltung. Das Kochen, so erklärte sie mir, sei Bestandteil der Miete – aber es gehörte nicht dazu, dass sie mir Gesellschaft leistete. Ich sah sie nur höchst selten. Immer wieder stellte ich fest, dass ich mich einen ganzen Tag lang in einem Buch vergraben hatte – selbst wenn ich nach draußen ging und einen Spaziergang machte, unterhielt ich mich im Geiste mit den Charakteren darin weiter. Es war das erste Mal in meinem Leben, dass ich meinen Gedanken freien Lauf lassen konnte. In dieser Hinsicht brauchte ich mich nicht zu zügeln – ich traf mich nicht mit Leuten, musste mich nicht für andere verstellen. Auf meinem Nachttisch stapelten sich willkürlich Bücher. *Hasenherz,* van Goghs Briefe an seinen Bruder Theo, *Der Ritter, den es nicht gab,* die gesammelten Werke von Tschechow, *In einem andern Land,* was auch immer ich im Bücherregal meiner Vermieterin fand. Ich fing an, ganze Abschnitte in das Notizbuch, das Mom und Dad mir für die Reise geschenkt hatten, abzuschreiben. Welch süße Ketzerei! Auf dem Einband des Notizbuches war eine altmodische Sonne abgebildet, mit Gesicht und Strahlen in alle Richtungen, nur dass es auf mich eher wirkte wie ein Junge, der sein Gesicht an das Bullauge eines Schiffes presste. Insgeheim trug ich mich mit der Hoffnung, die Worte, die sich auf den Seiten ansammelten, würden den Weg für meine eigenen ebnen. Ich träumte nicht von einem Bestseller, mitnichten. Aber ich malte mir aus, wie die Welt durch die Spitze meines Stifts wieder feste Form erhielt; ich malte mir aus, wie ich meinen Lesern verdeutlichte, auf welche Art und Weise ich die Realität wahrnahm. Und das bedeutete letzten Endes auch, dass ich mir vorstellte, nicht mehr so allein zu sein.

Tag für Tag starrte ich abwechselnd hinaus auf die ordentlichen Reihen der Weinberge und auf das Durcheinander der Worte. Das Zimmer sah tatsächlich aus, als wohnte ein Schriftsteller darin. Die Notizen am Computer, der Bücherstapel neben dem Bett. Dem Rockefeller-Komitee hatte ich erzählt, ich hätte eine ganz *einzigartige Sicht der Dinge,* ich würde *hinter die Fassade des alltäglichen Lebens* blicken. Doch für eine einzigartige Sichtweise braucht man einen festen Standpunkt, von dem aus man alles betrachtet, man muss irgendwo verankert sein, und das traf auf mich ganz und gar nicht zu. Ich gehörte nirgendwo richtig hin. Ich unternahm ausgedehnte Spaziergänge. Ich stand auf, um aufs Klo zu gehen, obwohl ich gar nicht musste. Vielleicht sollte ich noch ein Buch lesen, nur noch ein paar Worte mehr in dem umfangreichen

Englischlexikon im Flur nachschlagen. Ich war zweiundzwanzig Jahre alt und hätte eigentlich in der Poststelle anfangen sollen, doch stattdessen saß ich in der Chefetage und war mir schmerzlich bewusst, dass ich es nicht verdient hatte, dort zu sein.

Ilaria, meine Vermieterin, zuckte mit keiner Wimper, als ich ihr unterbreitete, ich würde nun doch nach Bologna ziehen. Meine Bemühungen, mich weniger einsam zu fühlen, hatten mich tatsächlich nur noch einsamer gemacht – deshalb musste ich mich wieder mehr unter die Leute mischen. Es bedurfte keiner langen Erklärungen; denn Einsamkeit war etwas, wovon diese Frau sehr viel verstand. Ihr Ehemann, Zahnarzt von Beruf, unterhielt eine Affäre mit einer Studentin und war einige Monate vor meiner Ankunft ausgezogen. Er hatte sie, wie sie sagte, hier oben in den Bergen allein gelassen, völlig isoliert von allem. *Isolata,* dieses Wort leitet sich ab von *isola,* Insel. Sie hatte ein Muttermal direkt am Mundwinkel, in ihren dunklen Augen lag ein rätselhafter Ausdruck, etwas zwischen verführerisch und sorgenvoll. Jeden Nachmittag floh sie in ihrem kleinen roten Alfa Romeo hangabwärts und verschwand zwischen den Reihen von Weinreben, eine Staubwolke hinter sich herziehend. Was sie auf ihren Ausflügen nach Bologna machte, erfuhr ich nie: Vielleicht hatte sie einen Liebhaber, vielleicht ging sie in Geschäfte und klaute Lippenstift, den sie während der Fahrt gekonnt auftrug, vielleicht ging sie ins Kino und sah sich einen Film nach dem anderen an. Wir saßen gerade im Auto auf dem Weg zum Markt in der Stadt, als ich es ihr sagte. Es war Januar, die Luft war klirrend kalt. Sie trug einen schwarzen Rollkragenpullover und klammerte sich kerzengerade am Lenkrad fest. Mir war bewusst, dass sie auf die Mieteinnahmen angewiesen war, trotzdem sagte sie keinen Ton. Dass sie so ruhig blieb, brachte mich auf den Gedanken, sie würde ihrem Mann womöglich nachspionieren, ihn durch Säulengänge verfolgen, vor irgendwelchen Wohnungen auf ihn warten. Wenigstens wurde so deutlich, dass sie ihn einmal ziemlich geliebt haben musste, auch wenn die Verbitterung auf ihrem Gesicht deutliche Spuren hinterlassen hatte und in ihrem Blick zu erkennen war.

»Gehen Sie Stadt«, sagte sie. »Ich verstehen.«

»Wirklich?«

»Sie wollen Liebe«, sagte sie. »Wollen kennen Ihr Herz. Sie können nur finden mit andere Person, nein?«

Unweit der verfallenen Steinmauer, gleich bei den ineinander verschlungenen Birken, deren Geäst ein Gewölbe über dem Weg bildete, blieb ich stehen und lauschte. Zwei Meisen wechselten sich in ihrem zwitschernden Zwiegesang ab, eine Melodie aus zwei Tönen, bedächtig und klagend: *Fie-bie. Fie-bie.* Zwischen den einzelnen Rufen herrschte absolute Stille, nur mein eigener Atem war zu hören. Die Geräusche schienen im Wald zu hängen wie ein überdimensionaler Wandteppich, es war fast so, als würden sie die Luft und die Bäume sich zu ihrer wahren Weite und Größe ausdehnen lassen. Doch sehen konnte ich die Vögel nicht. Mit jedem einzelnen Ton kletterte mein Blick Ast für Ast nach oben, huschte noch höher, dann wieder ein Stück zurück, doch da war nichts außer dem fein gesponnenen Netz aus Ästen und Zweigen zu erkennen. Das Zwitschern setzte sich ununterbrochen fort. *Fie-bie. Fie-bie.* Aber ich entdeckte sie nirgends.

Sie waren den ganzen Herbst über die besten Nachbarn gewesen, ein gelegentliches Aufblitzen einer Bewegung in den Blättern, winzige weiße und schwarze Flecken, noch neugieriger als Eichhörnchen. Auf dem matschigen Weg begleitete mich stets ein faustgroßes Etwas, es folgte seiner sprunghaften Flugbahn derart dicht hinter mir, dass ich das Flattern der Flügel deutlich vernahm – das Emportauchen nach jedem einzelnen segelnden Sinkflug, befeuert von einem Flügelstoß, das Ganze eine Salve von Flügelschlägen. Sobald ich innehielt, landete plötzlich eine Meise im nahen Geäst und wartete, wobei sich das kleine schwarze Köpfchen mit der pfiffigen Bankräubermaske in Weiß mal hierhin drehte, mal dorthin, ein Schauspiel unverhohlener Neugier. *Ach, wirklich? Wirklich?*, schien das Tier zu fragen. Je öfter ich diesen gewitzten Gesellen auf meinen Spaziergängen begegnete, desto besser verstand ich die Legenden der Ureinwohner Amerikas, die sich um den Kojoten und den Fuchs rankten – jedes einzelne von den kleinen Kerlchen mit ihren schwarzen Hauben war mir ein geschätzter Gefährte, formte in mir aber zugleich eine Vorstellung von den Meisen an sich, von diesen verspielten, furchtlosen Geistern des winterlichen Waldes. Man musste sie einfach liebgewinnen. Selbst wenn ich die Straße entlangspazierte und keine Meise in Sicht war, spürte ich ihre Gegenwart, erinnerte ich mich an das kleine, erwartungsvolle Gesichtchen vom Vortag. Der Vogel war der Hofnarr des Northeast Kingdom, der Tor, der mich bei Laune hielt. Doch jetzt ließ sich die Meise aus irgendeinem Grund plötzlich nicht mehr blicken. Die Maske war heruntergeglitten und hatte sich auf die Gesamtheit des winterlich verschneiten Waldes ausgedehnt.

Ich rammte die Stöcke in den Schnee. Diese verdammten kleinen Vögel. Meine Begegnung im Café hallte immer noch in mir nach, und ich fragte mich, ob ich deshalb nichts sah. Das Mädchen, das mit seiner silbernen Perücke Bälle jongliert hatte, die Hand der Mutter am Stuhlrücken, wie sie mich beim Abschied angesehen hatten. Es war eine Sache, der Kassiererin im C&C so nahe zu kommen – normalerweise dauerte es einen ganzen Nachmittag, bis ich mich dann wieder an die visuelle Ruhe des Waldes gewöhnt hatte, bis ich nicht mehr an lange Wimpern und ein farbenfrohes Sortiment an Waren denken musste. Dieses Mal aber war etwas tief in mir drinnen aufgewühlt worden, eine Bereitschaft, die ich längst vergessen hatte; sie schien mir eine schwerwiegende Schwäche, etwas, das mich von dem, weshalb ich hierher in den Wald gekommen war, ablenken konnte. Ich fühlte mich wie der zweite Mönch in der uralten japanischen Geschichte von der Frau, die eine schmutzige, schlammige Straße überqueren will. Der erste Mönch nimmt sie hoch und trägt sie über die Straße, damit sie ihren Kimono nicht verunreinigt. Als die beiden Mönche ihren Weg fortsetzen, ist der zweite Mönch ganz aufgebracht: »Warum hast du das getan? Du hast gegen unsere Ordensregeln verstoßen!« Da entgegnet der erste: »Ich ließ die Frau am Straßenrand zurück. Du hingegen trägst sie immer noch mit dir herum.« Es war nicht so, dass ich mich wie ein Mönch gefühlt hätte, aber wenn ich schon einer der beiden sein musste, war ich lieber der tugendhafte. Der, der reinen Gewissens war, statt sich darum zu kümmern, ob seine Taten rein schienen, der, der dem Geist des Gesetzes folgt, statt an Worten zu kleben. Und der Geist meines eigenen Gesetzes besagte, dass ich nicht über die Leute in der Stadt nachsinnen, über irgendeine Form von Beziehung nachdenken sollte. Es wäre ein viel zu einfacher Ausweg, da würde ich es mir zu leicht machen, eine Abkürzung hin zu einer neuen Form der Identität nehmen, damit ich mich wieder wohl fühlen konnte. Nur dass ich dazu noch nicht bereit war und es mir darüber hinaus nicht verdient hatte. Ich hatte Angst, die Mutter und die Tochter noch länger mit mir herumzutragen. Und der Wald schien mir da recht zu geben. Er wollte mich nicht so rasch wieder bei sich aufnehmen.

Ich schaute hinunter auf meine Schneeschuhe, ließ den Kopf hängen und schüttelte ihn, um die Bilder vor meinem inneren Auge zu vertreiben. Als ich wieder aufsah, waren meine Augen entspannt, da war das Gewirr der Äste hoch über mir, darüber die schützende Hand des Himmels. Ich wollte zur Ruhe kommen, mein Sichtfeld erweitern, mich nicht von den einzelnen Ästen gefangen nehmen lassen, sondern aus ihrem Labyrinth herausfinden. Und dann war da plötzlich eine Bewegung. Ein graues Etwas wischte von einem Zweig zum anderen. Es ging so schnell, dass ich es mit den Augen nicht erfassen konnte. Wieder eine Bewegung, diesmal ein Stück zu meiner Linken. Und da saß er, zu einer kleinen Kugel zusammengekauert, um sich vor dem Wind zu schützen, das Gefieder leicht gesträubt, und machte es sich auf einem verschneiten Ästlein bequem. Ein Vogel. Das winzige schwarze Köpfchen drehte sich nach links, drehte sich nach rechts. Mein Herz fing an zu rasen. Er war also doch nicht so weit oben. Mein lange verschollener Freund! Am liebsten hätte ich die Arme hochgerissen und ihn mit einem freudigen Winken begrüßt! Und dann, noch eine Bewegung, und da war auch der zweite, bloß ein paar Bäume weiter. Die Masken waren gefallen – hier waren wir nun also wieder glücklich vereint!

Schließlich stapfte ich auf Schneeschuhen weiter bergauf und ärgerte mich über meinen eigenen Fehler. Statt einfach nur nach einer Veränderung in der Luft Ausschau zu halten, hatte ich einer bestimmten Meise hinterhergejagt – einem kleinen Knäuel in Grau, Weiß und Schwarz, das auf einem schneebedeckten Ast saß. Was bedeutete, dass ich mich auf eine Sache so konzentriert hatte, dass ich alles andere ausblendete. Doch meine Augen zu entspannen und den Blick für Bewegungen zu öffnen ermöglichte es mir, die winzigsten Veränderungen wahrzunehmen, in gewisser Weise das zu sehen, was auch der Wald sah: den Raum zwischen den Bäumen, die Umrisse der Äste und Zweige und jede Bewegung, die sich in dem Ganzen zeigte. Vielleicht war das der richtige Weg, meine Augen wie Ohren einzusetzen, indem sie sich auf den gesamten Raum um mich herum und auf das, was sich darin tat, öffneten: keine Grenzen, was die Tiefe betraf, keine Grenzen hinsichtlich der Möglichkeiten. Ich kämpfte mich den gesamten Abhang hoch und genoss die Aussicht. Der Himmel war wolkenlos – strahlend blau über den weißen Gipfeln in der Ferne, dunkler und dunkler werdend, je höher man blickte.

Während ich völlig reglos dastand und mein Atem in der Kälte weiße Wölkchen bildete, überkam mich ein Gefühl, als wäre das Gebirge ein schonungsloser Spiegel, der einem alles zeigte, nichts vormachte, und zwar deshalb, weil es keine Anstrengungen unternahm, selbst zu sehen, weil es sich nicht verlor in der Oberfläche von Dingen und in Details. Die Berge grenzten nichts und niemanden aus. Es gab keinen Aspekt an mir, den sie nicht akzeptiert hätten. Und das Spiegelbild, das sie mir lieferten, würde niemals in die Brüche gehen: Kein Unfall und kein gebrochenes Herz konnten mir das streitig machen. Es war etwas Essenzielles, stand zu nichts in Relation. Nur brauchten die Berge noch etwas Zeit, um mir ein Spiegelbild zu zeigen, das fest umrissen war – etwas, womit ich in die Welt des Alltags zurückkehren konnte.

»Scheiße, jetzt komm schon, Mann. Das echte Leben. Echte Mädels.« Juan Ignacio war nicht weniger aufdringlich als eine Leuchtreklame mit einem Martiniglas, aus dem ein Paar sexy Frauenbeine hervorragen. Ich versuchte an *Paris – ein Fest fürs Leben* zu denken, an die vielen literarischen Beispiele für Männerfreundschaften in Büchern, die ich in meinem Zimmer oben auf den Hügeln außerhalb Bolognas verschlungen hatte. Die Frauen und die Cafés. Die Gespräche und die Heldentaten. Auch wenn ich es etwas gewählter ausgedrückt hätte, war genau das der Grund, weshalb ich in die Stadt gezogen war. Nur dass wir jetzt Ende März hatten, und alles, was ich seit meinem Umzug vor zwei Monaten bislang auf die Reihe gebracht hatte, war, zu lesen, zu schreiben und allein durch die Stadt zu streunen.

»Gib mir eine Minute«, sagte ich.

Nachdem ich im Badezimmerspiegel meine Frisur überprüft und sie zu einem hoffnungslosen Fall erklärt hatte, folgte ich Juan Ignacios langer Gestalt die zugige Treppe hoch. Vom vorderen Zimmer lärmte uns laute Musik entgegen, und hinter der Tür waren tanzende Menschen zu erkennen. Die Wohnung war genauso geschnitten wie die unsere – der gleiche lange, schmale Gang mit den gleichen Fenstern zum Innenhof. Junge italienische Familien bewohnten die unteren Stockwerke, sie hatten Wäscheleinen quer über den Hof gespannt, während weiter oben in erster Linie Leute Mitte zwanzig aus aller Herren Länder lebten, vor allem Stipendiaten des Johns-Hopkins-Graduiertenprogramms für internationale Beziehungen. Ich folgte Juan Ignacio durch ein Spalier aus Händen und Gesichtern, eine Art Empfangskomitee wie bei einer Hochzeit, nur ohne Brautpaar. Überall wurde Deutsch gesprochen, die Luft war erfüllt von Zigarettenqualm. Ständig starrten mir Gesichter entgegen, strahlende, fröhliche Gesichter, und ich hätte nicht sagen können, ob sie mich aus reiner Neugier oder aus Mitleid anblickten. Jemand streifte mit einer brennenden Kippe viel zu dicht an meiner Hand vorbei. Eine Frau hatte übertrieben dick Lippenstift aufgetragen. Vielleicht hatte ich wirklich zu viel Zeit allein da oben in den Bergen verbracht. Nachdem er uns in der Küche zwei Becher Wein gesichert hatte, führte Juan Ignacio mich zurück in das Zimmer, in dem getanzt wurde. Gerade fing ich an, mir zu überlegen, wie lange ich es hier wohl aushalten würde, als mir eine Frau ins Auge fiel. Sie unterhielt sich mit zwei gut gekleideten Männern, ihre Hüften bewegten sich im Rhythmus der Musik, sie ließ sich davon aber nicht mitreißen. Einer der beiden Typen mit feinem, schulterlangem blonden Haar lächelte, als wären das Gespräch und die Musik eins. Der andere, ein ziemlich hübscher Kerl, wirkte, als würde er sich leicht unwohl fühlen, und tanzte nur halbherzig. Die Frau trug eine weiße Bluse, die am Dekolleté offen stand. Ihr Hals war lang, das Haar hatte sie hochgesteckt. Sie schien Spaß zu haben, allerdings erweckte sie den Eindruck, als wäre sie jederzeit bereit, durch eine Tür zu verschwinden und etwas anderes zu unternehmen, irgendwo hinzugehen, wo es noch viel besser war.

Die Musik ging über in einen Donna-Summer-Remix, was meinem Selbstbewusstsein komischerweise Auftrieb gab. Da ich hier nicht in Amerika war, schien mir ein Anflug von Patriotismus nicht völlig fehl am Platz. Hier fiel es leicht, auf einen Haufen Deutscher herabzuzusehen, weil sie zu Diskomusik die Hüften schwangen. Außerdem hatte ich solche Studentenpartys immer geliebt – das ausgelassene Tanzen, der viele Alkohol, das Gefühl, unter den Dielenbrettern würde im Verborgenen etwas rumoren, etwas, das sich allmählich erhob und irgendwann hervorbrach. Juan Ignacio gesellte sich zu ein paar seiner Freunde, doch ich hielt mich abseits. Die Gesichter und Körper waren mir jetzt nah, zu nah, am liebsten wäre es mir gewesen, wenn die Wand hinter mir zurückgewichen wäre, um mehr Abstand zwischen mich und die anderen Tanzenden bringen zu können. Ganz deutlich sah ich die Frau in der weißen Bluse vor mir. Das Spiel ihrer Hüften unter dem langen Rock, ihren Gesichtsausdruck. Ich wollte mich zwingen, den Blick von ihr zu lösen, nur war ich überzeugt, sie würde mich jeden Moment ansprechen. Die beiden Männer tanzten weiter an ihrer Seite. Ihr auffallender Mund mit den etwas zu großen Zähnen vermittelte mir den Eindruck, als wollte sie etwas sagen. Sie erkannte mich, dessen war ich mir fast sicher, und jetzt war sie kurz davor, mir irgendetwas entgegenzurufen – um mich zu fragen, woher wir uns kannten oder ob ich tanzen wolle.

Dann wechselte die Musik erneut. Niemals hätte ich sie vergessen, wenn ich sie gekannt hätte, ich hätte mich auf jeden Fall an sie erinnert. Gedanklich reiste ich zurück in die Vergangenheit – zu Bushaltestellen, Piazze und Museen, zu Vorlesungssälen, Flughäfen und Sommercamps, selbst nach New York, wo ich einmal in der Grand Central Station versucht hatte, mir Gesichter von jungen Frauen einzuprägen, und mich gefragt hatte, wer sie wohl waren, woher sie kamen. Mit einem Mal war ich mir der großen Anzahl von Mädchen, die ich vermutlich nur ein Mal und dann nie wieder sehen würde, schmerzhaft bewusst geworden. Mit ähnlichem Schrecken hatte ich unter dem Gewölbe mit den Sternbildern der Tierkreiszeichen festgestellt, welche immense Rolle der Zufall im Leben oft spielte. Aber die tanzende Frau fand ich nirgends in meiner Erinnerung. Sie stieg aus keinem sommerlichen Gewässer, betrat keinen Zug, lief nicht neben mir her irgendeine Straße entlang.

Als ich erneut zu ihr schaute, überkam mich eine jähe Sehnsucht. Ich wünschte mir, ich hätte eine andere Vergangenheit – wünschte, mein Leben wäre anders verlaufen und sie hätte darin eine Rolle gespielt.

»Bist du Italiener?«

Der Song war zu Ende, ich war ans Fenster getreten, um frische Luft zu schnappen, und auf einmal stand sie neben mir. Für einen kurzen Augenblick kam es mir vor, als hätte ich sie mittels Willenskraft zu mir kommen lassen. »Amerikaner.«

In ihren Blick trat ein Zögern.

»Ist das so schlimm?«

»Na ja«, sagte sie. »Ich heiße Milena.«

»Na ja?«

»Na ja. Also nein und ja zugleich.« Sie lächelte schwach, aber eher so für sich. »Ist typisch Wienerisch.«

Der Mann mit den langen blonden Haaren beobachtete uns ganz unverhohlen. »Willst du was trinken?«

»Gehen wir aufs Dach.«

Ich folgte ihr in die Küche, wo wir uns Wein nachschenkten, und ich befürchtete, wir könnten aufgehalten werden, weil sie mich diversen Leuten vorstellen würde. Doch sie bewegte sich zielstrebig durch die Menge. Die Treppe führte noch ein weiteres Stockwerk hinauf, und sofort war die Luft leichter zu atmen, und die Musik hinter uns verschwamm. Wir durchschritten eine Tür, auf der nichts weiter als »Attenzione« zu lesen war.

Eine perfekte Mondsichel stand am Himmel. Ich hatte erwartet, die Party würde hier oben auf dem Dach weitergehen, doch offenbar wussten die anderen nichts von diesem Ort. Wir waren allein. Die frische Märzluft war beißend kalt, aber nicht unangenehm. Wir blickten über die terrakottafarbenen Dächer auf die zwei schiefen, von unten angestrahlten Türme, Wahrzeichen von Bologna, und die Piazza Maggiore erstrahlte wie der Innenhof eines mittelalterlichen Palasts. Sie stellte ihren Wein auf der Brüstung ab.

»Würdest du den Mond heute auch ›na ja‹ nennen?« Man konnte sowohl die Sichel als auch denjenigen Teil ausmachen, der im Dunkeln lag. Wie es aussah, war der Aufseher, der normalerweise darauf achtete, dass ich nichts Ungewöhnliches sagte, auf seinem Posten eingenickt.

Sie legte den Kopf schief, und das schwache Licht traf auf ihren Hals. »Das ist es eigentlich nicht, was ›na ja‹ bedeutet.« Ein Lächeln umspielte ihre Mundwinkel. »Du bist also dieser amerikanische Schriftsteller?«

Ich machte mir alle Mühe, mich bescheiden zu geben, aber gleichzeitig zu imponieren.

»Kennst du Musil?«, fragte sie.

»Nein.«

»Goethe?«

»Nicht persönlich.«

Sie verzog das Gesicht. Offenbar bestätigte sich in ihren Augen allmählich das typische Bild von einem Amerikaner. »Hermann Hesse?«, versuchte sie es erneut.

»Hesse! Siddhartha habe ich mit sechzehn gelesen. Im Büro dieses Immobilienmaklers, bei dem mein Vater mir einen Job organisiert hat. Ich las und las und vergaß dabei völlig, ans Telefon zu gehen.«

»Verständlich. Kennst du *Narziß und Goldmund*?«

Ich wollte mir das bisschen Boden, das ich gewonnen hatte, nicht streitig machen lassen. »Erzähl mir, worum es da geht.«

»Also, das ist eigentlich so eine Teenager-Geschichte, aber als ich vierzehn war, habe ich dieses Buch gelesen. Es handelt von zwei jungen Männern, die sich an einer Klosterschule begegnen. Einer von ihnen ist sehr schweigsam und lernt viel und liest Griechisch und Latein und so weiter. Der andere ist wunderschön und liebt das Leben und das Abenteuer. Als ich das Buch lese, ist es Sommer, ich bin in Ferien bei meiner Großmutter in der Steiermark. Tagelang gehe ich nicht zum Baden mit den anderen. Ich gehe nicht zum Essen. Ich sitze nur im Garten und lese und frage mich, welchem der Charaktere ich mehr ähnlich bin. Dabei will ich beide sein. Das ist doch seltsam? Schon damals war mir klar, dass die Botschaft des Buches total offensichtlich ist. Offensichtlich sein soll. Natürlich soll man einen Kompromiss machen – zum Teil das Abenteuer leben, zum Teil lernen. Aber für mich ist das nicht so offensichtlich. Ich will von beidem etwas haben, absolut. Ich sitze im Garten mit meinem viel zu großen Sonnenhut auf dem Kopf, und am liebsten hätte ich die ganze Welt bereist und alles gelesen, was es gibt. Doch wenn meine Freundin Sophie mich fragt, zum Wandern in die Berge oder zum Schwimmen zu gehen, will ich nicht gehen. Das geht mir alles nicht schnell genug. Nichts da draußen ist so bedeutend wie das, was ich tief in mir drin fühle. Du kennst das Gefühl, oder?«

Ich war verblüfft. Die kühle Nachtluft war mir unters Hemd gekrochen, doch ich gab mir Mühe, mir nichts anmerken zu lassen. Irgendwie wurde ich das Gefühl nicht los, dass diese Frau mehr über mich wusste als ich selbst. »Schätze, das Problem ist, dass man nicht weiß, wo man anfangen soll.«

Sie drückte meinen Arm. »Ja, ja, genau«, sagte sie. Das Gefühl ihrer Berührung durchfuhr meinen gesamten Körper.

Die Musik aus dem unteren Stockwerk schien nun von ganz weit weg zu kommen. Wir setzten unsere Unterhaltung fort. Es war fast so, als könnte es zwischen uns gar keine Missverständnisse geben, weil die Worte im Grunde nicht viel Bedeutung hatten. Sie waren nur grobe Annäherungen an das, was wir wirklich fühlten, und das, was wir fühlten, war bereits vor uns da gewesen – eine Art Frequenz, die wir empfingen, oder ein bestimmter Reiz, der in der Luft lag.

Wir redeten ungefähr sieben Minuten. Als wir beide anfingen, vor Kälte zu schlottern, begaben wir uns zurück nach unten. Nur dass ich nicht mehr zur Party zurückkehrte, weil ich mir dieses Gefühl bewahren wollte. Sie musste zurück zu ihren Freunden, und ich wollte nicht riskieren, dass ich eifersüchtig wurde oder mich fehl am Platze fühlte. Ich ging weiter die Treppe hinunter in mein Zimmer, duschte lang und ausgiebig und legte mich dann aufs Bett. Irgendwo über mir hörte ich das schwache Hämmern der Musik, über den Innenhof drang sie bis zu mir. Mir fiel wieder ein, wie sie mich angesehen hatte, während sie tanzte, als würde sie mich kennen. Sie hatte mich nicht für jemand anderen gehalten.

6. KAPITEL

Es machte mich nervös, die beiden zum Haus mitzunehmen. Linda hatte mir erzählt, sie brauchten einen Weihnachtsbaum. Sie besaßen kein Auto, und sich einen liefern zu lassen, konnten sie sich nicht leisten. Deshalb überlegten sie, sich eine Mitfahrgelegenheit rauf nach Newport zu suchen. Mir allerdings war sonnenklar, dass selbst das im Grunde für sie nicht zu bezahlen war. Auch bei meinem zweiten Besuch im Café waren keine anderen Gäste da gewesen. Auf Bellas Sweatshirt waren dieselben Pinguine zu sehen, die denselben Eisbären auf demselben Schlitten hinter sich herzogen. Und Lindas grauer Pulli hatte nach wie vor ein Loch. Sie hatte recht geknickt geklungen, als wäre sie kurz davor aufzugeben. Letzten Endes war so ein Weihnachtsbaum ja eine Tradition, auf die sie und ihre ohnehin recht unkonventionelle Tochter gut und gern verzichten konnten. Sie besaßen einen Wellensittich, Mr. Kipling, und Mr. Kipling sowie ein paar Tüten Mikrowellenpopcorn waren alles, was sie zum Glücklichsein brauchten. Schlussendlich war es nicht so sehr Lindas Einsamkeit, sondern die Tatsache, dass sie noch nicht einmal mehr versuchte, dagegen anzukämpfen, die mich veranlasste, mir einen Ruck zu geben. Vielleicht sprach das auch eine Furcht an, die ich empfand – vor einer Zukunft, deren Möglichkeit ich nicht einmal wahrhaben wollte. Wie auch immer, ich mochte zwar Jude und Einsiedler sein, aber ich würde nicht den Grinch geben und ihnen das Weihnachtsfest vermiesen. Oben an der Böschung, an der Stelle, wo ich meinen Wagen parkte, wuchsen zahlreiche kleine

Kiefern. Eine Axt und eine verrostete Säge harrten im Vorbau meines Hauses auf ihren Einsatz. Und diese beiden heimatlosen britischen Damen erwarteten im Grunde nichts, weshalb mein Angebot nicht schaden konnte. Es wäre so was wie ein klitzekleines Weihnachtswunder, ohne irgendwelche damit verknüpften Erwartungen für die Zukunft. Die gesamte Aktion – die beiden abholen, den Baum fällen, sie wieder nach Hause bringen – würde mich rein gar nichts kosten. Zumindest redete ich mir das ein.

Es war ein freundlicher, böiger Spätnachmittag, und sie warteten bereits vor dem Café und spielten irgendein Klatsch-Spiel, gegen die Kälte. Linda trug einen viel zu dünnen Schal, den sie sich ganz lässig um den Hals geschlungen hatte – was einerseits höchst modisch, andererseits aber auch nach Huckleberry Finn aussah. Bella sah in ihrer dicken Michelin-Männchen-Jacke aus, als wollte sie zu einer Expedition nach Sibirien aufbrechen. Sie waren beide ziemlich aufgekratzt. Wenn man sich ihre Mienen so ansah, hätte man denken können, sie stünden mit gepackten Koffern da, um quer durchs ganze Land zu reisen und wilde Abenteuer zu erleben.

»Sind Sie sicher? Sind Sie absolut sicher«, fragte Linda, nachdem sie die Autotür geöffnet hatte und die eisige Luft hereinpeitschte.

»Ja.«

»Klar gibt es da draußen genügend Bäume.«

»Mama, steig einfach ein.«

Bella hatte es sich bereits auf dem Rücksitz bequem gemacht. Linda zog die Tür hinter sich zu und lächelte mich an – ein Lächeln voller Dankbarkeit, aber mit einem Hauch von Verschwörergeist. Ich fragte mich, wie lange sie schon hier draußen in der Kälte standen.

»Hübsches Auto. Funktioniert das Radio?«, wollte Bella wissen.

»Bella!«, ermahnte Linda sie.

Ich stellte es an – zunächst war nur Rauschen zu hören, der Klang von menschenleeren Straßen, von der unendlichen Weite des Himmels, von bevorstehendem Schneefall. Die Stadt wirkte wie ausgestorben, keiner war unterwegs, vermutlich saßen sie alle schon zu Hause bei ihren Familien und backten Plätzchen, verpackten Geschenke und schmückten den Baum. In Wahrheit hatte ich keine Vorstellung, was die Leute an Weihnachten so trieben, ich wusste nur, dass ich es in der Regel sehr schön fand, zu Hause bei meiner Familie zu sein und nichts zu tun. Es gab keine jüdischen Weihnachtstraditionen – kein Essen vom Chinesen, keine Kinobesuche. An diesem Tag gehörten wir nicht ganz zu Amerika dazu, doch immerhin gehörten wir gemeinsam nicht dazu.

Ich fand nur zwei Radiosender, und so fuhren wir zum Klang von Werbespots für Schneefahrzeuge und Autohändler durch die vorweihnachtliche Stille. Ich hatte Sorge, es könnte »White Christmas« erklingen – denn das würde mich doch noch zum Grinch mutieren lassen. Als wir auf die Roaring Brook Road abbogen, ertönte jedoch eine ganz andere, ebenso vertraute Melodie: »Does he love me, I want to know, how can I tell if he loves me so?«

Bella machte theatralisch Playback dazu und schüttelte dabei ihr langes blondes Haar vor und zurück, während Linda sich halb zu ihr umdrehte. Erst nur, um ihr zuzulächeln, dann spielte sie mit. Als wir an dem verlassenen Gelände vorbeifuhren, wo normalerweise der Jahrmarkt stattfand – das handgemalte Schild mit der Reklame für den Termin am 23. August hing immer noch da –, spürte ich es plötzlich auch: das schwerelose Prickeln der Musik, das erhebende Gefühl, hier im Auto zu sitzen und zu fahren, und das in netter Gesellschaft, unterwegs auf großer Mission. Wir würden einen Baum fällen. Wir waren ein *Team*, mein kleiner Honda das treue Ross unserer kleinen Truppe Sonderlinge.

»Wie weit ist es bis zu Ihrem Haus?«

»Noch ungefähr zehn Meilen.«

»Gut, gut«, sagte Linda und ordnete ihren Schal. Ich war mir nicht sicher, ob sie sich freute, dass die Reise bald zu Ende sein würde, oder ob sie es gut fand, dass wir noch ein Stück vor uns hatten.

Als wir auf den Feldweg abbogen, durch den von schmutzigen Traktorspuren durchzogenen Schnee pflügten und dann den Anstieg hinauf in den Wald nahmen, ließ das rauschhafte Gefühl nach. Der Empfang wurde schlechter, weshalb ich das Radio abstellte. Wir fuhren an den Wohnwagen vorbei, hinein in den tieferen Schnee auf dem nicht geräumten Weg, und sofort waren wir von der Ruhe des Waldes umgeben. Ich hatte das Gefühl, die beiden in das Zentrum meiner Gedanken hineinzubringen. Ich stellte mir vor, wie sie sich in das Innere einer Kristallkugel begaben, Entdecker in ihren Umhängen, die ein noch unerforschtes Gebiet erkundeten, die sich verzweigenden Pfade, die zwischen den Bäumen hindurchführten, nichts weiter als diverse Verästelungen meines Bewusstseins. Der Gedanke war schrecklich – viel zu persönlich. Ich wollte nicht, dass mir irgendwer so nahe kam.

Linda zupfte an ihrer Nagelhaut herum. Bella summte vor sich hin. Ich war im Grunde ein Unbekannter für sie, ein wildfremder Mann, der sie mit zu seiner Hütte im Wald nahm. Einer Hütte mit einer Axt und einer Säge. Mir kam der Gedanke, dass ich etwas sagen sollte. Die Stille im Wagen war eigentlich nur für eine Person gemacht, zu dritt fühlte man sich unwohl, und mir war bewusst, dass ein paar beruhigende Worte angebracht gewesen wären. Aber ich schaffte es nicht, hier den Reiseleiter zu spielen. Ich konnte nicht den Übersetzer mimen. Über die Landschaft zu sprechen war ungefähr so, als würde ich etwas über mich selbst preisgeben. Allein schon, dass sie mich an diesen Ort begleiteten, an dem ich bislang fast nur für mich gewesen war, kam einer Art

Unterhaltung gleich und hatte eine Intimität an sich, die ich nicht verstand.

»Ganz schön weit draußen«, sagte Bella. Lautlos rollten wir durch die verschneite Landschaft.

»Geduld«, mahnte Linda.

Wir kamen am offenen Feld vorbei, kämpften uns durch die Schneeverwehungen und parkten oben an der Böschung auf der freigeräumten Stelle, ein einsamer Hinweis auf eine menschliche Behausung. Als wir aus dem Auto stiegen, sagte ich kein Wort. Ich wollte, dass dieser Ort für sich selbst sprach, wie eine leer stehende Kathedrale, deren Stille in der Luft lag. Jedes Mal, wenn ich aus der Stadt zurückkam, pflegte ich in den Schnee zu pinkeln – weniger um mein Territorium zu markieren, als mich vielmehr wieder zu Hause in den Wäldern, in der Wildnis zu fühlen. Natürlich dachte ich nicht im Traum daran, das jetzt zu tun. Aber ich war mir bewusst, dass ich mich viel bedächtiger bewegte als vorhin in der Stadt, dass ich einen sonderbaren Stolz verspürte auf die Apfelbäume, deren Umrisse sich schimmernd im Schnee abzeichneten, auf die majestätisch emporragenden Kiefern.

Sie folgten mir hinunter zum Haus. Aus dem Kamin stieg auch jetzt noch ein Fähnlein Rauch auf.

»Gar nicht mal so klein, oder?«, meinte Linda. Schnee glitzerte auf dem Schrägdach der Garage. An der windschiefen Terrasse vor meinem Schlafzimmer hing ein Vorhang aus verschieden langen Eiszapfen.

»Sieht irgendwie verwunschen aus«, bemerkte Bella.

Das Rascheln unserer Jacken und das Knirschen unserer Stiefel im Schnee kamen mir viel zu laut vor, als wären wir ein angreifendes Bataillon. Ich wollte sie ungern in der Kälte warten lassen, aber auch partout nicht im Haus haben.

»Ich hole nur rasch die Axt und die Säge.«

Im dämmrigen Licht gingen wir vorbei an meinem Brennholzlager, atmeten den kalten, wattigen Duft des Holzes. Die beiden machten keine Anstalten, draußen zu bleiben. Offenbar erwarteten sie, dass ich sie ins Haus bitten würde. Sie jetzt in der Garage stehen zu lassen wäre unhöflich gewesen.

»Wir gehen nur kurz in den Vorraum«, sagte ich.

Doch als wir nach drinnen traten, wo unverkennbar der Verwesungsgeruch einer toten Maus in der Luft hing, fing das Telefon an zu klingeln. Wochenlang hatte es keinen Mucks von sich gegeben. »Entschuldigt mich«, sagte ich und versuchte mir den Anschein zu geben, als wäre das ganz normal. Ich zog die Haustür auf, hinterließ eine Schneespur am Ofen vorbei und hob den Hörer ab. »Hallo.«

»Waren Sie unterwegs?«

Die Stimme klang kratzig, schwach. »Ja. Wie geht's Ihnen, Lev?«

»Haben Sie das Dach freigeschaufelt? Und den Kamin gekehrt?«

»Ja«, sagte ich in Antwort auf die erste Frage, nicht die zweite. »Wie geht's Ihnen?«

»Nicht so toll. Ich mach's kurz – Sie glauben ja nicht, was diese Ferngespräche kosten.« Ich sah förmlich vor mir, wie er sich mit der Hand durch sein schon schütter werdendes rotes Haar fuhr, während der heiße Wind an die Fenster seines unaufgeräumten Apartments schlug.

»Um was geht's?«

»Grossman hat uns verlassen. Er ist in meiner Abteilung. War. Deshalb bleibt mir nichts anderes übrig, als das kommende Jahr in Tel Aviv zu bleiben. Ist gar nicht mal so übel hier. Aber das Haus. Erst gestern Nacht hab ich davon geträumt, in ein Haus voller Tiere zurückzukehren. Kennen Sie Bear Jamboree?«

Ich musste nachdenken. »Diese Show in Disneyworld mit den Tierkostümen?«

»Ja, total unecht. Schrecklich amerikanisch, wenn Sie erlauben. Aber ich habe davon geträumt, dass ich zurückkomme, und auf einmal ist da dieser Bär. In meinem Haus. Er macht Musik. Möchten Sie bleiben? Gleiche Konditionen. Keine Miete. Sie zahlen lediglich für Holz und Strom. Ist das für Sie in Ordnung?«

Bella und Linda standen im Vorraum und zankten sich, genau wie in der Küche des Cafés. Mit dem Telefon in der Hand trat ich weg vom Ofen und stellte mich etwas näher ans Fenster. »Das muss ich mir erst noch durch den Kopf gehen lassen, Lev.«

»Unser Abteilungstreffen findet demnächst statt. Sie wollen eine Antwort.«

Angestrengt dachte ich darüber nach, wie es wäre, einen weiteren Winter hier zu verbringen. Ich hörte, wie draußen ein Stück Birkenrinde im Wind flatterte. Ansonsten lag der Wald vollkommen lautlos und ruhig da. Nichts regte sich. Alles, was ich mir ausmalen konnte, war Stille. Auf jeden Fall konnte ich mir das besser als die Alternative vorstellen. Die Einsamkeit wäre sicher schwer zu ertragen, doch alles andere fände ich noch schlimmer. In Boston wäre ich blind, könnte ich weder mich selbst noch sonst irgendetwas klar sehen. Der Schleier vor meinen Gedanken würde sich dort nicht senken.

»Ich überleg's mir.«

»Gut! Sehr gut! Ausgezeichnet. Ich mach dann mal Schluss. Wir unterhalten uns in einer Woche noch einmal. Bis dann!«

Das Grundstück draußen vor den bodentiefen Fenstern zum Wald wirkte riesig, als hätte es sich ganz plötzlich geweitet. Ich hörte Bella und Linda im Vorraum, doch ihre Stimmen hatten sich entfernt. Nach und nach entwickelte sich das alles hier zu meinem Leben. Die grenzenlose Ruhe der Tage. Die langen, lautlosen Nächte. Das Feuer, das im Ofen knisterte. Das alles hier gehörte zu der Person, die ich war. Und das Einzige, was mich verstörte, war, wie normal sich das anfühlte: Die innere Stimme, die eigentlich gegen meinen drohenden Entschluss zu bleiben wüten sollte – *Wie kommst du bloß auf die Idee? Denk an den toten Typen in dem Bus!* –, verklang in der Ferne.

Ich kehrte in den Vorraum zurück, sammelte Axt und Säge ein, und dann gingen wir zusammen wieder hinaus in die Kälte. Ich war im Grunde froh, Bella und Linda bei mir zu haben, froh, auf ihren Gesichtern trotz der Ernüchterung zuvor so etwas wie Begeisterung zu lesen. Vielleicht bekam ich es ja hin, dass ich sie in mein Leben hier integrierte, vielleicht konnte ich vom äußersten Rand der Gesellschaft einen Schritt hineinwagen. Vielleicht könnte ich sie sogar mal zu mir zum Abendessen einladen und für sie kochen. Flüchtig sah ich mich selbst in der Rolle eines Betreibers einer Weihnachtsbaumplantage – und stellte mir einen Artikel im *Newport Chronicle* über den jungen jüdischen Mann, der Christbäume verkaufte, vor.

»Schaut mal, könnt ihr euch den vorstellen?«, fragte Bella und deutete auf die höchste Fichte. »Da bräuchte man ja ein Gerüst!«

»Und ein Haus ohne Dach«, stellte Linda nüchtern fest.

Ich spürte das Gewicht der Axt auf meiner Schulter. Sie war schwerer, als ich erwartet hatte. Die Säge war schon arg verrostet, sie hatte orange Stellen an den Zähnen, aber vielleicht tat es die Axt allein auch. »Sie sagten doch, ein kleines Bäumchen würde reichen, oder?«

»Selbstverständlich. Nichts, was größer wäre als Bella.«

»Denken Sie, so ein Baum riecht immer noch nach Wald, nachdem er gefällt wurde?«, wollte Bella wissen.

Linda sah mich erwartungsvoll an.

»Ich denke schon«, sagte ich, nicht sicher, ob ich hier den Experten oder den Vater mimte. Auf keine der beiden Rollen war ich wirklich scharf.

Sie entschieden sich für eine kleine Kiefer unweit der Apfelbäume. Sie wirkte noch recht zart, nach oben hin ziemlich dünn, aber sie würde ihren Dienst tun. Die Axt war fürchterlich stumpf. Ich schaffte es zwar durch die Rinde, woraufhin das helle Holz zum Vorschein kam, ein bisschen wie bei einem offenen Bruch am Schienbein. Nur leider taten mir jetzt schon die Hände weh.

»Kann ich mal versuchen?«, fragte Bella. »Nur einen oder zwei Hiebe?«

Mein Blick wanderte verunsichert zu Linda. Sie schien keine Bedenken zu haben, vielmehr schien sie sich allzu gern auf mein Urteil zu verlassen. Dieser kurze Ausflug, dieses Herumstehen in der Kälte war für sie wohl seit Monaten das erste Erlebnis, das so etwas wie Erholung vom Alltag versprach. Ihr Zutrauen war mir unangenehm, doch ich reichte die Axt nichtsdestotrotz an Bella weiter.

Sie holte aus, schwang sie durch, hieb daneben, holte wieder aus. Die dünnen Zweiglein ganz oben zitterten bei jedem Schlag. Sie war vermutlich noch nie in einem Fitnessstudio gewesen oder hatte einen Sport betrieben, aber ihr Körper war voll ungezielter Energie. Die Röte kroch ihr in die Wangen, das Haar peitschte ihr ins Gesicht. Jedes Mal riss sie die Axt herum, dass ich fast fürchtete, sie könnte ihr eigenes Bein treffen.

Aus einem verstörend väterlichen Antrieb heraus sagte ich ihnen, die Axt sei viel zu stumpf, was vermutlich sogar stimmte, nahm die Säge zur Hand und schnitt den schmalen Stamm durch. Wir fuhren bei geöffneten Fenstern zurück in die Stadt, ich bremste vor jeder Kurve ab, und jeder von uns hielt einen Ast fest, was den Baum nicht davon abhielt, auf dem Dach hin und her zu rollen. Linda gab mir Anweisungen, wo es langging. Sie wohnten etwa eine Viertelmeile hinter dem Café, in einer Straße mit recht kleinen und bescheidenen Häuschen und schmalen Einfahrten dazwischen. Ein paar vereinzelte Türkränze waren zu sehen, aber keine Weihnachtsbeleuchtung, keine Plastikrentiere in den Gärten.

»Das war sehr freundlich von Ihnen«, meinte Linda, die die Hände bereits im Geäst des Baumes vergraben hatte. »Sie müssen sicher gleich wieder los.«

»Kein Problem, gern geschehen.«

»Wir kriegen das schon hin«, sagte sie mit einem Blick über die Schulter in Richtung Haus. »Tausend Dank.«

»Mom, lass dir doch von ihm helfen«, sagte Bella.

Linda wich meinem Blick aus.

»Ja, lassen Sie mich helfen.«

»Ach, na schön, aber schauen Sie lieber nicht zu genau hin. Ich bin nicht zum Aufräumen gekommen. Ernsthaft.«

In kleinen Schritten bugsierten wir den Baum nach drinnen, und auch wenn ich es mir verkniff, mich umzusehen, traf mich der Geruch völlig unvorbereitet. In der winzigen Küche roch es nach Katzenklo und etwas, für das vermutlich Mr. Kipling verantwortlich war. Im Haus war es genauso kalt wie im Café. Alles war mit Zeitungen zugemüllt. Es war schlimmer als erwartet. Linda begann hektisch hin und her zu rennen, räumte ein wenig Platz frei, suchte nach der Schachtel mit der Lichterkette, entschuldigte sich wortreich. Mr. Kipling fing in seinem Käfig an, wie ein kaputtes Videospiel zu zwitschern und zu trillern.

»Danke, danke vielmals für Ihre Hilfe«, sagte Linda. »Kann ich Ihnen etwas zu trinken anbieten?«

Das Ganze war ihr offensichtlich peinlich, aber mir wäre es ähnlich ergangen, hätte ich sie bei mir in der Küche gehabt. Eine dürre graue Katze schlug mit der Tatze nach einer grünen Lichterkette.

»Ich sollte wirklich los. Hat sehr viel Spaß gemacht.«

Sie schüttelte mir überschwänglich die Hand, lächelte gequält und strich sich dann peinlich berührt durchs Haar. »Ja, nicht wahr?«

Bella folgte mir hinaus vor die Haustür und hielt mir das Fliegenschutzgitter auf. Ihre Miene verriet keinerlei Regung. Das hier war ihr Haus, und mit einem Mal wirkte sie ziemlich schüchtern. Aus der Küche war ein durchdringendes Pfeifen zu vernehmen. Der Vogel.

»Mom tut wirklich ihr Bestes.«

»Das weiß ich.«

Ich spürte, wie das leere Haus im Wald auf mich wartete, das Feuer längst heruntergebrannt, endlos lange Monate vor mir. Eigentlich hätte ich mich umdrehen und gehen sollen, aber meine Füße waren viel zu schwer.

»Denkst du, du gehst nächstes Jahr aufs College?«

»Hängt ganz von Mom ab. Und vom Café. Aber ich hoffe es. Die ganzen Zygoten müssen ja irgendwohin, nicht wahr?«

»Aber klar doch.«

»Und nicht nur in Gedanken.«

Eine leichte Brise wehte ihr Haar hoch. Plötzlich verspürte ich den Drang, mit ihr zusammen abzuhauen, einfach Richtung Norden zu fahren, weiter und immer weiter. Ich malte mir ein Motel irgendwo an einer Straße aus, ein Diner. Wir könnten uns einem Zirkus anschließen; wir könnten uns einen Job suchen. Sie war noch so jung. Im Grunde konnte ich sie völlig neu erfinden und mich dann in ihren Augen ebenfalls neu erschaffen – aber wahrscheinlich würden wir das maximal bis zum Sommer durchhalten, dann würde alles zusammenbrechen. Es würde Gespräche geben, Briefe. Wieder wäre es an der Zeit, mein Bedauern auszudrücken.

Es war schrecklich, wie schnell ich das durchkalkuliert hatte.

»Frohe Weihnachten«, sagte ich.

»Frohe Weihnachten.«

Sie ging zurück ins Haus und ließ die Fliegenschutztür hinter sich zufallen. Doch ehe sie die Haustür schloss, hielt sie eine Hand von innen an die Scheibe. Ganz leicht nur berührte sie das Glas auf Hüfthöhe, als wollte sie sich vergewissern, dass es wirklich da war. Vermutlich dramatisierte sie das Ganze, wie sie das öfter tat, und trotzdem berührte es mich aus irgendeinem Grund ganz schrecklich.

Langsam fuhr ich durch die Stadt zurück, hinauf in die bewaldeten Berge. Es dämmerte bereits. Die Dunkelheit hinter dem Farmgebäude wirkte nicht nur tief, sondern wie etwas, das sich erheben und einen Menschen verschlucken könnte. Der gelbe Kegel des Scheinwerferlichts war nur ein schwaches Schutzschild dagegen. Die Bäume leuchteten grell darin auf, jenseits davon aber lagen sie in völliger Finsternis. Man hatte das Gefühl, als hätte es früher zwar andere Menschen im Wald gegeben, aber jetzt waren sie verschwunden.

In der Woche nach der Party stellte ich fest, dass ich öfter als üblich spazieren ging und dass ich mir die Gesichter der Leute, denen ich in den Kolonnaden der Via Irnerio begegnete, viel genauer ansah. Wo auch immer ich hinging, fühlte ich Milena nahe, als müsste ich sie jeden Moment sehen. Selbst in der Wohnung stand ich immer wieder vom Schreibtisch auf und steckte den Kopf ins Treppenhaus, um auf Schritte oder eine Stimme zu lauschen. Ich fragte mich, ob ich die ihre wohl erkennen würde – allzu genau hatte ich sie nicht in Erinnerung, nur dass sie samtig gewesen war, dass sie das Mondlicht nicht zu stören schien. Ich ermahnte mich, mich zu beruhigen, mich nicht ständig in irgendwelchen Tagträumen zu verlieren. Doch immer wieder überkam mich dieses Gefühl, das ich empfunden hatte, als wir dort auf dem Dach standen, immer wieder stahl es sich klammheimlich zwischen mich und das, was ich gerade zu schreiben versuchte. Es war wie Musik, die aus der Ferne zu mir drang, manchmal lauter, manchmal etwas leiser, sie stahl sich in jede einzelne Ritze meines Tages – beim Frühstück, wenn ich mein Müsli aß, auf meinen Spaziergängen die Via Zamboni entlang, am Abend, wenn ich aus der Dusche stieg. Immer wartete sie auf mich, und ich hoffte inständig, aus der Musik würde irgendwann mehr werden. So hatte ich mich noch nie gefühlt. Es war zu hartnäckig, zu schön, um nicht irgendwann näher zu kommen und Gestalt anzunehmen.

Juan Ignacio erzählte mir, sie wohne oben, und mein Herz hämmerte allein schon, wenn ich die Wohnung verließ und im zugigen Treppenhaus nach oben blickte. Außerdem war das, was zwischen uns war, entstanden, ohne sich an irgendwelche Konventionen zu halten, und ich versuchte fast abergläubisch, es so weiterlaufen zu lassen. Normalerweise, wenn ich ein Mädchen gut fand und alles darauf hindeutete, dass auch sie mich mochte, hatte ich keine Bedenken zu fragen, ob sie mit mir ausgehen wolle. Doch diesmal war es komplett anders. Nichts, was in der Vergangenheit lag, schien jetzt noch Geltung zu haben. Seit dem Unfall mit dem Auge hatte ich keine Freundin mehr gehabt. Zwar hatte ich mich in meinem letzten Jahr an der Highschool mit mehr Mädchen verabredet als je zuvor, aber ich machte jedes Mal einen Rückzieher, bevor es zu irgendwelchen Intimitäten kam. Es war ein bisschen wie bei »Die Reise nach Jerusalem« – ich musste immer einen Schritt voraus sein, um mich weder mit mir selbst noch mit irgendeiner Frau auseinandersetzen zu müssen, wenn die Musik verstummte. Mein Erlebnis mit Milena auf dem Dach hatte eine Sehnsucht in mir wachgerufen, die mich in ihrer Intensität furchtbar ängstigte. Vielleicht war sie immer schon da gewesen, aber erst nach dem Unfall wurde sie wirklich spürbar. Ich wusste im Grunde nicht, worin sie bestand, doch es hatte irgendwas zu tun mit der Kluft zwischen dem, was in mir war, und dem Außen bzw. mit meinem Wunsch, mit einer Frau zusammen zu sein, die Zugang zu beiden Welten hatte, der inneren wie der äußeren, und sie für mich gleichermaßen real werden ließ.

Doch während die Märztage dahinzogen und ich mit Juan Ignacio zu Abend aß und versuchte, Interesse an seinen endlosen Lobgesängen an die italienischen Frauen zu heucheln, wuchsen meine Zweifel. Hatte ich unser Gespräch falsch gedeutet? Hatte die Sanftheit in ihrem Blick nicht mir gegolten, sondern einer Erinnerung an sich selbst, an diesen Teenager im Garten ihrer

Großmutter? Allein der Gedanke an diese Möglichkeit verdarb mir den Appetit. Als wir uns nach der Party voneinander verabschiedeten, tat ich es in der festen Überzeugung, wir würden uns wiedersehen. Doch inzwischen war schon eine Woche verstrichen. Manchmal, wenn ich am späten Abend aus dem Fenster starrte, sah, wie die langen Schatten der Säulengänge schräg auf die Straße fielen, wusste ich, dass sie es auch gespürt hatte, dass wir es beide insgeheim gespürt hatten. Vielleicht hatte sie das aus irgendeinem Grund verschreckt. Vielleicht musste ich mich auf die Suche nach ihr machen. Doch dann fielen mir die beiden Männer wieder ein, mit denen sie getanzt hatte, und schon hatte ich wieder einen Knoten im Magen. Vielleicht verliebte sich ja jeder Kerl ein klein wenig in sie. Vielleicht spielte sie in einer ganz anderen Liga als ich. Vielleicht war unser Gespräch dort oben auf dem Dach für sie nichts weiter als eine angenehme Ablenkung gewesen, ein kleiner Bonuspunkt ihres Abends.

Doch was auch immer ich mir einzureden versuchte, ganz gleich, wie sehr ich mich bemühte, mein Herz dazu zu bringen, nicht mehr so zu rasen, die entfernte Musik spielte unaufhörlich weiter. Als ich abends auf meiner Matratze lag und las, stolperte ich über eine wunderschöne Passage in *All die schönen Pferde,* und ich stellte mir vor, wie ich sie ihr vorlas und wie sehr sie das genießen würde. Als ich im Pizza-Stehimbiss auf der Via Irnerio aß, stellte ich mir vor, wie ich mit ihr hierherkam, nicht um zu essen, sondern um sie der stämmigen Pizzaverkäuferin vorzustellen, die mich *caro* nannte und ständig fragte, ob ich eine Liebste hätte. Sonderbarerweise war ich mir der Dinge, die mir Spaß machten, plötzlich viel bewusster – allein Milena in Gedanken bei mir zu haben machte das Leben für mich lebenswerter, in ihr fand ich eine Existenzberechtigung. Die langen Tage am Schreibtisch, die Nachmittage, die ich durch die Stadt spazierte, gewannen plötzlich an Bedeutung, und zwar, indem ich mich durch ihre Augen sah. So zumindest erklärte ich mir das.

Doch jetzt waren seit der Party schon zwei Wochen vergangen, und ich hatte sie immer noch nicht wiedergesehen. Ich sprach mir selbst Mut zu, zog mein blaues Button-down-Hemd an, von dem ich glaubte, dass es meine Augen am besten zur Geltung brachte, und machte mich auf den Weg die Treppe hinauf. Die Dämmerung hatte eben erst eingesetzt, es war noch nicht zu spät für einen Besuch, was auch immer das bedeuten mochte. Im Treppenhaus betätigte ich den beleuchteten Schalter, um Licht zu machen. Ich versuchte, meinen Kopf frei zu bekommen, mir zu überlegen, was ich sagen sollte, am besten wohl nicht allzu viel, wie ich mir selbst einbläute. Doch als ich gerade den Treppenabsatz zwischen unseren Stockwerken umrundete, stand sie plötzlich vor mir.

»Du bist das«, sagte sie.

Ich nickte.

»Gerade wollte ich zu dir. Wohnst du auf dieser Etage?«

»Einen Stock tiefer«, sagte ich. Meine Stimme klang piepsig, wie von einem Vogel.

»Und du bist hier?«

Ich verstand nicht, was sie meinte.

»Bist du mit denen befreundet?« Sie deutete auf eine Tür.

»Ich wollte eigentlich zu dir.«

»Aber ich wohne oben.«

»Ich war auf dem Weg dorthin.«

»Na, so ein Zufall.«

»Ja.« Das, was wir sagten, war nicht das, was wir eigentlich meinten.

Einen Augenblick lang blickte sie auf ihre Füße. »Magst du Fahrrad fahren?«

»Ich habe keins hier.«

»Aber ich besorge dir eins. Dann könnten wir morgen in die Hügel fahren und ein Picknick machen. Ich habe keinen Unterricht. Du hast frei? Das Wetter ist gut.«

Nichts von dem, was auf meinem Schreibtisch auf mich wartete, nichts von dem, was ich eigentlich zu Ende hätte bringen wollen, spielte mehr eine Rolle.

»Wir fahren gleich in der Früh. Oder hast du Termine oder so?«

Das Licht im Treppenhaus erlosch. Es schaltete sich immer nach einer Weile ab. Einen kurzen Moment war ich wie blind. Ganz langsam tauchten die Stufen der Treppe wieder vor mir auf, der Schatten des Aufzuggitters. Sie war nur ein Schatten. Dann führte sie die Hand zu dem schwachen orangen Lichtschein an der Wand, betätigte den Schalter aber nicht.

»Es ist wunderschön in den Hügeln«, flüsterte sie.

»Ja?«

»Du wirst es mögen. Kommst du?«

Unten ging die Haustür auf. Das Licht ging wieder an. Ich blinzelte, trat einen Schritt zurück. Wir waren ziemlich dicht aneinander gestanden.

»Ja«, sagte ich.

»Gut. Jetzt muss ich gehen.«

Sie wandte sich ab und stieg leichtfüßig die Treppe nach oben. Eine Weile lauschte ich noch ihren verhallenden Schritten nach. Ich lauschte, bis es nichts mehr gab, wonach man lauschen hätte können.

Das helle Mondlicht raubte mir den Schlaf. Es ergoss sich über das Fensterbrett und tauchte Bodendielen und Decke in ein gespenstisch weißes Licht. Es hatte aufgehört zu schneien, zumindest vorerst, und trotzdem schien der Schnee mit dem Schein des Mondes ins Zimmer zu kommen, mir war, als wäre der komplette Raum mit einer durchsichtigen weißen Schicht bedeckt. Es musste gegen zwei, drei Uhr morgens sein, und trotzdem schlüpfte ich in meine Schneehose und meinen Wollpulli und stieg hinauf aufs Dach. Ganz am oberen Ende der Treppe gab es eine Holzklappe. Man brauchte nur den Kopf einzuziehen und sich mit den Schultern dagegen zu stemmen, und schon öffnete sie sich in einen kleinen quadratischen Raum, in dem es eiskalt war, weil es keine Heizung gab, Fenster nach allen Seiten hin, eine Art Aussichtsturm. Die Scheiben waren von Frost überzogen, man konnte kaum hinaussehen. Ich nahm die Schippe zur Hand und kämpfte mich nach draußen. Der Schnee lag hüfthoch. Es war eine wunderbare Nacht. Die Luft war absolut klar, dazu der scharfe Geruch nach Holzrauch, der vom Kamin heranwehte. Der Himmel wirkte weich, wie ein weiter Ozean, auf dem ein paar vereinzelte Grüppchen von Wolken wie Inseln aufragten. Die Sterne funkelten zwar nicht so hell wie an einem vollkommen schwarzen Himmel, doch sie schienen sich dadurch wohler zu fühlen. Der Schnee vor dem Haus wirkte fast bläulich, er strahlte so hell, als würde er von unten her beleuchtet. Ich fing an zu schaufeln, vorsichtig, um die Dachpappe nicht zu beschädigen. Zwischendurch hielt ich immer wieder inne, um den Blick über den Wald schweifen zu lassen. Der Schnee in den Bäumen funkelte herrlich, jedes Mal, wenn ich die Augen weiterbewegte, traf mich ein millionenfaches bläuliches Glitzern. Die Nacht war so unglaublich still. Es war, als würde der Mond alles schweigend beobachten, ebenso die Sterne, und der Schnee glitt vom Dach hinunter und landete fast lautlos auf dem schneebedeckten Boden unter mir. Jedes Mal, wenn ich innehielt, um ebenfalls zuzusehen, hatte ich das Gefühl, jemand anderem die Schönheit der Nacht zu präsentieren, das alles mit jemandem zu teilen, der mich verstand. Ich schaufelte das gesamte Dach frei, unter den Klamotten hatte sich auf meiner Haut ein dünner Schweißfilm gebildet. Als ich mich umdrehte, um ein letztes Mal die nächtliche Aussicht zu genießen, spürte ich eine Gegenwart hinter mir, als würde eine Hand nach meiner greifen.

»Wunderschön, nicht wahr?«, sagte ich.

Ich konnte ihren Atem spüren. Spürte ihre Berührung durch den Handschuh hindurch. Wir sahen hinaus in die sonderbar lichte Nacht, diese friedliche Mondscheinszene. Das alles war viel zu schön, um es ganz für sich allein zu beanspruchen. Ich brauchte mich gar nicht erst umzudrehen, brauchte ihr Gesicht nicht zu sehen.

Dann traf mich von hinten ein kalter Hauch, sodass sich die Härchen in meinem Nacken aufrichteten. Ohne die geringste Bewegung schienen die Bäume plötzlich kahl dazustehen, und der Zauber der Nacht löste sich unvermittelt in nichts auf. Jetzt kämpfte wieder jeder Stern, jeder Baum ums nackte Überleben. Alles und jeder kämpfte für sich allein. Die eisige Kälte presste mir die Luft aus den Lungen und nistete sich stattdessen dort ein. Da war niemand außer mir. Ich wusste, dass ich alleine war.

Sie fuhr vor mir her, pflügte durch den frischen Morgen Bolognas. Der Himmel war strahlend blau, wir fuhren vorbei an Frauen, die in den Säulengängen die Schaufenster begutachteten, vorbei am Zeitungskiosk, an dem ein paar Leute anstanden, vorbei an dem Mann im lila Overall, dem der Motorradladen gehörte, dann links in die Via della'Indipendenza. Mit der Hand zeigte sie die Richtung an und berührte beinahe den orangen Stadtbus, der neben ihr abbog; zwei Jungs schauten grinsend zum Fenster heraus und gestikulierten, dann zog der Bus davon, und die Straße öffnete sich zu ihrer vollen Größe: Über die ganze Allee waren Banner gespannt mit Ankündigungen, die ich gar nicht erst zu verstehen versuchte, und die Kolonnaden zogen sich in ihrer klassizistischen Pracht die gesamte Strecke hinunter bis zur Piazza Maggiore. Milena warf einen Blick zurück und sagte etwas, das ich leider nicht verstand. Dann fuhr sie im Stehen weiter, beschleunigte und schoss weiter in Richtung der Berge, als würde sie magisch von ihnen angezogen. Ich trat hart in die Pedale, um mit ihr mitzuhalten, vergaß dabei alles um mich herum, sah nur noch das Licht der Sonne, das sich an den Häuserwänden hoch oben an den Wohngebäuden zeigte, und ich dachte daran, wie leicht diese Verabredung gewesen war. Es war alles so unkompliziert gewesen.

Als wir die Piazza Maggiore erreichten, drang eine männliche Stimme aus Lautsprechern und schallte über den gesamten Platz. Mittlerweile fuhren wir nebeneinanderher, vorbei am Neptunbrunnen und dem Rathaus der Stadt, das an den Kiel eines uralten Schiffes erinnerte, direkt auf eine kleinere Ansammlung von Leuten zu, die vor den Stufen einer Kirche herumstanden. Die Straße dahinter war mit Kopfstein gepflastert, hier gab es keine Bogengänge mehr, und schon bald hatten wir die letzten Ausläufer der Stadt erreicht. Auch jetzt noch, während wir so dahinfuhren, nahm es kein Ende. Ich hatte es schon im Treppenhaus gespürt, als sie mich zu diesem Ausflug eingeladen hatte, und während wir in meiner Küche Seite an Seite unser Picknick vorbereiteten. Es war mehr als zwei Wochen her, seit wir oben auf dem Dach miteinander geredet hatten, und trotzdem waren wir die ganze Zeit im Gespräch geblieben. Es war auch ohne unser Zutun weitergegangen. Ich redete mir ein, dass es das war und nichts weiter – eine Unterhaltung, ein Nachhall, ein Hauch in der Luft. Nur langsam, ermahnte ich mich selbst. Was auch immer geschah, ich würde ganz bedächtig vorgehen und dafür sorgen, dass sich das Gefühl ganz allmählich entfalten konnte.

Wir bogen in eine recht steile Seitenstraße ab, die sich emporrankte wie eine Weinrebe. Es fiel mir schwer, die Pedale durchzutreten, und Milena lächelte, als ich aufgab und mein Fahrrad neben ihr herschob. Als wir ganz oben an der Steigung eine Kurve umrundeten, hörte die hellgelbe und rostrote Häuseransammlung plötzlich auf, und auch die Bäume veränderten sich. Belaubte Äste bildeten einen Baldachin über der Straße, um ihre Stämme herum wucherten hohe Grasbüschel. Die Straße wurde wieder flacher, jetzt konnten wir mit neuer Leichtigkeit weiterfahren, wir tauchten abwechselnd ein in Streifen warmen Sonnenlichts, durchbrochen von kühlen Bereichen im Schatten.

Dann war der verrottete Holzzaun, der sich entlang der Straße gezogen hatte, unvermittelt zu Ende, und mit einem Mal waren da auch keine Bäume mehr, und nach einer weiteren Kurve standen wir plötzlich an einem Abhang. Vor uns stürzte der Hang steil in die Tiefe, ein Meer aus grünen Wipfeln, Zypressen und Pinien, und weit unter uns Bologna. Ich war ganz unbefangen, als wären wir bei mir daheim durch die Gegend geradelt, und ich fühlte mich überwältigt, als mir wieder einfiel, dass wir ja in Italien waren. Milena deutete mit dem Kinn in Richtung Stadt, langsam fuhr ich hinter ihr her und sah hinunter auf die terrakottafarbenen Dächer, die in der Ferne fast rosa wirkten, und die beiden hohen Türme, die Straßen, die sich davon ausgehend sternförmig in sämtliche Himmelsrichtungen erstreckten, und die geradlinige Piazza Maggiore, die wirkte wie ein Architekturmodell. Ich dachte, sie würde hier anhalten, doch sie trat weiter in die Pedale, und es ging wieder hinein in bewaldetes Gebiet, die Straße tauchte in den Schatten belaubter Bäume, dann stieg sie erneut sanft an, und wieder ging es hinaus ins Freie, und als uns ein weiteres Mal das Sonnenlicht ins Gesicht schien, wusste ich, dass wir angekommen waren.

Milena bremste ab, und ich blieb neben ihr stehen. »Ist nicht mehr weit bis zum Park«, sagte sie. Ihr Atem ging schnell. »Jenseits des Hügels. Da ist eine Straße, die man von hier aus nicht sieht. Dort essen wir, ja?«

Ich blickte zu unserer Rechten hangaufwärts. Langes Gras und wilde Blumen ließen die Landschaft wirken, als würde sie sich im leichten Wind wiegen. Die Hügelformation bildete ein riesiges Hufeisen, oder eine Art Schüssel, und der Abhang unter uns war voller Apfelbäume mit knorrigen Ästen, die über und über gesprenkelt waren mit kleinen weißen Blüten.

Ich zeigte mit dem Kinn nach oben.

»Das hier?«, sagte sie. »Das gehört nicht zum Park.«

Ein flacher Graben zog sich die Straße entlang, und ich schob mein Rad rüber und lehnte den Lenker gegen die von Gras überwucherte Böschung. »Es gibt keinen Zaun.«

»Na ja, vielleicht ist das okay. Ich glaube nicht, dass jemand kommt.«

Sie lehnte ihr Fahrrad vor meinem an. Wir suchten uns eine nicht ganz so steile Stelle, um hinaufzuklettern, und machten uns auf den Weg nach oben. Das Erdreich zwischen den Grasbüscheln bildete dicke Klumpen, es war schwer, sicheren Halt zu finden, und ich überlegte, ob ich ihr meine Hand anbieten sollte. Nur wusste ich nicht, was geschehen würde, sobald wir uns berührten. Also kletterte ich weiter. Der Abhang flachte vorübergehend ab, ehe es wieder steiler wurde. Das Gras war nass vom morgendlichen Tau. Die Straße konnten wir jetzt nicht mehr sehen, dafür sah man auch uns von der Straße aus nicht mehr.

»Gut?«, fragte sie.

Wir breiteten die Decke, die sie mitgebracht hatte, über dem Gras aus. Die Hitze flirrte. Hinter uns, in der Senke mit den Apfelbäumen, tauchte die Straße wieder auf und beschrieb eine Linkskurve, die grünen Hänge darüber waren im hellen Sonnenlicht von Dunst überzogen.

»Du weißt das Leben zu genießen.«

Ich wandte mich ihr zu. Sie saß auf der Decke, die Hand an der Stirn, um ihre Augen gegen die Sonne abzuschirmen. Sie waren von einer unergründlichen Tiefe. Es war schon seltsam – ich hatte ganz vergessen, dass sie da war, beziehungsweise hatte ich vergessen, dass ich da war, dass sie mich sehen konnte. Keine Ahnung, warum ich mich in ihrer Gegenwart so wohl fühlte. Irgendwie beunruhigend.

Ich fing an, die Sandwiches mit getrockneten Tomaten und Frischkäse, die Blutorangen und die beiden Flaschen Wasser auszupacken.

»Bist du als Kind oft auf Wanderungen gegangen?«

Ich schüttelte den Kopf. »Und du?«

»Bei meiner Großmutter, der, von der ich dir erzählt habe, sind wir gewandert. Es gibt dort Wege und Hütten, wo man für Essen und Trinken anhält, und ganz oben sind die Weiden mit Kühen. Wir gehen nicht mehr so oft, aber als Mädchen habe ich das gemocht.«

»Oben auf den Bergen gibt es Kühe?«

»Nicht im Winter, aber ganz oben in den Bergen gibt es viele Kühe, ja. Man kann sie streicheln. Wenn du sanft bist, laufen sie nicht weg.«

Ich reichte ihr ein Sandwich. Ich versuchte, es ganz sanft zu tun.

»Und du? Bist du nie gegangen? Ich hätte gedacht, du hättest das als Junge viel gemacht.«

»Nein«, sagte ich.

»Aber ich bin überrascht.«

»Vielleicht kennst du mich nicht so gut.«

Sie warf mir einen Seitenblick zu. Die Worte hatten schärfer geklungen als beabsichtigt.

»Ja, vielleicht«, erwiderte sie leise.

»Tut mir leid.«

»Nein, du hast recht.«

Ich wollte aber gar nicht recht haben. »Im Sommer bin ich oft gewandert«, sagte ich jetzt. »Im Camp. Aber während des Schuljahres zu Hause sah mein Leben anders aus. Deswegen habe ich das ganze Jahr ungeduldig darauf gewartet, dass endlich Sommer wäre.«

»Ja, das verstehe ich.« Irgendetwas lag in ihrer Stimme, ich hätte nicht sagen können, was es war.

»Und warum?«

»Du stellst viele Fragen.«

»Du doch auch.«

Sie warf mir einen Blick zu, den ich mittlerweile kannte – die Lippen leicht geschürzt, der Kopf geneigt, die Augen halb geschlossen, aber mit einem intensiven Leuchten darin. Sie wollte mir damit wohl zu verstehen geben: *So ist es, aber sprich es nicht laut aus.* »Ich sitze am Fenster manchmal in der Nacht und schaue hinaus auf diese Hügel. Dazu ein Glas Wein, eine Zigarette vielleicht – aber du rauchst nicht, oder?«

»Du weichst aus«, sagte ich.

»Ausweichen.« Sie sah mich an, als müsste sie über das Wort nachdenken. Einen Augenblick war nichts als das Flüstern des Windes zu hören, der durch das Gras strich. Sie wandte den Blick ab. »Nachts sitze ich am Fenster und höre Musik. Das Violinkonzert von Sibelius oder Schubert oder Schumann. Da ist so viel drin in dieser Musik, und auch in der Nacht draußen. Aber am nächsten Morgen muss ich wieder zum Unterricht. Und ich gehe hin, und es ist alles interessant, oder so, und abends gibt es irgendwelche Cocktailpartys, mit diesem Smalltalk. Aber es ist wichtig. Also gehe ich hin und rede Smalltalk. Doch im Grunde warte ich die ganze Zeit. Wie du sagst, du wartest auf den Sommer und dass das Camp anfängt. Aber für mich ist es nicht der Sommer. Und ich weiß nicht, was es ist.«

Wir aßen unsere Sandwiches und betrachteten die Apfelbäume. »Ich weiß nicht, warum ich dir das alles erzähle«, sagte sie.

»Ich hab mich auch schon gewundert.«

»Aber es ist nicht langweilig und typisch, diese Sorgen des künftigen Bourgeois?«

»Du bist kein bisschen typisch«, erwiderte ich.

Eine Weile schwieg sie. Sie saß nach wie vor neben mir auf der Decke, war aber nichtsdestotrotz meilenweit entfernt. Bis der Bann plötzlich gebrochen schien. »Erzählst du es mir?«

»Was soll ich dir erzählen?«

Doch als sie mich so ansah, ihre Miene ganz sanft, genau wie in dem Moment, als sie von den Kühen in den Bergen erzählt hatte, wusste ich es. Die Luft strich über meine nackten Füße, und ich hörte, wie der Wind die Grashalme rascheln ließ. Es kam mir vor, als wäre da weit und breit kein anderer Mensch. Ihre Stimme war mir ganz nahe. »Erzählst du mir, was mit deinem Auge passiert ist?«

Mir war nicht entgangen, dass es ihr bereits bei unserem ersten Gespräch dort oben auf dem Dach aufgefallen war. Zwei Jahre nach dem Unfall blieb die Pupille inzwischen dauerhaft erweitert, ein Auge blau, das andere fast schwarz. Doch als ich sie diese Worte sagen hörte, sie es tatsächlich laut aussprach, fühlte ich ein klaffendes Loch in der Brust. Es hatten sich schon öfter Leute danach erkundigt, aber nie hatte es bei mir ein derartiges Gefühl hervorgerufen. Normalerweise verschloss ich mich total und wappnete mich, indem ich sämtliche Emotionen ausschaltete, bevor ich antwortete. Ich lieferte dann die Fakten, wie ein Arzt, der eine Fallgeschichte vorträgt. Doch jetzt kam es in mir zu einer Art Erdbeben. Ich gab mir alle Mühe, mit fester Stimme zu sprechen und die übliche Antwort abzuliefern. Ich erzählte von dem Basketballspiel, dem Unfall, der Diagnose des Arztes. Wie ich mich nach und nach wieder daran gewöhnt hatte, Sport zu treiben. Dass mein Gehör mit der Zeit immer schärfer wurde. Dass sich die Pupille nach und nach geweitet hatte, die Veränderung aber keine Rolle spiele, weil ich auf dem Auge ohnehin nichts sah. Ich hätte genauso gut die Geschichte einer längst untergegangenen Zivilisation referieren können.

»Aber wie siehst du jetzt?«

»Mit dem anderen Auge«, antwortete ich, wobei ich mir ein Lächeln abrang.

»Na ja, das ist klar. Aber die Welt. Sieht sie für dich anders aus?«

Das Erdbeben hatte zahlreiche Nachbeben zur Folge. Der gesamte Abhang schien in meinem Inneren in die Tiefe gerissen zu werden, ein Erdrutsch, ausgelöst durch ihre Stimme. »Das hat mich noch nie einer gefragt.«

»Weil du es mit mir gemacht hast.«

»Was habe ich?«

»Du hast mich dazu gebracht zu reden.«

»Wohl kaum.«

»Du weichst aus. Sagt man so?«

In ihrem Blick lag etwas, das mir vermittelte, wie gern sie mir zuhörte. Und ich merkte, wie der Wachposten an der Mauer, die ich um mich herum hochgezogen hatte, wegdämmerte. Plötzlich hatte ich das Bedürfnis, ihr mehr zu erzählen, auch wenn ich das vielleicht nicht tun sollte. Dieser Tag hatte zu vieles eröffnet, ich wollte gar nicht mehr hier sein; es gefiel mir ganz und gar nicht, wie unsicher ich war. Würde ich nicht einfach bloß versuchen, sie zu beeindrucken, meine Blindheit dazu missbrauchen, ihr Herz zu erobern? Mir war aber auch klar, dass, wenn ich schwieg, das Redebedürfnis einfach weiter bestehen würde.

»Erzähl es mir«, forderte sie mich abermals auf.

Ich ermahnte mich selbst, die Sache langsam anzugehen, nichts zu sagen, wofür ich noch nicht bereit war.

»Eines Abends«, setzte ich an, »als ich noch oben in den Hügeln wohnte, nahm ich den letzten Bus vom Stadtzentrum nach Hause. Gegen Mitternacht setzte der mich außerhalb von Calderino ab. Ich musste im Dunkeln drei Kilometer weit laufen, keine Fahrzeuge auf den Straßen, keine Lichter in den Häusern. Ich ging vorbei an der Tankstelle, der kleinen Bar. Ein kleiner Bachlauf floss parallel zur Straße, deshalb begleitete mich den gesamten Weg das Spiegelbild des Mondes im Wasser. Ich war ein bisschen nervös, mir war kalt, aber in erster Linie fühlte ich mich gut, als könnte ich überallhin laufen.«

In der Art, wie sie mir zuhörte, ließ sie mir so viel Raum. Was ich erzählte, klang vermutlich seltsam, aber anders bekam ich das nicht hin. Ich musste es als eine Geschichte verpacken.

»Als ich endlich in meine Straße kam und den Kiesweg raufmarschierte, wollte ich noch nicht reingehen. Es schien mir einfach nicht das Richtige. Alle anderen waren drinnen und schliefen längst. Es war eine sternenklare Nacht. Der Kies wirkte fast weiß im Mondlicht, nur vereinzelte Wolken zogen am Himmel vorüber. Es herrschte grenzenlose Stille in der Stadt, auf den schmalen Straßen, in den Häusern. Am nächsten Morgen würden alle diese Menschen früh aufstehen und diese Straßen nach Bologna hinunterfahren, um dort zur Arbeit zu gehen. Das Leben schien hier seinen geregelten Gang zu nehmen. Und das Sonderbare war, dass ich nichtsdestotrotz in das Bild passte. Als wäre ich ein Teil dieser Stadt, ein unverzichtbares Mitglied der Gemeinschaft, so etwas wie ein Nachtwächter. Als wäre nichts Falsches daran, dass auch nachts jemand wach war, nicht zwingend, um die Stadt zu beschützen, sondern vielmehr, um sie im Schlaf zu beobachten, damit sich ihrer wenigstens irgendwer bewusst war. Ich weiß, dass sich das vollkommen verrückt anhören muss. Aber irgendwie schien mir das wichtig.«

»Und du standst lange da draußen?«

»Mir kam es lange vor.«

»Aber dann bist du reingegangen?«

Wieder war da dieser Schmerz in meiner Brust. Ich nickte.

»Aber wirklich, ist es immer so? In einer Weise gehst du ja nie wieder nach drinnen. Du bist immer draußen in der Nacht? Beobachtest immer?«

Ich hatte einen Kloß im Hals. Sie verstand mich. »So ungefähr, ja.«

»Und dir wird nicht kalt? Immer da draußen?«

Ihre Hand lag nur wenige Zentimeter von meiner entfernt auf der Decke. Wie gern hätte ich sie berührt, allein um ihre Haut an meiner zu spüren.

»Willst du was lesen?«, fragte ich.

Ich zog das Buch aus dem Rucksack, war aber seltsam enttäuscht, als wäre sie diejenige gewesen, die dem Gespräch ein jähes Ende bereitet hatte. Offensichtlich war es eine Panikreaktion meinerseits, aber etwas anderes fiel mir im Moment nicht ein.

Ich legte mich nach hinten auf die Decke. Sie legte sich neben mich. Ich nahm ihren Duft wahr – die sonnengewärmte Haut, eine blumige Note in ihrem Haar. Mit der Hand hielt ich das Buch oben offen und schirmte mein Gesicht so gleichzeitig gegen die Sonne ab. Es war gut, festen Boden unter mir zu spüren, aber meine Stimme rief ein heftiges Vibrieren in meiner Brust hervor. Ich versuchte mich auf die Worte zu konzentrieren, auf die Jungs, die auf ihren Pferden über die kargen Ebenen Mexikos ritten, die Luft flirrend heiß und trocken, aber ich war mir bewusst, wie nahe sie mir war. Ihr Arm lag auf der Decke direkt neben meinem, ich spürte ihre Gegenwart am ganzen Leib, hatte den unwiderstehlichen Drang, ihn wie zufällig zu streifen, allein der Berührung wegen. Den gesamten Nachmittag quälte er mich schon, der Wunsch, ihr noch näher zu kommen, nur hatte ich ihn immer wieder verdrängt und die Schönheit der Berge bewundert, statt sie anzusehen.

Sie stopfte sich ihren Pulli als Kissen unter den Kopf.

»Du kannst dich gern auf meine Brust legen«, hörte ich mich selbst sagen.

In ihre Augen trat ein überraschter Ausdruck, sie wirkte aufrichtig verblüfft. Doch dann zog sie die Klammern aus ihrem Haar, und es fiel in sanften Wellen herab und umspielte ihren Hals. Ich war unsagbar froh über das Buch in meiner Hand – dankbar, dass ich diese vorgefertigten Worte parat hatte, Worte, die nicht meine waren. Dann machte sie es sich bequem, das sanfte Gewicht ihres Kopfes auf meiner Brust eine Art Bestätigung, ihr Haar erwärmt von der Sonne. Ich zwang mich zum Weiterlesen. Die Jungs taten irgendwas, dann wurden sie plötzlich hellhörig auf ihren Pferden: Ein Trupp Männer näherte sich ihnen aus der Entfernung. Nur dass die Wörter nun nichts mehr weiter zu sein schienen als das, bloße Wörter. Unterhalb der Seite konnte ich ihren Nacken sehen, und ich gab mir alle Mühe, mich nicht ablenken zu lassen und hinzuschauen, aber dann bewegte meine Hand sich wie von selbst zu ihrem Haar und griff in die langen, seidigen, warmen Strähnen. Mein Körper dehnte sich in sämtliche Richtungen aus, doch hinter dem Schutz des Buches setzte meine Stimme unbeirrt ihren Ritt durch die sengende Wüste Mexikos fort. Dann glitt ihre Hand an meine Schulter. Ich blätterte um. Sie schob die Hand höher, und mir wurde bewusst, dass sie es nicht wegen der ominösen Männer in der Ferne tat. Deshalb legte ich das Buch hinter meinem Kopf ab, und sie wandte mir ihr Gesicht zu. Da waren die sanften Strahlen der Sonne, und da waren ihre Lippen.

Als wir uns hinter dem weichen Vorhang ihrer Haare küssten, war ich ihr vollkommen ausgeliefert. Die Welt um uns herum schien zurückzuweichen, gleichzeitig gewann alles an Tiefe. Der Duft des langen Grases umfing uns, wir waren umhüllt von der sirrenden Hitze. Wir trieben im Sog der Unterhaltung, die ohne unser Zutun weitergegangen war, dahin, wir wurden darauf abwechselnd emporgetragen und sackten nach unten, als bildeten die Sonnenstrahlen ein Floß, das uns sicher über die Wellen trug. Als ich sie dichter an mich zog, ich ihren Körper unter meinem spürte, hatte ich das Gefühl, als würde ich gemeinsam mit ihr von dieser Strömung fortgezogen, durch eine verborgene Passage hinein in den Nachmittag, als machten wir eine Reise in eine Welt, in der weder Tag noch Nacht war, es weder drinnen noch draußen gab, an einen Ort, an dem man niemals Gefahr lief, sich zu verirren.

Als wir die Augen wieder aufschlugen, war von den fernen Apfelbäumen her der Ruf eines Vogels zu vernehmen. Milena kuschelte sich an meine Schulter. »Ich muss mich in dir verstecken.«

»In mir?«

»Vor dir. Mit dir. In dir. Alles auf einmal.«

Ich versuchte sie dazu zu bringen, mich anzusehen, aber sie wich meinem Blick aus. »Ich empfinde viel zu viel. Das ist ein Problem«, sagte sie.

Wenn es denn ein Problem war, dann war es ein Problem, das ich gern auf mich nahm, für uns. »Wir finden schon eine Lösung.«

Sie richtete sich auf, starrte hinüber zu den Bäumen. Im Profil sah ich jetzt ein Gesicht, das ich noch nicht kannte. »Na ja«, sagte sie. »Du weißt das nicht.«

7. KAPITEL

Ein Pick-up näherte sich. Das Geräusch drang durch die dichter werdende Dunkelheit, viel zu aufdringlich, zu anhaltend, um von irgendetwas herzurühren, das Teil des Waldes war. Nichts Lebendiges, so dachte ich, würde seinen Aufenthaltsort derart leichtsinnig preisgeben. Es war später Nachmittag, die Wolken, die über den Kiefern am Rande des Feldes vorüberzogen, waren lila, in den Fahrrinnen im Schnee sammelte sich Schmelzwasser, kleine bläuliche Tümpel. Ich hatte begonnen, spätnachmittags noch einen Spaziergang zu machen, ohne Schneeschuhe, bloß bis knapp hinter das Grüppchen von Apfelbäumen, vorbei an dem verlassenen Gebäude. In der Regel hielt ich unterwegs irgendwo am Wegesrand an. Ich blickte gerne einfach nur in Richtung Horizont. Der Schnee lag ruhig da wie Wellen, zu Eis erstarrt, die Landschaft windgepeitscht, ein großer weiter Ozean. Der Himmel über den schwärzer werdenden Wipfeln zog mich magisch an, genau wie der Horizont es mit dem Meer tat; nur dass ich ungehindert weiterlaufen konnte, wenn ich wollte – auf das Feld, hinaus ins dämmrige Weiß, hinein in die düstere Umarmung der Bäume. Manchmal stellte ich mir vor, wie ich es tat, einfach weiterlief, ohne an eine Umkehr zu denken – meine Jacke würde sich vor dem schneebedeckten Feld deutlich abzeichnen, bis ich nichts mehr wäre als ein nach und nach verblassender Farbtupfen in der Ferne. Es wäre so, als würde man über eine leere Seite schreiten – bis da keine Wörter mehr wären, keine Buchstaben, keine Vergangenheit mehr. Vielleicht aber würde sich jenseits des Waldes allmählich ein erster neuer Buchstabe herausschälen, jenseits der Dunkelheit, als befände sich dort ein Portal in eine andere Welt. Ich wusste nicht, ob ich mir da etwas zusammenfantasierte, wie ich sichtbar werden konnte vor dieser Leere, oder ob ich einfach nur verschwinden wollte, eins werden mit dieser Landschaft, genau wie die verschneiten Bäume. Wie auch immer, das Feld und die Kiefern in der Ferne hatten begonnen, mir durch ihre Anziehungskraft Gewicht zu verleihen.

Aber die Schneeverwehungen auf der Straße reichten mir gerade mal bis zum Schienbein. Es war also noch nicht nötig, dass jemand zum Schneeräumen kam. Plötzlich packte mich die Befürchtung, es könnte Bella sein mit ihrer glitzernden Perücke, die Augen stur geradeaus gerichtet: Sie hatte Autofahren gelernt, sich einen Pick-up ausgeliehen und sich dann eine kleine Landkarte gezeichnet, inklusive vieler Pfeile und Herzchen, damit sie den Weg auch sicher fand. Es ergab natürlich überhaupt keinen Sinn, war aber die perfekte Mischung aus Furcht und Fantasie, aus Schuldgefühlen und Sehnsucht – in meiner Vorstellung zwang ich dem Mädchen auf, zu mir durchzubrennen. Ich hatte sie viel zu lange und eingehend betrachtet, sie musste gespürt haben, was in meinem Kopf vorging, und jetzt kam sie und erfüllte mir meinen heimlichen Wunsch. Doch als der Pick-up zwischen den Bäumen hervorbrach und die gelben Scheinwerfer sich über den Schnee tasteten, erkannte ich sofort, wer das war. Der etwas seitlich angebrachte Pflug, die Holzverkleidung an der Ladefläche. Ich war weder erleichtert noch enttäuscht, als vielmehr überrascht. Eigentlich kam Nat nie so spät am Nachmittag zum Schneeräumen. Und es war auch nicht viel neuer Schnee gefallen, den man hätte wegpflügen müssen.

Vielleicht war er irgendwie neben der Spur wegen dieser ganzen Millenniums-Panikmache. Mir war der inflationäre Gebrauch von Ausrufezeichen in den Zeitungen und Magazinen gleich neben der Kasse im C&C nicht entgangen: *Millenniums-Irrsinn!*

Kommt jetzt der große Computer-Crash?!? Apocalypse Now! An diesem schicksalhaften Punkt, wenn das Jahrtausend zu Ende ging und das neue sich weigerte zu beginnen, würden angeblich sämtliche Computer weltweit verrücktspielen: Flugzeuge würden vom Himmel stürzen, Tresorräume von Banken sich wie von Geisterhand öffnen, Energieversorgungsnetze zusammenbrechen. Es würde nicht einfach alles nur finster werden, sondern finsterstes Mittelalter, und wir würden in ein allgemeines Chaos zurückgeworfen, in die urzeitliche Schreckensherrschaft auf der dunklen Seite des Mondes. Auf mich wirkte das alles lachhaft, eine reine Massenhysterie – ein bisschen wie die Furcht eines erwachsenen Mannes vor dem Verlust der Fernbedienung. Vielleicht aber hätte ich mehr Verständnis aufbringen sollen: Schließlich tat ich doch im Grunde hier im Wald nichts anderes. Ich versuchte doch auch nur herauszufinden, wie man das Überleben sicherte, was man wirklich brauchte für ein Dasein in einer Welt, die im Wandel begriffen war.

Natürlich war der Jahrtausendwechsel über die Bühne gegangen, ohne dass ich groß etwas davon mitbekommen hätte. Nur die Schlagzeilen der Zeitungen im C&C lauteten nun anders. *Technik auf dem Prüfstand, Der große Y2K-Hoax, US-Regierung gibt 3 Milliarden Dollar aus, um was abzuwehren?* Aber vielleicht hatte Nat das Angst bereitet. Oder er dachte vielleicht, ich könnte Angst haben.

Jetzt hielt er neben mir an und kurbelte das Fenster herunter. Er trug weder Mütze noch Handschuhe. »War gerade zufällig in der Gegend.« Er machte eine ruckartige Bewegung mit dem Kinn, als wären da noch andere Häuser.

»Netter Nachmittag für eine kleine Spritztour.«

»Ich räume gern ein bisschen Schnee. Keine Extrakosten.«

»Da wäre ich Ihnen dankbar.«

Er hauchte in seine Hände, betrachtete die Glut an der Spitze seiner Zigarette. Er machte den Eindruck, als wäre er schon eine ganze Weile unterwegs. Der Aschenbecher unter dem Radio quoll jedenfalls über, so randvoll mit Kippen war er. »Wollte Ihnen nur sagen, dass mein Sohn vorbeischaut.«

Ich verstand nicht, was er meinte.

»Er ist sehr zuverlässig, mein Junge. Wenn ein Schneesturm kommt, ist er innerhalb weniger Tage da. Und dann schaufelt er Sie da raus. Er kennt sich hier in der Gegend gut aus. Sitzt am liebsten daheim und spielt Videospiele, aber als er noch jünger war, bin ich mit ihm öfter hier jagen gegangen.«

Er blickte stur geradeaus, die Hand immer noch am Lenkrad.

»Fahren Sie denn weg?«

Ein schiefes Grinsen trat auf sein Gesicht, und in seine Augenwinkel traten Lachfältchen. »Hab darüber nachgedacht. Erst mit dem Auto rüber nach Burlington, dann mit dem Flieger weiter nach Miami. Und anschließend fette Party am Strand. War noch nie am Meer, können Sie sich das vorstellen? Schon kurios für einen Mann in meinem Alter.«

Das Armaturenbrett war hell erleuchtet. Seine Haut wirkte in dem Lichtschein fast ein wenig gelblich und fahl. Langsam beschlich mich eine gewisse Vorahnung.

»Sind Sie krank, Nat?«

»Die Ärzte meinten nur, ich sollte eine Weile etwas kürzertreten. Vielleicht einen Monat oder zwei. Sie wissen schon. Der eine Doktor sagt das eine, der andere Doktor meint was anderes. Sind schon richtige Genies, diese Ärzte.«

Es gab mir einen Stich, ich konnte seine Verärgerung nachfühlen. Der letzte Arzt, den ich aufgesucht hatte, war mit fünf Medizinstudenten in meinem Alter ins Sprechzimmer gerauscht, ohne sich vorher mein Einverständnis zu holen, und hatte mir ungefragt mit der Stablampe ins Auge geleuchtet, während sie hineingeglotzt hatten, einer nach dem anderen, als wäre ich nichts weiter als ein Glasbehälter voll Formalin, ein blindes Auge, das in der trüben Dunkelheit dahindümpelte.

»Was ist das Problem?«, fragte ich.

»Leber. Möglicherweise. Sie wissen es nicht genau.« Mit dem Kinn deutete er auf den Wald hinter sich. »Aber sobald der Sommer kommt, bin ich wieder hier. In meinem Wohnwagen. Dann werden Sie mich öfter zu Gesicht bekommen, als Ihnen lieb ist.«

»Ich nehme Sie beim Wort.«

Erst da wurde mir bewusst, dass ich meine behandschuhte Hand an seine Tür gelegt hatte. Er war für mich die wichtigste Verbindung zur Außenwelt, und mit einem Mal hatte ich schreckliche Angst, ihn zu verlieren. Am liebsten hätte ich ihm die Hand auf die Schulter gelegt, aber das wäre nicht angemessen. Stattdessen klopfte ich kurz gegen die Fahrzeugtür, als wäre sie eine Verlängerung seines Körpers. Doch selbst das fühlte sich seltsam an. »Passen Sie gut auf sich auf«, sagte ich.

»Kommen Sie mir bloß nicht ins Krankenhaus.«

»Keine Sorge, tu ich schon nicht.«

»Essen Sie immer schön brav. Und fahren Sie regelmäßig in die Stadt.«

Ich verstand seine Worte so, dass er nicht wollte, dass ich ihn besuchte. »Versprochen«, antwortete ich.

»Wenn Sie irgendwas brauchen, rufen Sie meine Frau an.«

»Das mach ich.«

»Egal was.«

Er warf mir einen letzten eindringlichen Blick zu, dann rollte der Pick-up los, das Fenster immer noch offen. Er schien die Dämmerung hinter sich herzuziehen, um seine roten Rücklichter sammelte sich absolute Finsternis.

Es wurde schrecklich still im Wald, die Bäume entlang der Straße zeichneten sich nur noch als Silhouetten ab, hoch aufragende schwarze Spitzen, die genauso gut in Stein gemeißelt hätten sein können. Der frühe Abend hatte sich über die Felder gelegt wie ein dunkler Fleck. Immer noch spürte ich den Horizont jenseits der Bäume, der mich magisch anzog, doch jetzt schämte ich mich deswegen. Nat sah sich anscheinend als mein Beschützer, verantwortlich für den Jungen im Wald. Es tat weh, festzustellen, wie sehr er sich um mich sorgte, vielleicht, weil ich aufgehört hatte zu glauben, dass irgendwer sich auch nur einen Deut um mich scherte. Und es tat weh, weil ich mich genauso um ihn sorgte. Dabei kannte ich ihn doch kaum.

Langsam verschwand der Pick-up aus meinem Sichtfeld, und während die abendliche Kälte durch meinen Bart strich, überlegte ich mir, was es für mich bedeuten würde, niemanden mehr zu haben, der mir tatsächlich nahestand. Vor einigen Jahren, nach der Beerdigung meines Großvaters, hatte Mom mir etwas erzählt, das Poppa zu ihr gesagt hatte, als sein eigener Vater starb. Vor der Trauerfeier hatte er sich in seinem Zimmer die Krawatte gebunden, und er hatte nicht gehört, wie sie zur Tür hereinkam. Er sprach immer ganz sanft, mein Poppa, er war ein Mann von freundlichem Gemüt, er hatte eine Güte an sich, die ihm und allen seinen Lieben eine Zuflucht war. Doch da war auch noch etwas anderes, ein Verlust in seinem Blick. Als Mom sich neben ihn auf das Bett setzte, sagte er: »Jetzt weiß ich, was Ewigkeit bedeutet.« Mom war in Tränen ausgebrochen, als sie mir diese Geschichte erzählte, und verfiel anschließend in ein für sie recht untypisches Schweigen. Wir fuhren gerade von Newburgh zurück nach Boston, und sie ließ sich durch nichts ablenken, weder durch die Dinge am Straßenrand noch durch einen anderen Gedanken, der ihr durch den Sinn gegangen wäre. Die Bäume entlang des Highways zogen an uns vorüber. Da war nur diese bodenlose Leere angesichts dessen, was ihr Vater empfunden hatte, als er seinen eigenen Vater verlor, und was sie empfand, als es bei ihm so weit war. Sie entschuldigte sich für die Tränen. Da war eine entsetzliche Einsamkeit in ihr, jenseits der üblichen alltäglichen Sorgen, etwas, das ich mir bei ihr nie hätte vorstellen können. Als fühlte sie sich entfremdet von allem, was sonst in der Welt war. Es war nicht so, dass ich sie immer noch als eine Erweiterung meiner selbst betrachtete, wie es so vielen Kindern mit ihren Müttern ergeht. Doch ich war davon ausgegangen, dass sie mich nach wie vor als eine Verlängerung ihrer eigenen Person sah. Zumindest verhielt sie sich die meiste Zeit so. Und plötzlich war da noch dieser andere Teil von ihr, der sich dem Jenseits zuwandte, weil ihr Vater dort wartete. Ich schätze, das war das erste Mal, dass mir bewusst wurde, so richtig bewusst, dass meine Mutter irgendwann sterben würde. Ihr Vater war ihr vorausgegangen in die Ewigkeit, und eines Tages würde sie diese Ewigkeit an mich weitergeben. Sie wäre dann nicht mehr da, um den Anruf aus dem Krankenhaus entgegenzunehmen, wäre nicht mehr da für einen Anruf aus der Wildnis, der nicht kommen würde. So war er, der Tod – ganz gleich, wie groß die Liebe auch war, die ihm vorausging, am Ende meldete sich jemand nicht mehr, würde nie mehr ans Telefon gehen können, in alle Ewigkeit.

Als ich weiter die Fahrspuren von Nats Pick-up entlangmarschierte und der Abend immer näher herankroch, versuchte ich den Gedanken zu verscheuchen, ich könnte jemanden aus meiner Familie verlieren. Ich war davon ausgegangen, dass die Leben, die ich zurückgelassen hatte, unverändert weitergehen würden: Mom und Dad und Matt würden immer noch da sein, genau wie ich sie verlassen hatte, ihr Tagesablauf fast bis auf die halbe Stunde genau vorhersehbar – das Müsli zum Frühstück, das Pendeln zur Arbeit, die Abendnachrichten. Doch vielleicht lief es gar nicht so, wie ich dachte. Schreckliche Dinge konnten geschehen. Krankheiten, Unfälle. Weshalb ich mich auf völlig neue Weise schuldig fühlte – nicht nur, weil ich die Erwartungen der anderen an mein Leben enttäuscht hatte, sondern in erster Linie auch ihretwegen, weil ich als Sohn und Bruder eine gewisse Verantwortung ihnen gegenüber trug. Ich konnte den Gedanken nicht ertragen, Mom oder Dad oder Matt könnten krank werden – erst recht nicht, solange ich weg war und mich um meine eigenen Probleme kümmerte, absolut unfähig, jemand anderem zu helfen. Und ich ertrug den Gedanken nicht, was es für sie bedeuten würde, wenn ich verschwand.

Am Ende der Wiese hatte Nat kehrtgemacht, denn jetzt kamen die Scheinwerfer zwischen den Bäumen erneut auf mich zu. Ich brauchte eine Aufgabe, musste um etwas kämpfen können, aber ich wusste nicht, was das sein könnte. Oder ich kämpfte längst, nur dass ich es zu halbherzig tat.

Nat bretterte an mir vorbei, ohne vom Gas zu gehen, hob nur einen Finger vom Lenkrad. Den Pflug hatte er nicht einmal abgesenkt.

Schritte kamen den Flur entlang, gefolgt von einem zweifachen Klopfen. Milena steckte den Kopf ins Zimmer, schloss die Tür mit einem leisen Klicken und kam über den Fliesenboden auf mich zugeeilt. Sie setzte sich neben mich auf die Matratze. Dann sah sie mich eine gefühlte Ewigkeit an. »Du bist es immer noch«, sagte sie.

Sie strich mir mit dem Finger über die Wange, und als ich sie küsste, glitt das Buch, in dem ich gelesen hatte, zu Boden. Ich hatte die Hand bereits tief in ihrem Haar vergraben, mit der anderen zog ich sie an mich.

»Aber ich muss meine Stiefel ausziehen.«

Sie fing an, die Schnürsenkel zu lösen. Ihre beiden Schienbeine waren schneeweiß.

»Du lächelst über mich.«

»Weil es mir vorkommt wie ein Traum.«

Sie legte meine Hand auf ihren Schenkel. »Aber ich bin doch real, oder?«

Der Raum um uns herum nahm wieder Konturen an. Der Stapel Bücher auf meinem Nachttisch, die Leselampe, die Matratze mit der dünnen blauen Decke. Keine farbenprächtigen Weltkarten an der Wand wie in Juan Ignacios Zimmer, nur ein paar Papierstreifen mit meiner eigenen krakeligen Handschrift, über dem Schreibtisch mit Klebeband befestigt, Zitate von van Gogh, Tschechow, Silone – in denen ging es überwiegend um Liebe oder Kunst oder beides. Mein Zimmer war nach wie vor ein Provisorium, weil ich nicht wusste, ob ich hierbleiben wollte. Doch das war jetzt der dritte Abend in Folge, an dem Milena vorbeikam, und als sie so neben mir saß, schien mir alles möglich.

»War der Unterricht okay?«, fragte ich.

»Nicht reden.«

Schon türmte sich ein Klamottenhaufen zu unseren Füßen, unsere Körper wurden der Dinge wie der Knöpfe und des Jeans- und Seidenstoffs entledigt, waren frei von Spitze und Baumwolle und Verschlüssen, nichts war mehr zwischen uns, nur noch Hüften und glatte Haut und Hitze, das Nachttischlämpchen zu Boden gefallen, und ihre Stimme, die ganz nah an meinem Ohr flüsterte: »Aber wir machen keine Liebe miteinander.«

Im Eifer des Gefechts waren ihre Worte für mich nichts als böhmische Dörfer, deshalb dachte ich, sie würde nicht von Sex, sondern tatsächlich von Liebe sprechen, *wir machen keine Liebe,* als wollte sie mir vermitteln, Liebe sei nichts, das man entstehen lassen könne, stattdessen müsse man sie finden.

Sie hatte es jeden Abend wiederholt, nur dass sie diesmal noch hinzufügte: »Bitte, hör nicht auf das, was ich sage«, und als wir wieder zur Ruhe gekommen waren und ihr Kopf auf meiner Brust gebettet lag, während das Zimmer um uns herum sich weiter drehte, sagte sie: »Aber ich schlafe nicht jede Nacht hier.«

Trotzdem kam sie jeden Abend. Ein paar Tage später saß sie von mir abgewandt und öffnete gerade unter dem Pyjamaoberteil den Verschluss ihres BHs.

»Soll ich die Augen zumachen?«

»Na ja, aber du musst mich so tun lassen, als wäre es erst eine Woche.«

»Eine Woche?«

»Erst eine Woche, dass ich zu dir komme.«

»Aber es ist ja auch wirklich erst eine Woche her, seit du das erste Mal hier warst.«

Sie drapierte ihren BH ordentlich über ihre Büchertasche und wandte sich mir zu. »Das ist, weshalb du mich so tun lassen musst.«

Doch keiner von uns beiden war besonders gut darin, so zu tun, als ob. Sie fing an, mir Dinge mitzubringen. An einem Abend öffnete sie ihre Tasche und brachte ein paar CDs und einen tragbaren CD-Player zum Vorschein. Mit *La Bohème* fingen wir an. Im Kerzenschein saßen wir mit dem Libretto in der Hand da, lasen abwechselnd den deutschen, den englischen und den italienischen Text mit, bis wir gar nicht mehr auf die Zeilen sahen, sondern nur noch der Musik lauschten. Es geht darin um eine Gruppe brotloser Künstler, die ohne Geld und ohne ein wärmendes Feuer in einer Pariser Dachkammer sitzen; es ist ein eiskalter Heiligabend. Plötzlich ein Klopfen an der Tür – der gefürchtete Vermieter steht davor. Die Freunde gehen aus; Rodolfo, der Schriftsteller, bleibt zu Hause, um einen Artikel fertigzustellen, an dem er gerade arbeitet. Da klopft es erneut, und allein seine Reaktion verrät, dass er sich verlieben wird. Das Klopfen klingt wie zuvor, sein *Wer klopft?* klingt wie zuvor, nur in die Musik schleicht sich eine gewisse Leichtigkeit. Es ist Mimi, die ein Stockwerk höher wohnt.

Während wir zuhörten, hielt Milena meinen Arm umklammert. Früher hatte ich Opern immer belächelt, völlig zu Unrecht – für mich war das etwas, das man meinetwegen ironisch einsetzen konnte in Filmen, wenn ein Typ sein Auto zu Schrott fährt, das neue Kleid seiner Angebeteten ruiniert und am Ende alles verbockt. Solch überragende Gefühle hatten mit dem echten Leben doch nichts zu tun. Aber mit Milenas warmem Körper an meiner Seite, während die abendliche Brise Bolognas durchs Zimmer strich, klang die Musik nicht so unangemessen. Als Rodolfo sich Mimi vorstellt – *Wer bin ich? Ich bin Dichter. Und was mache ich? Ich schreibe. Und wie lebe ich? Ich lebe* –, steckt er wirklich alles von sich in seinen Gesang. Er legt sein ganzes Leben, seine gesamte Vergangenheit, sein ganzes Herz in die Musik – all das verleiht seiner Stimme ihre Kraft, und die Streicher folgen seiner Stimme, ein Gefühl so groß, wie es nicht wirklich zu einer Begegnung mit der Nachbarin von oben passt und doch dazu, sich zu verlieben. Er gibt sich ihr voll und ganz hin, und indem er sich ganz hingibt, wird er ganz, und zwar auf eine Art und Weise, wie es ihm bei seinen Freunden und seiner Arbeit nicht möglich war. Meine Haut prickelte, Tränen traten mir in die Augen. Milena machte keine Anstalten, sie mir wegzuwischen. Als die Arie endete, fühlte ich mich, als hätte sie mich wieder mit einem unbekannten Teil meiner selbst vereint, mit einer Welt in mir, in der alles, was ich je gefühlt oder ersehnt hatte, plötzlich Sinn ergab. Es kam diesem Gefühl sehr nahe, das mich ergriff, wenn ich las, nur dass das Gefühl jetzt auch außerhalb von mir zu finden war – es hallte von den Wänden wider, vom Bett, und ich war nicht länger allein damit.

Sie fing an, selbst *All die schönen Pferde* zu lesen, sie nahm das Buch sogar heimlich mit in den Unterricht, schmuggelte es in ihrer Tasche zwischen den ganzen Büchern über die politische Geschichte Europas und über globale Gerechtigkeit mit in die Uni. Abends erzählte sie mir dann immer, wie weit sie gekommen war, wo genau John Grady Cole und Lacey Rawlins sich auf ihrer Reise Richtung Mexiko befanden, von der verbotenen Romanze zwischen John Grady und dem mexikanischen Mädchen Alejandra. Ich fand es toll, wenn sie mir die Geschichte erzählte – das Leuchten in ihren Augen, genau wie damals, als sie von *Narziß und Goldmund* gesprochen hatte –, und ich konnte nur hoffen, dass sie ein bisschen auch uns beide meinte, wenn sie von John Grady und Alejandra sprach. Der Frühling hatte die Stadt im Sturm erobert, er lockte die Obstverkäufer ins Freie und sorgte dafür, dass alle ihre Fensterläden weit aufrissen. Die Giardini

Margherita waren voller Teenager, die sich in der Kunst des Flirtens übten. Und Nacht für Nacht kehrten wir oben in meinem Zimmer zueinander zurück. Ich ließ mich auf keinen Studentenpartys mehr blicken. In sehr seltenen Fällen gingen wir zum Essen aus. Wir wussten, dass Juan Ignacio das mit uns mitbekommen hatte, aber ich sprach nie mit ihm darüber. Es war ein Parallelleben, das ich führte, parallel zu dem Leben um uns herum, parallel zu dem Leben, das hinter uns lag, aber es fühlte sich möglich an – eine andere Art der Existenz, ein Dasein, das geprägt war von dem, was wir füreinander empfanden, ein Dasein, das seine Berechtigung in all den Zitaten an meiner Wand fand, in der Oper, die wir hörten, in den Büchern, die wir lasen.

An manchen Abenden bat sie mich, ihr aus *All die schönen Pferde* vorzulesen. Und an anderen Abenden las sie deutsche Texte für mich. An wieder anderen Abenden lasen wir nicht und hörten uns nichts an und redeten auch nicht. Wir krochen einfach nur unter die Decke, während eine leichte Aprilbrise ins Zimmer wehte und die Kerze auf dem Fliesenboden zum Flackern brachte.

Ich hätte es merken müssen. Nur leider hatte ich nicht damit gerechnet, wie schnell die Dunkelheit hereinbrechen würde. Ich war zu lange dagesessen, hatte mich von dem Licht fesseln lassen, das über den Bergen zu dämmern begann, und hatte deshalb nicht bemerkt, dass über den Höhenzug schwarze Wolken herangetragen wurden. Ich musste mich schleunigst in Bewegung setzen. Aber nicht allzu hastig, damit ich keinen verstauchten Knöchel riskierte, weil ich mit meinen Schneeschuhen unglücklich auf einem umgestürzten Baum landete. Stattdessen setzte ich abwechselnd den Stock ein und machte einen Schritt, Stockeinsatz, Schritt, konzentriert und ohne eine Pause einzulegen. Es war Anfang Februar; ich hatte längst gelernt, den Wind richtig zu deuten, alarmierende Wolkenkonstellationen zu erkennen. Eigentlich hätte ich es merken müssen, dass der Wind die Richtung gewechselt hatte und ablandig war. Wie hatte ich vergessen können, dass ich nicht der Himmel und die Wolken und der Schnee, dass ich nicht das Wetter war – und dass mir dies zum Verhängnis werden konnte.

Ich war bereits über das Plateau hinaus abgestiegen, kämpfte mich auf Schneeschuhen hinten herum, nicht auf der üblichen Route über die Wiese. Es war eine Abkürzung. Im Laufe des Herbsts hatte Gestrüpp den Pfad überwuchert, doch die dicke Schneeschicht hatte alles unter sich begraben und mir so den Weg geebnet. Es gab keine sichtbare Spur, aber ich wusste, dass das Haus ungefähr südöstlich lag. Ich musste einfach weiter Schritt für Schritt gehen, immer abwechselnd mit dem Stockeinsatz, Ruhe bewahren, mich konzentriert weiterbewegen. Ich hätte nicht sagen können, ob die herannahende weißlich-blaue Dunkelheit von den Wolken herrührte oder von der einsetzenden Dämmerung oder von beidem. Jedenfalls wäre ich so schneller zurück beim Haus – es war schließlich nicht mal eine Meile bis dorthin.

Der heisere Schrei einer Krähe durchbrach die Stille, gefolgt von Flügelschlägen hoch über mir. Das Tier stemmte sich mit aller Macht gegen den Wind. Der Wald leerte sich. Der Wind peitschte die Wipfel der Bäume hin und her. Ein heftiges Schneegestöber hatte eingesetzt, wie ein Schwarm kleiner Fische, die im starken Wellengang die Orientierung verloren hatten. Sie schienen mein Gesicht verschlucken, meine Nase, meinen Mund verschieben zu wollen – als hätte mich der Horizont, auf den ich in meiner Vorstellung zugegangen war, plötzlich eingehüllt. Mein Herz fing an zu rasen bei all dem Getöse und der Stille zwischen den vereinzelten Böen. Die Bäume ächzten bis ins Mark in der Kälte, alles an ihnen zog sich zusammen. Ich stapfte unbeirrt weiter, immer noch darauf bedacht, nicht zu sehr zu hetzen, immer wieder nach vergrabenen Ästen und Wurzeln stochernd. Dann merkte ich, dass ich die Orientierung zum Haus verloren hatte. Weit und breit war nichts zu finden, das mir vertraut vorgekommen wäre – kein Felsbrocken, keine Lichtung, nichts. Der Wald war mir fremd geworden. Wohin ich auch blickte, alles sah gleich aus.

Wenn ich mich in einem weiten Bogen rechtsherum bewegte, war das Schlimmste, was passieren konnte, dass ich ein Stück oberhalb des Hauses herauskam, irgendwo beim Feld. Wenn es bis dahin schon stockdunkel war, konnte ich mich an der Straße orientieren und dort entlanggehen. Selbst für eine Meile würde ich dann maximal zwanzig Minuten brauchen. Der Plan war da, bevor ich mich damit einverstanden erklären konnte – als hätte ich hier nicht das Sagen, als wäre ich noch nicht einmal ein Mitglied des Teams, nur einer, der sich an die Fersen der anderen heftete. Die Zehen meines rechten Fußes waren zu einem dicken Klumpen gefroren. Ich hatte versehentlich zwei unterschiedliche Socken angezogen, und jetzt merkte ich, wie sich der aus Baumwolle um meinen Knöchel schuppte. Normalerweise hielt ich es wie ein echter Pfadfinder und trug mehrere Kleidungsschichten, aber im Haus war es am Nachmittag so seltsam still geworden, eine Stille, die ich ganz deutlich hörte, weshalb ich überstürzt nach draußen geflohen war, ohne mich groß darum zu kümmern, mir neue Socken anzuziehen, da es ja bald dunkel werden würde und mir nicht allzu viel Zeit blieb. *Mir blieb nicht viel Zeit.* Ich blinzelte gegen den Schnee an, der mir ins Gesicht stob, und versuchte mich auf die Bäume vor mir zu konzentrieren, einen Rhythmus zu finden. Nur dass ich zu sehr hastete – nicht nur, was meine Kondition, sondern vor allem, was meine Sicht betraf. Ich wusste nicht, wie sich meine Augen anpassen sollten, wie ich mit der starken Windgeschwindigkeit klarkommen sollte. Der Wald wirkte mit einem Mal vollkommen flach, fast eindimensional, eine stabile Mauer aus Schnee und Wind. Ich wurde das Gefühl nicht los, den Kräften der Natur hilflos ausgeliefert zu sein, gegen meinen Willen in eine bestimmte Richtung gedrängt zu werden. Und während ich in rasantem Tempo hangabwärts getrieben wurde, kamen die Worte hinterrücks über mich, als stammten sie von etwas, das hinter mir her war und vor dem ich davonlief: *Wenn im Wald ein Mann umfällt, und niemand hört es, macht er dann ein Geräusch?*

Es kam mir vor wie ein schlechter Witz. Auf meinen Spaziergängen kamen mir des Öfteren Fragmente von Gedichten und Songtexten in den Sinn, Zeilen, die ich nie bewusst auswendig gelernt hatte. *Anheimelnd, dunkel, tief die Wälder.* Doch dieses Aufscheinen war nun alles andere als angenehm. Denkbar unpassender Zeitpunkt. Die Bäume verloren immer mehr an Kontur, verblassten zu einer schieren Silhouette. Der unebene Untergrund schimmerte bläulich-weiß wie ein vereister Bach, aus dem vereinzelt herabgefallenes Geäst ragte. *Wenn im Wald ein Mann umfällt, und niemand hört es, macht er dann ein Geräusch?*

Der Wind neigte die schlanken Birken, als wären sie Schiffe auf hoher, sturmgepeitschter See, die anhaltenden Böen bildeten unregelmäßige Wellen. Die Naturgewalten hörten ganz sicherlich nichts. Direkt hinter mir verwischten meine Spuren, ich war nichts als ein schwaches Atmen, ein Körper von unbedeutendem Gewicht – ein fremder Farbklecks, der durch den Wald huschte. Der Schnee, der Wind, die Bäume – sie existierten weiter, ob ich da war oder nicht, ganz gleich was für Gedanken mir durch den Kopf geisterten, ganz gleich was sich in meinem Herzen regte oder auch nicht. Es war fast so, als hätte ich die Grenze in ein Reich überschritten, in dem es keine menschlichen Geräusche mehr gab, eines, das kein Mensch je betreten sollte, wo man kein Gehör fand. Das hier war nicht vergleichbar mit der Auflösung der eigenen Persönlichkeit, wenn man sich verliebte, jener Auflösung, die einen von sich selbst befreite, nur damit man zu sich fand. Es war das Nichts. Ich war mir der Knochen in meinem Körper überdeutlich bewusst, sah mich selbst als Skelett, das sich vorwärtsbewegte, sah mein eigenes Verschwinden als etwas, das längst vergessen war.

Der zuvor blaue Schnee hatte sich zu einer gräulichen Masse verdichtet. Die Lücke zwischen den Bäumen war nun deutlich zu erkennen. Erst dachte ich, ich würde mir das nur einbilden, aber ich befand mich tatsächlich auf einer Art Weg, und der verbreiterte sich nun. Ich befand mich auf der alten Forststraße. Noch etwa eine Viertelmeile, dann müsste ich nach einer Kurve die Abzweigung zum Haus vor mir haben. Bald wäre ich wieder daheim – und dann hätte ich endlich wieder warme Füße, ohne Frostbeulen. Ich verlangsamte meine Schritte; der Wind wütete unerbittlich weiter. Mir blieb nichts anderes übrig, als durchzuhalten und weiterzugehen. Die Straße war nicht ganz so dunkel, schälte sich aus der Finsternis um mich herum. Die Öffnung zwischen den Bäumen sorgte bei mir für Erleichterung und schien mir die nahe Rettung vor dem immer bedrohlicher wirkenden Wald. Als ich mich der Kreuzung näherte, verspürte ich den beunruhigenden Drang, mich vom Haus abzuwenden und in die andere Richtung weiterzulaufen, hinunter in die Stadt, immer weiterzugehen, bis ich das hell erleuchtete Reklameschild der Gulf-Tankstelle erreichte, bis ich das Klingeln der Tür beim Eintreten vernahm, bis ich zu dem Typen hinter der Kasse kam, dessen freundlicher Gruß in mir ein Gefühl auslösen würde wie das Klimpern einer Münze in der eben noch leeren Sammelbüchse eines Bettlers. Doch mir war bewusst, dass das viel zu lange dauern würde, selbst wenn ich das Auto nahm und es damit hinausschaffte, würde sich das seltsam anfühlen. Jemanden darum zu bitten, einem die eigene Existenz zu bestätigen, ohne dies so direkt zu sagen, schien mir irgendwie moralisch nicht vertretbar. Gab es nichts anderes, das einem Menschen Form verleihen konnte?

Endlich erreichte ich das offene Feld, das ich keines Blickes würdigte, und dann sah ich meinen Wagen, und der Kofferraum fühlte sich wunderbar solide an unter meinen Handschuhen. Ich stand oben an der Böschung, der Schnee lag wie ein düsterer grauer See vor mir, das Haus ein schwarzes Boot, das darauf trieb und sich gegen den Wind stemmte. In keinem der Fenster war Licht zu sehen, es fiel nicht der leiseste Schein hinaus auf den Schnee. Die Finsternis traf mich wie ein harter Schlag. Ohne mir darüber im Klaren zu sein, hatte ich mir ausgemalt, wie glücklich mich die Heimkehr machen würde. Niemand, der sich ums Feuer kümmerte, niemand, der das Abendessen vorbereitete, und trotzdem wäre da ein Licht im Fenster, und ich hätte mich sofort wieder heimisch gefühlt. Doch das Haus war in absolute Dunkelheit gehüllt, als hätte der Wald es verschluckt, als wäre es ebenfalls zu einem Teil der jenseitigen Welt geworden.

Ich konnte nirgendwo anders hin. Also machte ich mich an den Abstieg und ging auf die Garage zu. Ich musste das Feuer neu anschüren, musste mir einen Toast machen, eine heiße Dusche nehmen. Musste irgendwas tun, so unbedeutend es auch scheinen mochte. Hauptsache, es war etwas, das Menschen eben so taten.

Milena wollte mich partout nicht ansehen. Verlorene Socken wurden aus ihren Verstecken gezogen, im vormittäglichen Sonnenlicht wirbelte Staub auf. Eine Haarsträhne hing lose an ihrem Hals. Sie kniete neben der Matratze, zog das weiche, cremefarbene Laken ab, das sie eine Woche zuvor mitgebracht hatte. Über der Schulter trug sie eine alte Lederhandtasche, ihr Rücken und ihre Arme bewegten sich flink. Sie hatte sich bereits den gestreiften grünen Pyjama in die Tasche gestopft, den sie unter meinem Kissen aufbewahrt hatte. Die dünne Decke fiel zu Boden. Mit einer Hand warf sie sie zurück, trotzdem war immer noch der Großteil der fleckigen Matratze zu sehen.

»Du hast doch andere Laken?«

»Ja. Milena?«

»Sie sind hier. Sie sind gerade zur Tür hereingekommen. Sie sind hier.«

»Sie?«

»Otto und mein Vater. Sie sind mit dem Zug gekommen.«

Eigentlich sollte ihr Vater sie übers Wochenende besuchen. Ihr Vater. So hatte der Plan ausgesehen. Am Abend zuvor hatten wir zu zweit ihren Geburtstag gefeiert, und heute kam also ihr Vater.

»Mein Vater hat ihn als Überraschungsgast mitgebracht. Als ein Geschenk.« Sie stand nun ganz ruhig da und sah mir direkt ins Gesicht, aber ich spürte, wie wir beide in Bewegung gerieten. Der Augenblick brach in sich zusammen. Von dort oben lastete viel zu viel Druck auf uns.

Juan Ignacio hatte mich bereits vorgewarnt. Am Morgen unseres Picknicks hatte er im Türrahmen der Küche gestanden, offenbar gelangweilt, weil es für ihn so offensichtlich war, und er hatte gesagt: »Komm schon, Mann, eine Frau wie sie, du glaubst doch nicht allen Ernstes, dass die in Wien keinen Typen hat?« Und dann, als wir das erste Mal miteinander schliefen, hatte sie es sogar selbst zugegeben. »Das ist ein Problem«, hatte sie gesagt, die Hand an meiner Brust. »Ich sollte dich nicht so mögen. Das sollte nicht passieren.« Ich war mir sicher, dass sie mit dem, was nicht passieren sollte, Liebe meinte. Und deshalb vertraute ich auf ihre Hand, die warm auf meiner Brust lag, statt auf ihre Worte zu achten. Ich hatte auf das, was zwischen uns war, vertraut. *Ich begriff, dass man, wenn man liebt, bei seinen Gedanken über diese Liebe von etwas Höherem, von etwas Wichtigerem ausgehen muss als Glück oder Unglück, Sünde oder Tugend im gängigen Sinne, oder man braucht überhaupt nicht zu denken.* Es war eines der Zitate, unter denen wir Nacht für Nacht schliefen; es war das Motto, nach dem wir lebten. Wir würden eine Lösung finden, versicherte ich ihr. Und in den folgenden Nächten schienen wir uns wortlos darauf zu einigen, dass es uns gelungen war. Wir sprachen nicht über Otto. Ich stellte keine Fragen, und sie erzählte von sich aus nichts von ihm. Er existierte lediglich als Schattengestalt in den Geschichten aus Wien. Sie hatten zusammen Jura studiert, ihre Familien waren befreundet; darüber hinaus wusste ich nicht viel mehr, als dass ihr

Kosename für ihn »Chinese« war: Er hatte so gut wie keine Körperbehaarung, war ein ganzes Stück kleiner als ich. Seinen eigentlichen Namen, Otto, sprach sie immer mit tief empfundenem Respekt, fast schon ehrfurchtsvoll aus. Es gefiel mir nicht, wie sich mein Bild von ihm wandelte, wenn sie ihn beim Namen nannte, weil er dann aus dem Schatten hervortrat und nicht länger nur einer von vielen war. Andererseits war mir auch bewusst, dass ihr Leben mit ihm nicht mit unseren gemeinsamen Nächten zu vergleichen war. Nicht, wenn man danach urteilte, wie sie mir die Nägel in den Rücken schlug. Nicht, wenn es danach ging, wie sie mir anschließend immer verstohlene Blicke zuwarf, als hätte sie sich bis gerade eben selbst nicht gekannt. Es gab keinen Wettstreit zwischen ihm und mir. Sondern einen Kampf, den sie in sich selbst austrug: das Leben, zu dem sie erzogen worden war, gegen das Leben, das sie sich für sich wünschte. Sie stand am gleichen Scheideweg wie ich, dessen war ich mir sicher. Und wenn ich sie nur weit genug auf diesem Weg begleiten konnte, weit genug, damit sie sah, wie schön es war, würden wir unsere Entscheidung gemeinsam treffen.

»Wie lange? Wie lange haben sie vor zu bleiben?«, fragte ich.

»Bloß drei Tage.«

»Bloß?«

Darauf erwiderte sie nichts. Stattdessen wirkte sie aufgebrachter denn je.

»Alles in Ordnung mit dir?«

»Na ja, weiß nicht. Aber ich muss gehen.«

Ihre Opern-CDs stapelten sich immer noch auf meinem Nachttisch. Idiotischerweise fiel mir ein, dass wir es nur bis Akt III von *Die Hochzeit des Figaro* geschafft hatten. Das Laken in ihrem Arm sah aus, als gehörte es auf den Müll, alle unsere gemeinsamen Nächte zusammengeknüllt, kurz davor, fortgewaschen zu werden.

»Ich komme, wenn sie weg sind.«

»Wirst du es ihm sagen?«

In ihren Augen lag etwas Flehendes.

Dann schob sie sich an mir vorbei, hinaus auf den von der Sonne hell erleuchteten Flur, bis ich hörte, wie sie sich eilig entfernte, das Geräusch ihrer Schritte überlaut und doch viel zu schwach.

Ich lief ihr nicht nach. Stattdessen malte ich mir aus, wie ich die Treppe hochstürmte und eine Szene machte: Und ihr Vater sah entsetzt dabei zu, ihr Blick bat mich inständig, es sein zu lassen, und Otto stand daneben, leibhaftig stand er da, mit schicken Lederschuhen, einer hohen Stirn, in einem ordentlichen Hemd, das er für die Reise sorgsam ausgewählt hatte, während die anfängliche Freude über seine Geburtstagsüberraschung allmählich aus seinen Zügen schwand. Dabei wurde nichts gesprochen, wie mir bewusst wurde. Oder sie äußerten möglicherweise ein paar Worte auf Deutsch. Das Ergebnis wäre ohnehin das gleiche, ganz egal, ob ich was sagte oder nicht.

Beim Anblick der nackten Matratze wurde mir übel, genauso ging es mir mit dem Cover der La-Bohème-CD auf dem Nachttisch, auf dem ein gutaussehender Rodolfo mit offenem Mund singend zu sehen war. All das, dessen ich mir so sicher gewesen war, schrumpfte in sich zusammen. Wien, das echte Wien, mit den sauberen Straßen und den mit dunklem Holz vertäfelten Bars, schien in mein Zimmer einzudringen. Die Kathedralen, die Wohnungen, die Cafés mit ihren Tageszeitungen, die an Holzstöcken befestigt waren. Ihre Geschichten waren nicht einfach nur Geschichten – sie hatten mit ihrem Leben zu tun, mit ihrer Familie und somit auch mit Verpflichtungen, Verantwortlichkeiten. Sie hatte das, was ich aus meinem eigenen Leben zu verdrängen versuchte, nicht vergessen. *Wie hatte ich nur so blind sein können?* Ich war doch derjenige, der jedes Fahrzeug schon sah, bevor es um die Ecke gebogen kam, derjenige, der das Gurren jeder einzelnen Taube in der gesamten Straße wahrnahm. Ich hatte einfach nicht richtig hingehört, und deshalb hatte ich es nicht kommen sehen. *Nicht wahrgenommen.* Eigentlich war das doch der einzige Trostpreis, den ich bekommen hatte: Ich würde die Dinge mein Leben lang überdeutlich wahrnehmen. Und trotzdem hatte ich meine Fähigkeit nicht richtig genutzt. Und jetzt bestand die Gefahr, dass das, was ich so lange verborgen hatte, jener Aspekt meiner Persönlichkeit, den ich dank ihrer entwickelt hatte, nicht genug wäre. Vielleicht würde sie nie wieder zu mir zurückkommen. Sie hatte uns alle zurückgelassen – Rodolfo und Mimi, John Grady Cole und Alejandra und all die Zitate über meinem Schreibtisch. Sie hatte mich in diese andere Welt geführt, und jetzt war sie einfach so durch ein Loch in der Hecke verschwunden und in ihr altes Leben zurückgekehrt.

Ich eilte die Stufen hinunter nach draußen, hinein in die außergewöhnlich schwüle Luft des späten Aprilvormittags. Die Wäscheleinen waren schwer beladen; die Hitze, die von den geparkten Fahrzeugen abstrahlte, kroch um meine Knöchel herum. Eilig lief ich die Via Mascarella hinunter, dann die Via Zamboni entlang, völlig ziel- und planlos, ich musste mich einfach nur bewegen. Insgeheim hoffte ich, ich würde ihnen über den Weg laufen, fürchtete mich aber gleichzeitig davor, in meinem Kopf ein wildes Durcheinander an Dingen, die sie zu mir gesagt hatte, an Dingen, die sie nicht gesagt hatte, und immer noch trug ich ihren Geruch von der gestrigen Nacht an meinen Händen. Zwischen den Wolken waren vereinzelt blaue Stellen zu erkennen, doch der Tag war viel zu drückend, viel zu sehr von Stille erfüllt – wir hatten schon fast Mittag, warum waren nicht mehr Leute unterwegs, um zu essen? Wo waren die vertrauten Muster, die uns allen doch angeblich den nötigen Halt gaben? Oder hatte ich meine Eintrittskarte in die Normalität verspielt? Vielleicht gab es in der Hecke keine Öffnung mehr, durch die ich zurückkehren könnte?

Ich musste weiter in Bewegung bleiben, lief vorbei an der Universität, vorbei an der Buchhandlung Feltrinelli, dem Café mit den roten Stühlen – langsam wurde es mir schrecklich eng in der Brust, wenn ich mich setzen und ausruhen würde, würde mich das, wovor ich davonlief, wieder einholen, dieser Schmerz, die Unsichtbarkeit, der Zorn, daher machte ich einen weiten Bogen um die Osteria dell'Orsa, wo wir erst kürzlich bei einer Flasche Rotwein gesessen hatten, mied die Piazza Maggiore, nahm einen Umweg in Kauf, um die Seitenstraße hinauf in die Hügel zu umgehen. Gemeinsam hatten wir unsere persönliche Landkarte Bolognas gezeichnet. Alles, was zwischen uns war, hatten wir hinausgetragen in die Straßen der Stadt, in die Säulengänge, auf das Kopfsteinpflaster der Plätze. Dass sie mich verlassen hatte, war überall offenkundig. Bologna gehörte nicht länger mir. Die Straßen fühlten sich an, als wären sie ihre Freunde, als hätten sie sich auf ihre Seite geschlagen und ließen mich gerade noch so gewähren. Keiner wusste, wer ich war, niemand bewahrte mich davor, wieder unsichtbar zu werden. Niemand saß in der Kontrollstelle und hielt Kontakt zur Nachtwache. Mir war die Landkarte zu meinem neuen Ich wieder abhandengekommen. Hatte die neue Art zu sehen eingebüßt, die für mich Grundlage für eine neue Existenz hätte sein können – für eine neue Art zu leben, für die man mich hätte lieben können. Gerade als meine Welt wieder feste Konturen annahm und ich ein Selbstverständnis zu entwickeln begann, das sich richtig anfühlte, hatte der Spiegel Risse bekommen.

Ich ertappte mich dabei, wie ich zum Bahnhof lief. Erst als der Zug an den verrußten Wohngebäuden vorüberratterte, die schräge Schatten warfen, verstand ich. Es spielte keine Rolle, wohin der Zug fuhr. Es spielte keine Rolle, wo ich die kommenden Nächte schlief. Stattdessen musste ich mir einen neuen Ort suchen, eine andere Stadt unter einem anderen Himmel. Einen Ort, wo sich meine Verlorenheit nicht falsch anfühlte.

Der Schnee reichte höher als der Pick-up, doch ich konnte die weißen Schwaden sehen, die schwallartig emporstiegen, konnte das gedämpfte Klopfen des Motors hören. Es war am Nachmittag. Ich hätte nicht sagen können, welchen Tag oder welchen Monat wir hatten, nur dass ich mich schon viel zu lange auf nur eine Mahlzeit am Tag beschränkte. Ich hatte es nicht in die Stadt geschafft und angefangen im Luftschutzbunker nach Essbarem zu suchen. Die Schneehose rutschte mir von den Hüften, so abgemagert war ich. Ich sehnte mich nach einem Glas Orangensaft, stellte mir die strahlende Farbe vor, die Explosion des zuckrigen Geschmacks auf der Zunge – ob ich mir wohl Skorbut holen würde? Wie das wohl sein würde? Anderswo, in südlicheren Regionen, war vermutlich etwa Mitte März. Doch da im Wald noch keine Anzeichen des Frühlings erkennbar waren, war Zeit an sich nicht von Bedeutung. Es war, als wären die Uhren stehengeblieben. Als das Telefon klingelte, ging ich nicht ran. Bella und Linda hatte ich seit über einem Monat nicht gesehen. Sie kamen mir mittlerweile eher wie Traumgestalten vor als wie echte, lebendige Menschen. Ich hatte Lev immer noch nicht mitgeteilt, ob ich das nächste Jahr bleiben würde, weil ich mich nicht imstande gesehen hatte, darüber nachzudenken. Die Zeit wollte einfach nicht vergehen. Tage verschmolzen mit dem Gestern, mit dem Morgen. Die Sonne stieg über den Wipfeln der Bäume nicht höher. An manchen Tagen konnte ich mich nicht erinnern, was gestern war, abgesehen davon, was ich gegessen hatte. Da der Himmel fahl ohne eine Spur von Blau war und immer noch Schnee fiel, war das für mich der beste Anhaltspunkt, um ungefähr zu sagen, welchen Monat wir hatten. Ich hatte den gesamten Holzvorrat auf einer Seite der Garage verfeuert, die Bretter an der Wand nun seltsam kahl. Bisweilen, wenn ich für das morgendliche Feuer neue Scheite holte, war mir, als blickte ich ins Innere meines eigenen Magens, den ich wohl bald ebenfalls nicht mehr mit Nachschub versorgen konnte.

Über die Wiese stapfte ich auf Schneeschuhen in Richtung der Schwaden, doch als ich mich über die Kante der Schneeanhäufung schob, passierte etwas Seltsames. Ich fiel in eine Art Raum-Zeit-Falte. Im Inneren der Fahrerkabine saß Nat, mit üppigem strohblondem Haar und keinem Fältchen um die Augen. Die Zigarette baumelte wie immer, nur das Gesicht über dem Lenkrad wirkte härter. Was mich plötzlich um Jahre altern ließ – oder vielmehr hatte ich das Gefühl, ich könnte jedes Alter haben, als sei die Zeit dehnbar wie in einem Traum. Dann sah er zu mir herüber, blickte mich finster an und hob kurz die Hand, und erst da wurde mir bewusst, dass das Nats Sohn sein musste. Ich war mir nicht sicher, ob ich einen Traum bevorzugt hätte. Der Sohn sah aus wie Nat, nur nicht ganz so weise, und er schien auch nicht seinen Humor zu haben. Ich näherte mich ihm, wartete ab, wollte ihn gern fragen, ob Nat im Krankenhaus lag. Ich wollte wissen, wann er wiederkommen würde. Sein Sohn aber machte keinerlei Anstalten anzuhalten. Er preschte stur vorwärts, setzte wieder zurück. Dumpfes Gitarrengedröhn tönte aus dem Radio, dabei hatte er das Fenster geschlossen. Dann hob er einen Finger, nur ganz kurz, als könnte ich irgendeine ansteckende Krankheit haben, ehe er wieder in Richtung Straße davonfuhr.

Er hatte nicht ganz so sauber geräumt, wie sein Vater es getan hätte, doch der Weg war befahrbar, man kam wieder durch, es war wie eine Bobbahn für Autos. Vermutlich hatten wir schon April. Es bestand immerhin eine gewisse Chance, dass der letzte große Schneefall hinter uns lag, dass ich es an die Schwelle des Frühlings geschafft hatte. Bald würde ich wieder kommen und gehen können, wie es mir gefiel. Ich konnte mir Orangensaft kaufen. Und Tiefkühlpizza. Die seltsamen Gestalten in den Gängen des C&C würden mich wieder willkommen heißen. Vielleicht würde ich Linda und Bella sogar einen Besuch im Café abstatten.

Doch als ich auf Schneeschuhen den freigeräumten Weg mit dem bretthart gefrorenen Boden betrat, wandte ich mich in

Richtung Haus. Die glatte Bahn führte vorbei an meinem Auto hinein in den tiefen Schnee, wo meine eigenen Abdrücke von den Schneeschuhen zu erkennen waren. Hier kannte ich mich aus. Hier fühlte ich mich zu Hause. Ich gab das ungern zu, aber ich spürte es ganz deutlich. In meinen Knochen war eine Leichtigkeit, wie von einem Vogel. Ich war immer noch so schwächlich wie meine Sehfähigkeit. Aber hier an diesem Ort hatte ich etwas gefunden, etwas, das in der Stille lag, nur wusste ich nicht, wie ich das mit irgendeinem anderen Menschen teilen sollte. Und ich schaffte es auch noch nicht, von irgendjemandem etwas anzunehmen. Ich wusste nicht, wie mir die Heimkehr gelingen sollte. Und statt den freigeräumten Weg als meine Chance auf eine Rückkehr in die Stadt zu sehen, führte er für mich lediglich tiefer in den Wald hinein und tiefer in den Winter.

An diesem Nachmittag rief ich Lev an und teilte ihm mit, dass ich bleiben würde.

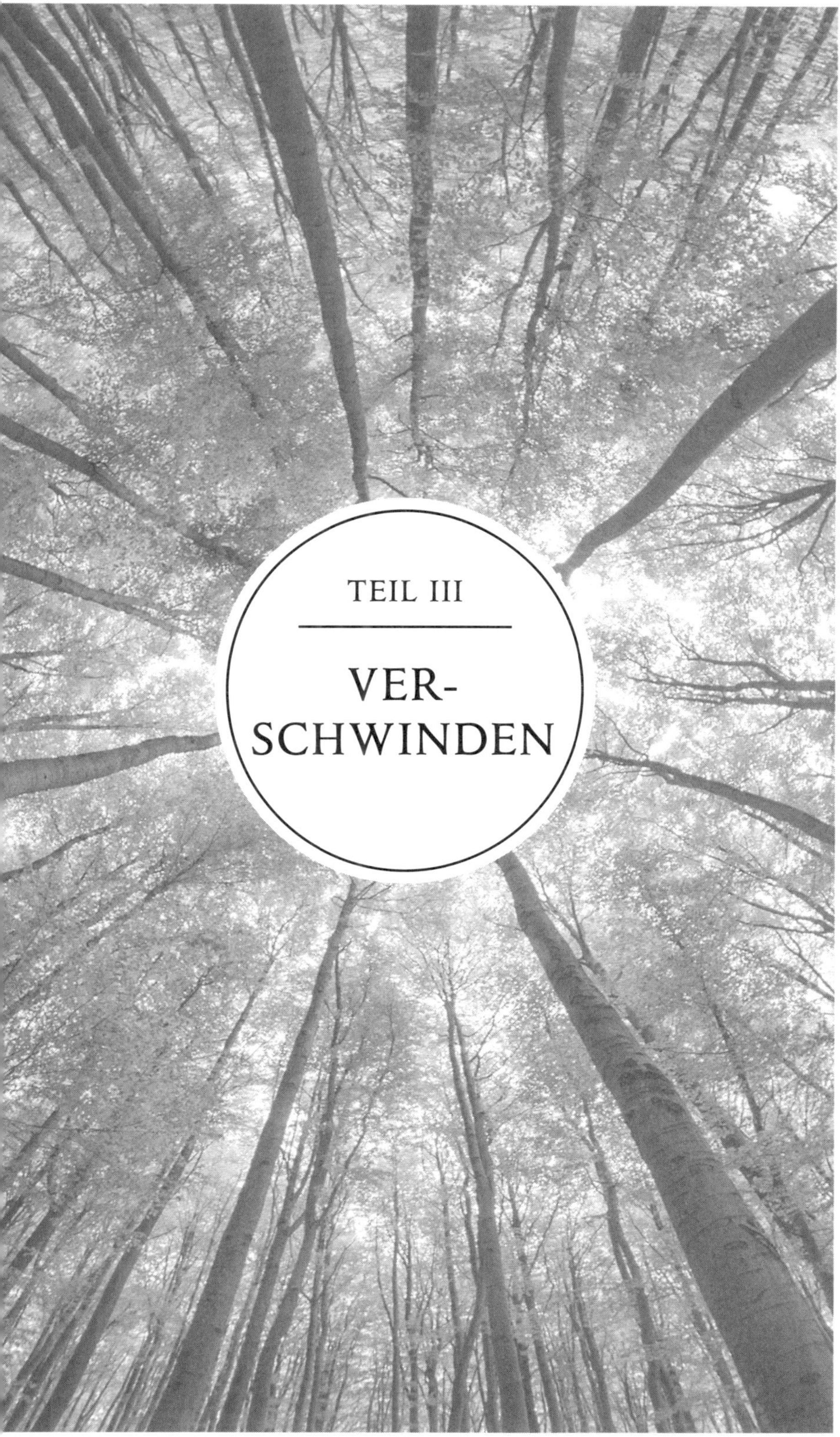

TEIL III

VER-SCHWINDEN

8. KAPITEL

Der Sommer bedeutete eine Fluchtmöglichkeit, ein weit offen stehendes Zeitfenster, eine perfekte Ausrede, wegzugehen, wenn ich denn wollte. Aber endlich war die Welt um mich herum wieder grün. Die Feldwege waren wieder als das erkennbar, was sie waren: staubig und klar begrenzt zu beiden Seiten von fedrigem Farn, Wiesenblumen und hoch wucherndem Gras, und dazwischen summten und klickten ganze Legionen von Libellen, Grashüpfern und Mücken. Rehe wanderten zwischen den Bäumen umher. Auf den Zaunpfählen saßen Amseln und zwitscherten ihr Lied. Gespenstisch weiße Schmetterlinge flatterten durch die Hitze. Das viele Grün war eine Wohltat, wie der verlorene Sohn, der endlich heimkehrt – eine Farbe, die einst existiert hatte, dann unter den Schneemassen begraben lag und nun auf wundersame Weise wieder zum Vorschein kam. Es offenbarte sich auf den Wiesen, über denen Dunstschleier hingen, auf den bläulich grünen Hügeln, spiegelte sich in dunkleren Schattierungen in den Teichen; es vertiefte das Blau der Kiefern, vergoldete das Licht, das die Bäche reflektierten, und verlor erst mit Einsetzen der Dämmerung seine Intensität, um dem trägen Flirren der Glühwürmchen zu weichen, den Sternen oben am Himmel, den Blitzen, die wie ein Nachschimmern des Grüns schienen, grüne Tage.

Hierbleiben fühlte sich nun wie eine Überzeugungstat an. Das Versprechen um mich herum, das mich während der Schneeschmelze im Frühjahr so gequält hatte – die violetten Zweiglein der Birken, die spitzen, ziegelroten Knospen des Zuckerahorns, der Duft der feuchten Erde, die endlich wieder atmen konnte, die Bäume, in die nun wieder Leben kam, die nun mit aller Macht in jeden einzelnen Ast, in jedes einzelne Blatt austrieben, bis eins ums andere *hier, hier* und *hier* rief –, war endlich Wirklichkeit geworden. Inmitten all dieser Vitalität und Energie zu stehen und zu atmen, zu spüren, wie alles um mich herum darum kämpfte, wieder am Leben teilzunehmen, hatte mich im Mai insgeheim noch erschreckt, als würde ich hinterherhinken, während alles um mich herum hinausstrebte, vorwärtsdrängte. Es war mir vorgekommen, als würde der Wald selbst einen großen Ausflug planen und ich hätte es versäumt, alles Notwendige zu unternehmen, um teilnehmen zu dürfen, als wäre ich nicht vorbereitet, während die Bäume den ganzen Winter schon insgeheim ihre Kräfte gehortet und Pläne geschmiedet hatten. Es war nicht etwa so, dass ich sie nun endlich eingeholt hatte. Es sprossen nicht ganz plötzlich Triebe aus meinem Mund, meinen Händen. Nur hatte sich die Sicht im Wald mit einem Mal wieder mehr auf das Innere beschränkt. Die Sichtachsen wurden von den vielen Bäumen abgeschirmt, die Laubkronen waren viel zu dicht. Man konnte nicht mehr weit in die Ferne blicken. Es gab keine komplexeren, tieferen Einsichten mehr, Einblicke in das Innen und Außen und wo ich bei alldem meinen Platz fand. Die Welt war grün, war wieder greifbar, und der Duft der sonnenbeschienenen Kiefernnadeln verlieh der Luft Kontur. Sie war so dicht, dass sie mich fest am Boden verankerte. Das Sonnenlicht durchflutete meine Adern. Ich lief wieder barfuß, war wieder wild, und an manchen Tagen trug ich überhaupt keine Kleidung. An den Beinen hatte ich rote Striemen von den vielen Brennnesseln. Meine Füße hatten die Farbe der Erde angenommen. Ich hörte auf, das Badezimmer im Haus zu nutzen. Blätter und Zweige verfingen sich in meinen Haaren. Das war für mich ein Fortschritt. Ich schien vor Fruchtbarkeit zu strotzen. Mein Körper gewann mehr und mehr an Kraft. Die Erde drang von unten her in mich ein. Ich stellte fest, dass ich plötzlich wieder Liegestütze und Sit-ups machte, und dann legte ich mich jedes Mal schweißgebadet rücklings auf die Wiese. Im Winter hatte ich so gut wie kein sexuelles Verlangen verspürt, wohingegen ich es jetzt sogar gelegentlich bis in die Zehenspitzen fühlte, dieses Prickeln, wie ein Licht, das in meinem Körper aufleuchtet, insbesondere ganz früh am Morgen, und dann lief ich jedes Mal nach draußen, als wollte ich mich in die Arme einer Geliebten stürzen, spürte das kalte, taunasse Gras in meinem Rücken. Wenn ich explodierte, ergoss sich mein ganzer Körper hinein in den Tag. Auf dem Weg über die Wiese zurück zum Haus fasste das dicke Gras nach meinen Waden. Die Welt streckte die Arme nach mir aus – und ich spürte den Drang, die Geste zu erwidern.

Doch schon hatten wir wieder Oktober. Das Grün war zum Großteil verschwunden. Selbst das hohe Gras entlang des Feldweges war vertrocknet und hing schlaff herab, vom Alter gebeugt. Die Herbststürme fegten durch das Laub und schüttelten die gelb gewordenen Birken wie Kastagnetten, in der Luft lag eine Spannung, als wäre die Sonne mit der Erde über Drähte verbunden, die sich nun zusammenzogen. Trotz der Stürme, trotz des tosenden Aufruhrs, der als Ablenkungsmanöver diente, war das Land still geworden. Kein Summen und Surren von Insekten mehr, kein Gezwitscher von Vögeln, das durch die sonnenbeschienenen Farne klang. Es kam einem vor wie die angespannte Stille in einer Bibliothek, in der jeder Besucher mit seinen eigenen Vorbereitungen beschäftigt ist und nicht gestört werden will. Der Specht hämmerte wie besessen auf der Suche nach Maden und Larven, das Eichhörnchen legte sich Vorräte für den Winter an. Selbst die Stille im Haus war eine andere. Der Winkel, in dem die Sonnenstrahlen auf den Boden trafen. Der staubige Aschehauch des Holzofens. Es war die zu große Stille eines Krankenzimmers. Im Jahr zuvor war für mich alles neu gewesen. Ich hatte mich auf die

Suche begeben. Ich hoffte auf die große Erleuchtung, hatte das Gefühl, sie greifen zu können. Die Jahreszeiten brachten mir nacheinander ihre unvorhergesehenen Geschenke – das endlose Weiß des Winters, der lange Kampf gegen Matsch und Schlamm, bis endlich Frühling war, das herrliche Grün des Sommers. Doch jetzt hatte sich das jahreszeitliche Karussell einmal komplett im Kreis gedreht. Und es hatte auf halber Strecke keine Antwort auf mich gewartet, geschrieben in riesigen Leuchtbuchstaben. Langsam fragte ich mich, ob meine Suche nichts weiter war als eine Flucht. Dass sie nicht auf dem unnachgiebigen Drang basierte, den Dingen auf den Grund zu gehen, eine Wahrheit zu finden, die alles überragte, sondern vielmehr eine verkappte weiße Flagge. Vielleicht war das alles nur eine Art Buße. Eine Möglichkeit, nie wieder reden zu müssen. Kein andauerndes Gebet. Kein Wunder in Zeitlupe, sondern vielmehr ein langsames Sterben.

Und doch, als die Nächte kälter wurden und das Nahen des Winters wie ein Gerücht in der Luft lag, gab es gewisse Anzeichen eines Fortschritts. Streng genommen handelte es sich um ein einzelnes Anzeichen. Es kam in Form eines Telefonanrufs an einem späten Sonntagnachmittag. Draußen tröpfelte ein kalter Nieselregen auf das Laub. Das ständige Summen des Kühlschranks, unterbrochen von Phasen der Stille, kam mir vor, als würden wir Zwiesprache halten. Wie gebannt saß ich da und wartete ab, als würde das Klingeln mich nicht bemerken, wenn ich nur ganz stillhielt. Ich wollte meine Mahlzeit nicht unterbrechen. Die Textur und Konsistenz der Dinge hatten begonnen, in meinem Mund einen Raum zu bilden, es war, als würde ich eine Art Dorf besuchen – die Körner im Brot bildeten niedrige Steinmauern, der Honig erinnerte an Sonnenlicht, das von einem Wasserlauf reflektiert wurde.

Das Telefon hörte auf zu klingeln, dann setzte es erneut ein. Mein Dorf schrumpfte zu einem Weiler in den Bergen zusammen, wie auf einer alten Schwarz-Weiß-Postkarte, eine Erinnerung, die ich mir nicht so recht vergegenwärtigen konnte. Nun war es nur noch ein Geisterort, das Klingeln eine Pest, die alles Leben ausgelöscht hatte.

»Hallo.«

»Könnte ich bitte mit Howie sprechen?«

»Ray, ich bin dran. Wer sollte es denn sonst sein?«

Schon machte ich es mir auf der Liege neben dem Telefon gemütlich. Es handelte sich um eine hölzerne Bank mit einer dünnen Matratze, die mit einem grünen Flanelllaken bezogen war. Im Schneidersitz saß ich darauf, den Rücken gegen die Wand gelehnt, die hohen, bodentiefen Fenster zum Wald direkt vor mir. Das Telefon surrte. Ich hatte ganz vergessen, dass ich ja auch was sagen sollte. Im Geiste sah ich Ray einfach nur an und gewöhnte mich ganz langsam daran, wie wohltuend es war, ihn bei mir zu wissen.

»Wie ist das Wetter da oben?«, erkundigte er sich.

Das war keineswegs nur Smalltalk. Ray hatte während seiner Collegezeit ganze Sommer als Betreuer in einem Camp in New Hampshire verbracht, nur etwa zehn Meilen vom Camp Walt Whitman entfernt. Wir waren auf dieselben Berge gewandert, hatten auf denselben Campingplätzen gezeltet, hatten dieselben Kiefern und Seen bewundert und wurden von denselben Mücken belästigt. Doch Ray war im hügeligen Hinterland außerhalb von San Francisco aufgewachsen, in Lafayette – wo das Gras im Sommer vertrocknete, man regelmäßig durch die Muir Woods mit ihren Mammutbäumen streifte und den Pazifik quasi vor der Haustür hatte. Sosehr er die Sommercamps in den White Mountains genossen hatte, waren die Aussichten dort nun einmal nicht die seinen – nicht die Farbpalette, nicht die Ausmaße, nicht die Düfte in der Luft. Und seit seinem Abschluss war ihm das nicht mehr aus dem Kopf gegangen. Alle seine Freunde vom College und aus seinem Medizinstudium lebten an der Ostküste, der Großteil in New York City. Was für eine Rolle spielt die eigene

Heimat, jener Ort, an dem man die Welt mit allen Sinnen zu begreifen lernt, schien er oftmals zu fragen. Und auch wenn er es selbst nie laut ausgesprochen hätte, welche Rolle spielten die eigenen Freunde?

Ich erzählte ihm, dass das Laub sich bereits verfärbte, welche Farben bei welchem Wetter vorherrschten. Ich erzählte ihm von meinem Spaziergang im Regen an diesem Morgen, von dem Nebel, der von der Wiese aufgestiegen war. Ich hatte das Gefühl, ihm etwas sehr Persönliches zu verraten. Doch als ich im Geiste bei dem Stumpf ankam, der davon übrig war, dass ich für Linda und Bella den Kiefernsetzling abgeschnitten hatte, erwähnte ich das mit keinem Wort. Wie sollte ich einem Freund, und dann auch noch einem, für den Moral eine große Rolle spielte, erklären, dass ich mich selbst für tugendhaft hielt, weil ich einer Siebzehnjährigen und ihrer Mutter keine Beachtung mehr schenkte? Im August hatte ich im C&C einen Werbeflyer für ein Jazzkonzert in Burlington entdeckt, woraufhin ich Bella anrief und sie fragte, ob sie mit mir da hingehen wolle. Ich hatte mir selbst eingeredet, ich würde sie aus den richtigen Gründen fragen, als eine Art erzieherischer Exkursion, um den Sommer zu zelebrieren, und nicht, weil ich nicht alleine gehen wollte oder weil sie in ihrer kurzen Jeans und dem Neckholdertop gut aussah oder weil meine Sehnsucht nach der Wiese im morgendlichen Licht sich auf die Stadt übertrug. Linda hatte mir erklärt, sie brauche Bella im Café, es gäbe viel zu viel zu tun, und als Bella sie im Gegenzug darauf hinwies, dass an manchen Nachmittagen gar keine Gäste da waren, verzog Linda nur den Mund, teils aus Verärgerung, teils aus dem lästigen angeborenen Bedürfnis heraus, es allen recht machen zu wollen, und sagte einfach nur: »Thema erledigt.« Nach meinem Empfinden war es mir zugutezuhalten, dass ich nicht mehr im Restaurant vorbeischaute, doch allein der Gedanke, es Ray gegenüber zu erwähnen, weckte in mir Unbehagen. Irgendwie war das alles nicht ganz hieb- und stichfest.

Gegen mich wurde irgendein unsichtbarer Beweis ins Feld geführt. Selbst gedanklich fiel es mir schwerer und schwerer zu benennen, wonach ich suchte und wie mir das gelingen könnte. Es hatte mit Instinkt zu tun – welchem ich getrost gehorchen konnte und welchen ich besser ignorierte.

»Wie läuft's in New York?«, fragte ich schließlich. »Was siehst du, wenn du aus dem Fenster schaust?«

»Ich blicke direkt auf den Hudson. Das könnte man als Natur gelten lassen, oder? Die Sonne geht über New Jersey unter, das Licht wird vom Wasser reflektiert. Bloß ist die Scheibe dreckig, und das Fenster lässt sich nicht öffnen – man kriegt es also auch nicht sauber.«

Ich fragte mich, ob sich das mit mir vergleichen ließ, ein Fenster, das man nicht öffnen konnte. Und ich fragte mich, was es war, das ich auf diese Weise aussperrte.

»Vor ein paar Wochen habe ich einen ausgedehnten Spaziergang durch den Central Park gemacht. Es war ein strahlend blauer Herbsttag, viele Leute waren unterwegs und schlenderten gemütlich herum oder joggten. Da waren insgesamt bestimmt an die zwanzigtausend Menschen unterwegs. Jedenfalls war auf dem Rückweg der Gehsteig auf der Amsterdam Avenue voller Hundescheiße, und der bestialische Gestank nach Urin war unerträglich. Irgendwo müssen die Hunde ja hinmachen, aber die ganze Pisse steht in Pfützen da, bis es regnet oder sie auf dem Pflaster verdunstet. Ist schon echt eklig. Keine Ahnung, warum ich dir das alles erzähle.«

Ich hatte mir den Schmutz auf seiner Fensterscheibe ausgemalt, den Sonnenuntergang über dem Fluss, die Mauer aus braunen Ziegelsteinen um den Central Park herum, den Rasen und die Inlineskater und die Jogger und die Brezelverkäufer und den Gehsteig auf der Amsterdam, eine Straße, die ich zwar nicht kannte, die ich mir aber dennoch lebhaft vorstellen konnte, eine schmale Häuserschlucht, begrenzt von hoch aufragenden Wolkenkratzern. Ich wollte nur, dass er weitererzählte. »Schon gut, sprich weiter«, sagte ich.

Ray stieß deutlich hörbar die Luft aus. »Ich wollte mit dir über eine Sache reden.«

Seine berühmt-berüchtigten Vorreden hatte ich ganz vergessen. Wenn wir Karten spielten und Ray setzte zu einer seiner Geschichten an, tat Alexis gern so, als würde er eine unsichtbare Fernbedienung auf ihn richten und zum eigentlichen Punkt vorspulen. »Du machst dir doch nicht wieder Sorgen meinetwegen, oder?«

»Keine Ahnung, was mich da geritten hat.« Im Sommer hatte er mir einen ewig langen Vortrag am Telefon gehalten, von wegen ich müsste meinen Beitrag zur Gesellschaft leisten. Er hatte sich auf bestimmte Quellen berufen. »Ich glaube, das hatte eher mit meinen eigenen Zweifeln zu tun als mit dir.« Er klang allerdings nicht recht überzeugt.

»Schon gut.«

»Aber ich schätze, genau darum geht's.«

»Um deine Zweifel?«

»In gewisser Hinsicht schon.«

»Na, dann schieß mal los, Ray. Ich bin ganz Ohr.«

»Tja, donnerstags haben wir immer Anatomiekurs. Der ist für alle verpflichtend. Das Labor befindet sich oben im dreizehnten Stock, durch die Fenster sieht man die Leute, die unten an der Haltestelle auf den Bus warten, der durch die ganze Stadt fährt, und Passanten, die zum Mittagessen unterwegs sind. Jetzt stell dir vor, ich und meine Gruppe sezieren eine dicke Frau mittleren Alters. Gerade sind wir mit ihrer Hand beschäftigt. Eigentlich nichts Besonderes. Wir arbeiteten schon seit mehreren Wochen an ihr. Den Rücken und die Wirbelsäule sowie den Thorax hatten wir schon hinter uns. Genau wie Gehirn und Gesicht. An manchen Tagen ging es mir wirklich miserabel, doch die meiste Zeit distanziert man sich einfach. Ist schon ein faszinierender Mechanismus, der Körper, und es fällt nicht schwer, ihn nur als solchen zu betrachten.« Für einen kurzen Moment verfiel er in Schweigen. »Doch aus irgendeinem Grund hatte ich Probleme bei der Hand – es war ihre Hand, die Hand einer Frau. Auf einmal wurde mir kotzübel. Ich musste mich entschuldigen und rausgehen. Am Trinkbrunnen in der Aula spielte mein autonomes Nervensystem dann total verrückt. Mir fiel wieder ein, dass die Finger eines Fötus anfangs noch Schwimmhäute haben, und damit sich an der Hand einzelne Finger bilden, müssen gewisse Zellen absterben. Ich weiß noch, wie ich ständig auf die Hände von Leuten starren musste, nachdem ich das erfahren hatte. Am liebsten wäre ich auf die Knie gegangen, um mich für irgendwas zu entschuldigen. Und ich weiß noch nicht einmal, wofür.«

Ray verstummte erneut. In der Leitung surrte es immer noch. Ganz kurz überkam mich der instinktive Drang, etwas zu sagen, ihn zu trösten, doch er setzte sich nicht durch. Ich hatte mir alles, was er erzählt hatte, genau ausgemalt – wie er in seinem weißen Laborkittel inmitten der Leichen stand, während dreizehn Stockwerke tiefer das Treiben der Stadt seinen Lauf nahm, mit den Bussen und den Menschenmassen. Ich starrte auf die Birke vor dem Fenster, auf ein Stück rissige Rinde, die im Wind flatterte. Die wiederum erinnerte mich an die Meisen – und an meine Erkenntnis, dass es besser war, ihnen nicht hinterherzujagen, sondern den Blick zu entspannen und zu weiten. Diese Technik wendete ich jetzt auf das an, was Ray sagte, ich musste meine Gedanken entspannen und einfach abwarten, bis Bewegung in das Bild kam. Und dann fiel mir etwas auf. Die Leichen und die Studenten in ihren weißen Kitteln standen in dem einen Licht, und die Busse und die Fußgänger draußen und Ray in einem anderen. Es war zwar nicht so, dass Ray in gleißendes Sonnenlicht getaucht gewesen wäre, da war nichts Himmlisches oder Andersartiges, nur war es so, als hätte ein Regisseur dafür gesorgt, dass das Licht, das auf Ray traf, um einiges natürlicher erschien als das im Labor, entsprechend den Gefühlen, die in seiner Stimme lagen. Und die Hand der korpulenten Frau – auch sie lag im hellen Sonnenlicht, aufgequollen und menschlich, nur dass der Rest des Körpers, der eher violett und vertrocknet aussah, kein bisschen mehr an einen Menschen erinnerte.

»Klingt mir nach zwei verschiedenen Welten«, sagte ich.

»Was meinst du damit?«

Ich erklärte ihm, wie ich mir das vorstellte.

»Das ist es«, pflichtete er mir bei. Dann fügte er noch hinzu: »Weißt du, wenn ich so durch die Stadt spaziere, überkommt mich manchmal das Gefühl, als würden überall andere Regeln gelten. Manchmal verändert sich das schon von einem Straßenzug zum nächsten. Mir ist klar, wie komisch das klingen muss, aber manchmal fühlt sich die Stadt an wie aus einem Science-Fiction-Film. Die vielen unterschiedlichen Dimensionen. Auf der einen Seite die ganzen gehobenen Geschäfte der Fifth Avenue und auf der anderen die vielen Obdachlosen in ihren Mülltüten. Die ganzen Damen der Upper West Side und die Taxifahrer aus Bangladesch. Alles unterliegt einem ständigen Wandel. Immer weiter und weiter verändern sich die Dinge. Die Werte, die Erwartungen. Das lässt mich an irgendwelche Portale und Wurmlöcher denken, nur dass man einfach weitergeht und sie durchschreitet. Und währenddessen verschieben sich die Regeln. Man spürt es. Und ich weiß nicht, an welche Regeln *ich* mich halten soll.«

Ich starrte immer noch aus dem Fenster auf die Birke, auf den Regen, der wegen des starken Windes schräg fiel. Allerdings hatte ich das Gefühl, ich und Ray wären irgendwo zusammen – als zögen wir gemeinsam durch diese pulsierenden Straßen, die sich stetig veränderten, befänden uns aber in gewisser Weise auch irgendwo dahinter in der Schwebe, in einer Welt, in der die Regeln unveränderlich galten, wo sie universell waren und nicht relativ. Wo die Leute und die Restaurants und die Geschäfte sich zwar von Block zu Block veränderten, dafür aber keinem entging, wie die Sterne über uns alle hinwegzogen, wie eine Jahreszeit auf die andere folgte, und inmitten von alldem ein unveränderlicher Kern, der von Dauer war, der immer gleich blieb.

»Und, hast du einen weisen Ratschlag für einen armen Stadtmenschen? Ich meine, was hast du da oben gefunden?«

Mein Blick wanderte zu dem Teller, der auf dem Tisch stand, die Stadt mit ihren Flüssen aus Honig und den Wänden aus diversen Getreidekörnern. Ich hatte keinen Schimmer, ob ich nun ein Prophet war oder nur ein armer Idiot. »Ich wünschte, das könnte ich dir beantworten, Ray.«

»Nichts?«

»Im Ernst, ich wünschte, ich könnte es in Worte fassen. Aber ich weiß nicht, wie ich es ausdrücken soll.«

»Vielleicht wenn du zurück bist«, sagte er in sanftem Ton.

»Vielleicht«, bestätigte ich. Und zum ersten Mal seit Langem glaubte ich sogar daran. Der Regen und das nass glänzende Laub vor dem Fenster waren nicht nur erfüllt von Schatten. Stattdessen lernte ich hier tatsächlich eine wichtige Lektion – nämlich richtig hinzusehen, richtig zuzuhören. Ich lernte, wie man sich zwischen der sichtbaren und der unsichtbaren Welt hin und her bewegte, und diese Fähigkeit war nicht nur hilfreich, wenn es um Meisen ging, sondern auch bei meinen Mitmenschen. Ich hatte tief in Ray hineingelauscht – hatte seine Einsamkeit vernommen, seine Verlorenheit –, und mit einem Mal kamen mir meine eigene Einsamkeit und meine eigene Verlorenheit gar nicht mehr so seltsam vor.

»War schön, mit dir zu reden«, meinte Ray, bevor wir uns verabschiedeten.

»Geht mir ebenso.«

Die Telefonanrufe vermittelten langsam eine stille Verzweiflung. Die Söhne und Töchter von Moms und Dads Freunden zogen fort, um Jura zu studieren oder um neue Jobs anzutreten, sie trafen auf neue Mitbewohner und lernten neue Städte kennen. So eine Phase, wie ich sie durchmachte, sollte ihrer Meinung nach eigentlich nicht viel länger als ein Jahr dauern. Dad erkundigte sich neuerdings nicht mehr bloß nach dem Honda. Er wollte wissen, wie es mit dem Geld aussah, was ich für Pläne hätte, wie ich mir meine Zukunft vorstellte – allesamt Fragen, die er sich lange Zeit verkniffen hatte, das wurde nun mehr als deutlich. Meine Antworten dazu waren maximal ausweichend. Mom bat einfach nur, ich möge sie besuchen kommen. Wenn man Familie hatte, sollte man sich ihrer Meinung nach hin und wieder blicken lassen. Thanksgiving stand vor der Tür. Ich hatte auf der jährlichen Pilgerfahrt nach Newburgh bereits im letzten Jahr gefehlt. Alle hatten sich nach mir erkundigt. Meine Cousinen Susan und Melissa. Meine Tante Betty. Matt. Mom würde es alles bedeuten, wirklich alles. Sie würde Schwarzwälder Kirschtorte backen wie immer. Ich dachte zuerst, sie würde damit eine Anspielung machen – denn im Geiste malte ich mir einen Kuchen gespickt mit kleinen Kiefernbäumen aus, mit festlich glänzenden Nadeln dran. Doch sie meinte, nein, deinen Lieblingskuchen, die Schwarzwälder Torte, die du so gerne magst.

An einem Novemberabend rief ich sie dann an, um ihr mein Kommen zuzusichern, und ich erwartete eigentlich eine Reaktion von Mom, die einer herzlichen Umarmung gleichgekommen wäre. Stattdessen konterte sie mit einer ganzen Flut an Fragen: »Soll ich dann ein Extradutzend Bagels bei Rein's besorgen? Willst du einen Käsekuchen mit Schokostücken? Hast du auch gute Schuhe? Dad könnte ansonsten ein zweites Paar einpacken. Und eine Krawatte. Rugelach werden wir in rauen Mengen mitnehmen, da kommt es auf ein paar Sachen mehr oder weniger nicht an. Solange Dad nicht vergisst, sie einzupacken. Du hast doch einen Gürtel, oder? Und einen Kamm?«

Es kam mir vor, als wäre sie mit ihrem Wagen rückwärts aus dem Wald hereingestoßen, hätte den Tisch damit beiseitegeschoben und den Inhalt unzähliger Schränke über den Boden verteilt. Ich hatte so unendlich viel vor Augen, sah Dinge, von denen ich nicht wusste, was ich damit anfangen sollte. Der Rahmen war einfach der falsche.

Doch in den eisigen, verregneten Tagen nach unserem Telefonat wurde mir klar, dass alles anders sein würde, wenn ich sie dann persönlich sah. Denn sobald wir uns gegenüberstanden, würde sie meine Augen sehen, würde die Liebe spüren, die ihr von mir entgegenschlug. Meine eigene Ruhe würde dafür sorgen, dass auch sie sich beruhigte. Ich machte ausgedehnte Spaziergänge durch den herbstlichen Wald mit seinen kahlen Bäumen, und dabei spielte ich gedanklich ganz wunderbare Gespräche durch, Gespräche voller gegenseitigem Verständnis. Der Austausch von Witzen mit meinem Cousin Scott; ernste Fragen von Melissa am Kamin; vielleicht eine Runde Football mit Matt, wobei der Ball Dinge zwischen uns transportieren würde, die wir nicht aussprechen konnten. Alles, was ich den Winter über gelernt hatte, und alles, was ich den Sommer über gefühlt hatte, die ganze Stille und Vitalität und Liebe, käme einer Auszeichnung gleich, einer Medaille, die an meiner Brust glänzte. Es wäre im Strahlen meiner Augen zu sehen. Sie würden es selbst dann spüren, wenn ich schweigend am Spülbecken stand oder wenn ich jemandem ein Stück Kuchen brachte. Mein Strahlen würde auf sie abfärben und ihre Augen ebenfalls zum Leuchten bringen, und wir würden uns daran wärmen wie an einem behaglichen Kaminfeuer. Ich hatte Thanksgiving immer geliebt. Dieses Gefühl, wenn die gesamte Familie an einem Ort zusammenkam.

Das Haus zu verlassen hieß für mich, dass ich die Wasserleitungen frei machen und Frostschutzmittel in die Toilette kippen musste. Es hieß für mich, dass ich den Schlüssel suchen musste, um die Haustür abzusperren. Es hatte aber auch dieses aufgeregte Reisekribbeln zur Folge, das man bekommt, wenn man weit wegfährt. Und es hieß für mich, dass ich meinen alten Seesack packen musste, den ich auf meinen Reisen quer durchs ganze Land wieder und wieder gepackt hatte.

Als ich die schwere grüne Segeltuchtasche von dem Sperrholzregal in meinem Zimmer herunterzog, weckte der staubige Geruch eine Erinnerung an ein vertrautes Versprechen. Im Jahr nach Bologna, als ich mich nach einem Ort oder einer Aussicht sehnte, die sich für mich wie zu Hause anfühlten, hatte es mich auf Schritt und Tritt begleitet. Die Briefe von Milena, die mir anfangs eine zweite Chance zu bergen schienen, blieben nun aus. Ihre Großmutter war in diesem Juli gestorben; ihre Familie brauchte sie. Ich stand während unseres letzten Telefonats in meiner kleinen Wohnung in Cambridge zuerst auf einem Küchenstuhl, dann stieg ich auf den Tisch, als müsste ich nur hoch genug klettern, um mir Gehör zu verschaffen. Ich bezirzte sie, schmeichelte ihr, flehte sie an. Nach Ottos Besuch in Bologna waren wir noch einen Monat zusammen gewesen, eine Zeit, während der wir uns nur noch stritten. Sie meinte, sie könne ihr Leben nicht neu erfinden; ich hielt dagegen, ihr Leben in Wien sei nur eine Illusion. Es flossen Tränen, wir baten uns gegenseitig um Verzeihung. Wir hatten atemberaubenden Sex. Eines Nachts fuhren wir sogar zum Haus ihrer Großmutter in Österreich. Sie hatte sich ein Auto geliehen, darin fuhren wir die ganze Nacht hindurch, vorbei an Verona, an Venedig, über die Grenze und hinauf in die Alpen, durch Tunnel und bewaldete Gebiete, bis wir angekommen waren an jenem See, an dem sie als Mädchen *Narziß und Goldmund* gelesen hatte. Ihre Großmutter war zu dem Zeitpunkt in Wien, aber auf dem Türsturz des Gartenschuppens war ein Schlüssel versteckt. Nachdem wir bis in die Mittagsstunden geschlafen, etwas gegessen und die ganze Zeit kaum geredet hatten, machten wir uns auf den Rückweg nach Bologna. Doch an einer der Serpentinen, die vom Haus ihrer Großmutter bergab führten, bat sie mich, rechts ranzufahren und anzuhalten. Dort stand eine kleine Kapelle. Kies knirschte unter unseren Füßen. Wir hielten uns nicht an den Händen. Links vom Grabstein ihres Großvaters befand sich eine schwarze Marmorplakette. In den zwei Ecken waren Hakenkreuze zu sehen, wo ansonsten wohl eigentlich Rosen hingehört hätten. Über den Namen war vage unser Spiegelbild zu erkennen.

»Mein Großonkel liegt hier«, sagte sie. »Viele Männer aus seinem Dorf mussten in den Krieg.«

Ich hatte mir nie überlegt, dass auch Nazis zu Tode gekommen waren.

»Seine Einheit wurde an die russische Front geschickt. Nach zwei Monaten war er tot. Sein Bild stand immer auf dem Klavier, als ich noch ein kleines Mädchen war. Ein gutaussehender junger Mann. Oh, es tut mir leid. Deine Familie. Wie gedankenlos von mir.«

Ich sagte kein Wort. Ich war mir der Distanz zwischen unseren Händen bewusst. Ich wusste nicht, ob ich ihr vertrauen sollte oder ob sie mich aus einem bestimmten Grund hierhergebracht hatte, weil sie mir irgendwas beweisen wollte. Doch es spielte im Grunde kaum mehr eine Rolle: Sie hatte vollkommen recht. Sie kam aus einem bestimmten Ort, ich aus einem anderen. Unsere Familien und unsere jeweilige Vergangenheit waren ein Teil von uns. Sie konnte die ihre nicht hinter sich lassen, und ich konnte die meine nicht hinter mir lassen. Ich betrachtete die Namen auf der harten schwarzen Plakette, so viele Namen, die über unsere Körper und unsere Gesichter geschrieben standen. Dieser Teil der Geschichte gehörte zu dem, was wir waren, doch der Gedanke, er könnte alles sein, was uns ausmachte, könnte alles bestimmen, schreckte mich.

Im Herbst nach meiner Rückkehr aus Bologna nahm Milena einen Job bei den Vereinten Nationen in New York an. Den ganzen Sommer über hatte ich ihr lange, unglückliche Liebesbriefe geschrieben, hatte sie angefleht, hatte Kierkegaards Ritter des Glaubens zitiert, hatte Erzählungen von Tschechow herangezogen, hatte ihr geschrieben, dass wir unserer Liebe folgen müssten, hatte ihr erklärt, diese würde unsere Familien in den Hintergrund rücken, unsere Vergangenheit, jede Begrenzung, die uns umgab. Sie antwortete in Briefen, in die immer mehr deutsche Worte einflossen, als wollte sie mehr von sich mit mir teilen und gleichzeitig weniger von sich selbst darbieten. *Vielleicht in einem anderen Leben. Du hast trotz allem keine Ahnung, was es für mich bedeutet, dich zu kennen.* Ich ging in die Stadtbibliothek, um den deutschen Text nachzuschlagen, nur um mir ein weiteres Mal das Herz brechen zu lassen, Stück für Stück, durch die vergilbten Seiten des Wörterbuchs. Sie war sogar nach Arizona geflogen, um mich auf meiner Fahrt Richtung Westen zu treffen, und hatte mich bei der Verabschiedung am Flughafen angefleht, mich nicht zu verändern, sie könne mir zwar nicht folgen, aber ich solle bitte für uns beide diese Lebensweise fortführen. Als ich sie in New York City besuchen kam, ein letzter Versuch, sie davon zu überzeugen, dass ich mehr zu bieten hatte als Bücher und Opern und Wandertouren in der Wüste, gingen wir an einem Abend mit Ray ins Carnegie Deli. Doch es änderte nichts. Ich erreichte rein gar nichts.

Und nichts aus meinem alten Leben schien noch zu funktionieren. Alles in Cambridge, wo ich einen Job als Tutor angenommen hatte, war mir mittlerweile fremd. Die ganzen Meetings und die vielen Details und vorgeschlagenen Diskussionsthemen. Die Studierenden, die wirklich jedes Buch lasen, das ihre eigene These stützte oder widerlegte. Die Familienrestaurants, die von den Ketten verdrängt wurden. Die Werbeanzeigen in der U-Bahn, auf denen lebensgroße Abbildungen von Albert Einstein oder Pablo Picasso zu sehen waren, darüber die Worte *think different* neben dem Symbol eines kleinen weißen Apfels, als hätten Einstein und Picasso eine Zeitreise ins Jahr 1999 gemacht, als verdankten sie ihr Genie einem Computer, als wäre der Schlüssel zu einer einzigartigen Sichtweise auf die Welt ein Bildschirm. Ich fühlte mich wie ein wildes Tier, das aus Versehen in einen Zoo spaziert war. Ein geborener Gläubiger, der in eine Kultur voller Ketzer geraten war.

Nachdem ich genügend Geld angespart hatte, war ich deshalb zweimal quer durchs ganze Land gereist, hatte ein paar Monate in New Mexico gelebt, in Idaho, in Montana. Ich war in einen Wohnwagen gezogen, hatte in Hütten gehaust, in einem Zelt. Ich war unter diversen Bäumen aufgewacht, auf diversen Campingplätzen. Die Landschaft breitete sich vor mir aus, die Straße führte zu neuen Horizonten, der weite Himmel versprach genügend Raum, damit ich wieder heil werden konnte. Ich war davon ausgegangen, dass meine Sichtbarkeit wieder stärker werden würde – ich würde mein Spiegelbild in diesem Himmel finden, in der Landschaft, ein Spiegelbild, das nicht mehr zersplittern würde. Doch die erwartete Klarheit blieb aus. Zwischen meinen beiden Fahrten quer durchs Land kehrte ich nach Harvard zurück, um zu arbeiten, damit meine Ausgaben gedeckt waren. Mom und Dad waren immer noch stolz auf mich. Mein Status als Goldjunge schien intakt. Nach außen hin führte ich mein Leben unverändert weiter – und meine kleinen »Ausflüge« konnte man getrost als exzentrische Ausrutscher abtun. Doch für mich waren sie das Einzige in meinem Leben, das sich real anfühlte. Zurück in meiner Wohnung in der Ellery Street, fühlte ich mich kreuzunglücklich, ertrug mich selbst kaum. Ich führte nach wie vor ein Doppelleben. Ich ahmte mein früheres Ich nach und versagte selbst dabei kläglich.

Doch jetzt, während ich meine grüne Tasche packte, war ich zuversichtlich, dass ich genügend Zeit investiert hatte, dass ich genügend Einsamkeit ertragen hatte. Tag für Tag, Nacht für Nacht, hatte ich mich ausschließlich mit mir selbst beschäftigt. Ich spürte sie fast schon auf der Brust, die glänzende Medaille, mit der man mich auszeichnen würde. Ich spürte sie bereits, die Liebe, die ich mit meiner Familie teilen würde. Ich packte meine

Sachen nicht, um quer durchs ganze Land zu fliehen, um nach einem neuen Horizont zu suchen, sondern um einen ersten Vorgeschmack darauf zu bekommen, wie es sein würde, wenn ich wieder zurückkehrte. Ich würde erproben, was ich gelernt hatte – und was ich nun möglicherweise zu bieten hatte.

Noch bevor ich Vermont hinter mir gelassen hatte, winkte mich der erste Cop raus. Oder sollte ich besser sagen, er hielt hinter mir an, weil ich schon von selbst rechts rangefahren und ausgestiegen war. Ich befand mich an einem Rastplatz und stand auf der Grünfläche hinter den schrägen Parkplätzen, das Gesicht in Richtung der Wand aus Granitstein, die man beim Bau der Autobahn herausgesprengt hatte. An diesem Rastplatz gab es leider keine öffentliche Toilette. Und man konnte auch nicht kurz im Wald verschwinden. Anhand meiner Körperhaltung – die Füße schulterbreit auseinander, Hände vor dem Schritt – war wohl sofort offensichtlich, aus welchem Grund ich die Aussicht hier genoss. Ich hatte zwar mitbekommen, dass hinter mir ein Wagen angehalten, eine Tür sich geöffnet und wieder geschlossen hatte, nur dass die erwarteten Schritte ausblieben. Ich brachte mein Geschäft zu Ende, zog den Reißverschluss zu und drehte mich um.

»Das ist hier keine öffentliche Bedürfnisanstalt.«

Wie recht er doch hatte, denn Privatsphäre hatte man hier ja wohl kaum.

»Hier kommen auch Frauen und Kinder vorbei. Die wollen das nicht sehen.«

Ach, wollte er das denn? War er mir deswegen fast mit der Stoßstange gegen die Unterschenkel gefahren?

»Hören Sie, was ich sage? Antworten Sie bitte, wenn Sie dazu in der Lage sind.«

Er sah aus wie Anfang zwanzig. Der einzige Schatten an seinem Kinn stammte von der Krempe seines Hutes, den er sich tief in die Stirn gedrückt hatte. »Ich höre Sie recht gut«, sagte ich.

»Wann haben Sie das letzte Mal Drogen konsumiert?«

»Sir?«

»Das letzte Mal, dass Sie Drogen konsumiert haben. Stehen Sie gegenwärtig unter Drogeneinfluss?« Er verlagerte sein Gewicht von einem Bein aufs andere. Dann starrte er eindringlich auf meine Augen. Es war fast so was wie ein Schlag in die Magengrube. Hinter meinem rechten Augapfel kündigte sich eine pochende Migräne an.

»Nicht seit dem College.«

»Sind Sie sich da ganz sicher?«

»Ich bin mir sicher.«

»Und Sie fühlen sich absolut in Ordnung?«

»Sir?«

»Sind Sie in Ordnung? Oder fühlen Sie sich krank?«

»Ich habe Kopfschmerzen.«

»Und woher kommen die?«

»Sir?«

»Die Kopfschmerzen. Was ist die Ursache?«

»Die Fahrerei. Ich bin unterwegs nach New York. Schätze, ich bin nervös, weil ich meine Familie nach langer Zeit wiedersehe.«

Wieder starrte er mir direkt in die Augen. Vermutlich hatte er sich viel zu viele Krimis und Polizeifilme angesehen. Hatte mein Auge ihm einen Durchsuchungsbeschluss ausgestellt? Sicher war es ein bisschen gerötet.

Er blickte zu Boden, rückte seinen Hut zurecht. »Bei Familie werde ich auch nervös. Verständlich.«

Ich wartete ab. Der Motor seines Wagens lief.

»Tja, schönes Thanksgiving. Und das nächste Mal sehen Sie zu, dass Sie sich das entsprechende Örtchen für Ihre Geschäfte suchen.«

Nachdem er wieder weitergefahren war, stieg ich zurück ins Auto und saß ein paar Minuten lang bloß da. Dann steuerte ich ganz langsam Richtung Süden bis zur Grenze nach Massachusetts, vorbei an Bauernhöfen, blauen Silotürmen und Feldern, als könnte die verlangsamte Geschwindigkeit die Welt wieder in Ordnung bringen. Sah mein Auge wirklich so anders aus? Zugegeben, es hatte einiges mitgemacht. Erst der Unfall, danach sah das Auge aus wie immer, was seltsam war; dann hatte meine Pupille sich dauerhaft geweitet, als ich in Bologna war; dann waren da diese Kalziumablagerungen, die auf meiner zweiten Fahrt Richtung Westen angefangen hatten. Mein Auge nässte die gesamte Strecke durch Arizona, Utah, Colorado und Wyoming, und als ich endlich den Badlands-Nationalpark in South Dakota passierte, tränte es nur noch. Ich fuhr mit einem Taschentuch in der Hand wie Picassos »Die Frau, die weint«, und angesichts der hohen Spitzen aus Sandstein, die unter diesem strahlend blauen Himmel wie von einem fremden Planeten wirkten, hätte ich glatt als eine Figur aus einem Science-Fiction-Streifen durchgehen können, der letzte Überlebende in einer zerstörten Welt. Die Reizung, so hatte mich ein Arzt in Minnesota aufgeklärt, wurde durch Kalziumablagerungen verursacht. »Auf Ihrer Iris haben sich Kalkplättchen gebildet, jetzt schuppen kleine Stückchen ab und gelangen ins Auge. Ein bisschen wie Farbe, die von einem Gartenzaun abblättert. Daher ist ihr Auge entzündet und tränt. Sofern man sie nicht operativ entfernt, wird die Reizung anhalten.« Zurück in Boston ging ich noch einmal in die Augenklinik, wo mir ein Chirurg eine Narkose verpasste und drauflosarbeitete, als wäre mein Auge so was wie eine leicht deformierte Gipsfigur. Der Schmerz kam erst am nächsten Tag. Unter dem Verband, einem riesigen weißen Wattepad, den man mir an der Stirn festgeklebt hatte, durchfuhr mein Auge bei jedem Blinzeln ein stechender Schmerz wie von einer Rasierklinge, als würde mir jemand ein Heftpflaster direkt vom Auge runterreißen. Ich befand mich erneut im Zimmer meiner Kindheit mit seinen Basketballpostern und den Pokalen, wo ich auch am Morgen nach dem Unfall aufgewacht war. Ich wusste, dass ich irgendetwas unternehmen musste. Ich wusste, dass ich mich ändern musste. Schluss mit der Suche nach einer wunderschönen Frau oder nach einem wundervollen Ort, die meine Rettung sein würden. Ich musste weit genug zurückgehen, sodass hinter mir nichts mehr lauerte. Keine weitere Schicht mehr, die als Weichzeichner diente, keine Version der Wirklichkeit mehr, die nichts als ein Provisorium war. Ich musste der harten Realität ins Auge blicken und ganz neu beginnen. Ein paar Wochen später begann sich an meinem rechten Auge auch noch die Linse zu trüben, als wollte man sichergehen, dass die Botschaft angekommen war. Ein perlweißer Glanz legte sich über meine Linse, wie das Blitzen in den Augen eines Zeichentrickcharakters. Ein paar Monate später fand ich mich dann im nördlichen Vermont wieder und hängte meine handgeschriebene Anzeige an das Anschlagbrett draußen vor dem C&C. *Gesucht: Hütte oder Haus im Wald, mit guter Beleuchtung, einsam gelegen.*

Vielleicht würde ich mich weiter mit Leuten wie diesem Cop herumschlagen müssen, vielleicht hatte mein Auge mich zu einer Art Zirkusnummer gemacht. Ich hatte seit über einem Jahr in keinen Spiegel mehr geschaut. Eine Spiegelung glitt über die Fenster der Fahrzeuge, die auf dem Parkplatz des C&C geparkt waren, lauerte in den Türen der Gefrierschränke, schwebte im Spiegel über dem Waschbecken. Aber ich hatte keinen Schimmer, wie ich aussah, hatte keine Ahnung, was meine Familie zu Gesicht bekommen würde. Der Rückspiegel war direkt neben mir, sein schmales, unbeteiligtes Auge weit geöffnet und bereit, nur dass mir der Anblick, den ich zu Gesicht bekommen würde, Angst machte. Es hatte lange gedauert, bis ich lernte, ohne Gesicht zu leben, mein Dasein ohne jemanden zu führen, für den ich mich verstellen müsste. Der schmale Spiegel kam mir so bedrohlich vor wie ein Käfig. Ich wollte meine Freiheit nicht aufgeben. Ich wollte das, was mich im Spiegel erwartete, nicht in eine Maske zwängen müssen.

Der Schmerz hinter meinem Auge verdichtete sich mehr und mehr, ballte sich zusammen, während ich durch das westliche Massachusetts fuhr, dann nach Connecticut hineinrollte und schließlich in die schmalen Spuren des Highways in Hartford einfädelte, vorwärtsbefördert wie eine Flasche auf einem Fließband. Anzeigentafeln mit den überlebensgroßen Gesichtern von Nachrichtensprechern schwebten hoch über mir, ihr angestrengtes Lächeln wollte mir unbedingt Verlässlichkeit vermitteln, dabei wirkte der glänzend rote Lippenstift auf einem Frauenmund fast schon pornografisch. Die Gebäude ringsum standen nun dicht an dicht, ihre schnurgeraden Fensterreihen erinnerten an die Facettenaugen von Insekten. Die Farben ergaben keinen Sinn. Die Gesetze der Geometrie schienen außer Kraft gesetzt. Diese Art der Wahrnehmung brachte mir meine Fahrt Richtung Westen in den Sinn, wo Städte aus der Wüste emporwuchsen, als hätten Aliens dort ihr Lager aufgeschlagen, nur dass ich nun kein Reisender mehr war, der aus der Ferne kam, kein Fremder mehr in einem fremden Land. Ich war diese Strecke schon so oft gefahren, aber jetzt war es, als ob die Distanz zu einem Teil meines Sehens geworden war – sie reiste mit mir.

Als ich die Grenze nach New York überquerte – *Willkommen im Empire State* –, rief ich mir selbst ins Gedächtnis, wie sehr ich Thanksgiving immer genossen hatte. Als Kind war es mir stets vorgekommen wie eine Heimkehr, wenn wir nach Newburgh gefahren waren. Sämtliche von Moms und Dads Geschichten spielten dort. In jedem Haus war irgendetwas geschehen, jede einzelne Straße ein Weg in die Vergangenheit. Auf unserer jährlichen Pilgerfahrt dorthin streiften wir durch die Nachbarschaft, wobei Mom eine Erinnerung nach der anderen mit uns teilte und uns das Haus zeigte, das ihr Vater auf der Liberty Street gebaut hatte – er hatte jeden einzelnen Nagel darin eigenhändig eingeschlagen –, ebenso wie das Haus an der Kreuzung, vor dem

Poppa Wache gehalten hatte, damit sie und ihre Schwester mit dem Schlitten die Straße hinunterbrettern konnten, und wo sie eines Tages die Stufen vor der Tür hinuntergefallen war und sich den Kopf gestoßen hatte. Sie drehte sich dann immer auf dem Beifahrersitz zu uns um und ließ Matt und mich die kleine Beule unterhalb des Haaransatzes sehen, und dann nahm sie meine Hand und streifte mit meinen zwei Fingern darüber, damit ich sie fühlen konnte. Es versetzte mich jedes Mal in Erstaunen – diese Betonstufen zu sehen und die Beule am Kopf meiner Mutter zu spüren, als wäre es die Zeit selbst, die meine Fingerkuppen berührten, weil etwas, das vor Jahrzehnten geschehen war, immer noch ein Teil von Mom war, immer noch zu ihr gehörte. »Mir stand jede Tür offen«, fuhr Mom dann fort. »Zur Mittagszeit konnte ich überall reinspazieren – bei den Levinsons oder bei Tante May oder bei den Siegels –, irgendwer hatte immer ein Schinkensandwich für mich.« Dad lenkte den Wagen äußerst vorsichtig und fuhr sehr langsam. Manchmal fing Mom an zu weinen. »Früher war alles so anders.« Dad tätschelte ihr dann das Knie. Niemals sonst wirkten sie so verliebt wie auf diesen Fahrten im Auto. Und ich fand es toll, dieses Gefühl teilen zu dürfen, auch wenn ich nur vom Rücksitz aus zusah. Ich fand es toll, dieses Gefühl, dass alle diese Häuser und Straßen von Bedeutung waren und dass sie zu uns gehörten, oder zumindest früher einmal zu Mom und Dad. Wenn wir das Restaurant betraten, wurden wir wie Prominente behandelt. Und noch bevor die Kellnerin die Speisekarten brachte, die so groß waren wie die Tafeln, auf denen die Zehn Gebote standen, erklärte Mom: »Die Frau da mit dem blauen Lidschatten war in der Highschool in Dad verknallt; und der nette ältere Herr an der Theke war Dads Basketballtrainer im jüdischen Gemeindezentrum; wisst ihr noch, die Geschichte, die Poppa immer erzählt hat? Mit dem Lehrer mit dem kaputten Arm?« Dann machte sie das immer nach, hielt ihren Arm oben fest, ließ ihn leblos hin und her baumeln und schnarrte: »*Friedman, raus hier.* Die Frau da eben an der Tür, das war seine Tochter.«

Tatsächlich würden wir Thanksgiving in diesem Jahr nicht in Newburgh feiern. Es hatte eine kleine Planänderung gegeben. Wir würden uns alle in Armonk treffen, im Haus meiner Cousine Susan. Mom hatte mir diese Information vorenthalten und sie mir erst bei unserem letzten Telefonat offenbart. Susans und Dirks Haus bot so viel mehr Platz, hatte sie erklärt.

»Armonk, ist das das Haus mit den zweiundzwanzig Fernsehern?«

»Das wird sicher gut.«

»Haben die auch zweiundzwanzig Zimmer?«

»Wir übernachten in Newburgh. Das wird schon. Es freuen sich ja alle so, dass du kommst!«

Nachdem ich den Highway hinter mir gelassen hatte, folgte ich der Straße unter den novemberlich kahlen Baumskeletten hindurch ins finstere Herz der Vorstädte. In Armonk gab es an jeder Ecke irgendwelche Verkehrsschilder, die Ampeln befanden sich hoch oben über der Straße, und die schicken Läden hatten ausgefallene Namen. Die Zebrastreifen waren exakt gezogen und erstrahlten in frischem Glanz. Die Gehsteige waren makellos sauber. Ich fragte mich, ob die Leute keine Angst hatten, sie zu betreten, weil man sie für eine Verunreinigung halten könnte. Nichts war hier dem Zufall überlassen, und wenn doch, lag es daran, dass jemand etwas nicht richtig gemacht hatte. Eine Mutter überquerte mit ihrer Tochter die Straße exakt im rechten Winkel zu meinem Auto, und zwar im entschlossenen Laufschritt – das Mädchen im kurzen schwarzen Kleid, die Mutter im rosa Trainingsanzug. Vielleicht hatten sie sich zum Spaß aus dem Kleiderschrank der jeweils anderen bedient. Die Straße hinter ihnen war menschenleer, vermutlich waren bereits alle zu Hause bei ihren Familien. Ich genoss die Ruhe. Es gab so viele Pizzerien. *Köstliche frische Pizza!* Und chinesische Restaurants. *Täglich Mittagsbuffet!* Mir wurde der Mund wässrig. *Trink Coca-Cola!*

Abseits der Hauptstraße wichen die Häuser auf ihren Grundstücken immer weiter zurück, mit dem einen oder anderen Grüppchen von Bäumen, die das Ganze wie ein Petersilienzweig dekorierten. Das alles sah vollkommen unwirklich aus – die Einfahrten, die quadratischen Rasenflächen –, als würde ich eine mit schwarzem Malstift hingekritzelte Straße auf einer Kinderzeichnung entlangfahren. Als sich nach den ersten Siedlungen wieder offenes Gelände vor mir ausbreitete, war ich überwältigt von seiner Schönheit: weite, dicht mit riesigen Eichen bewachsene Hügel, die schmale Straße, die sich eng um hoch aufragende Felsen wand. Ich ermahnte mich selbst, mir diesen Blick zu bewahren, das Land hinter alldem zu sehen – und ich rief mir in Erinnerung, dass ich auch meine Familie auf diese Weise betrachten musste, Ausschau halten musste nach diesem Leuchten, das ihnen allen innewohnte, hinter der Fassade aus Schmuck, Make-up und Smalltalk über Fußball oder die Börse. Ich rief mir in Erinnerung, dass der Subtext aller Gespräche, welche Worte auch immer Verwendung fanden, in Wirklichkeit Liebe war. Ich ermahnte mich selbst, das nie zu vergessen – und ihnen die Liebe entgegenzubringen, die ich dort draußen im Wald empfunden hatte, und zwar in einer menschlichen Form. Meine Migräne ließ allmählich nach. Mir fiel wieder ein, weshalb ich hierhergekommen war. Zugegeben, meine Nervosität ließ mich fast die unsichtbare Medaille auf meiner Brust vergessen, doch ich vertraute darauf, dass das nur vorübergehend war.

Nach einer ganzen Reihe von Kurven erreichte ich die Neubausiedlung, wie es Mom beschrieben hatte. Riesige Häuser zogen sich entlang einer ausgedehnten Hufeisenkurve. Der Großteil der Eichen und Ulmen war gefällt worden, weshalb die Straße seltsam luftig wirkte. Jedes Haus war zur Straße hin durch ein großes Tor mit Gegensprechanlage gesichert, dahinter lagen lange, breite Zufahrten. Auf der Straße waren keine Autos zu sehen, keine Kinder, niemand befand sich auf den fußballfeldgroßen Rasenflächen vor den Häusern. Man kam sich vor wie in einem Freilichtmuseum. Manche Häuser hatten zwei Kamine, andere sogar drei. Manche waren komplett aus Ziegeln erbaut, andere wiesen eine Kombination aus Ziegeln und Holz auf. Ein Haus, das ganz offensichtlich aus der Reihe tanzte, ein echter Rebell, war kanarienvogelgelb gestrichen. Auf meiner Weiterfahrt – alles war so neu, so ganz frisch gemauert und gestrichen, sogar die Gärten waren frisch gemäht – wirkte die Gegend mehr und mehr wie aus einem Katalog. In der rechten unteren Ecke eines jeden weitläufigen Rasens hätte es genauso gut eine Leiste mit weiteren Angeboten und Varianten geben können. Ich fuhr in Schrittgeschwindigkeit in der Hoffnung, die zusätzliche Zeit würde es mir erlauben, mich langsam zu akklimatisieren und die Verwirrung hinter meinen Augen ein wenig zu verringern.

Das Tor stand offen, also fuhr ich die lange Auffahrt entlang und parkte neben Dads schwarzem Acura. Allein sein Anblick trat etwas in mir los. Der Wagen war mir so vertraut. Hinten über der Rückbank hing etwas an einem Kleiderbügel, eingeschweißt in Zellophan von der Chestnut-Hill-Reinigung. Ein Harvard-Aufkleber zierte nach wie vor das Heckfenster. In diesem Fahrzeug waren sie hierhergekommen. Mom und Dad befanden sich im Haus. Auch Matts und Jamis Wagen war da. Gleich würde ich auf das Gebäude zugehen, jemand würde mir die Tür öffnen, und alle wären sie dadrinnen. Ich verspürte ein Flattern in der Brust, meine Arme und Beine waren angespannt vor Aufregung. Als würde ich gleich auf eine Bühne ins Rampenlicht treten, als würden sich jeden Moment Tausende von Augen auf mich richten.

Kaum hatte ich die Türklingel gedrückt, öffnete sich die weiße Haustür. Alle waren im Foyer versammelt. Dieses Gebäude war so weitläufig, vielleicht wollte es keiner riskieren, sich zu verirren. Oder Matt und Jami waren eben erst angekommen. Der Boden bestand aus schwarzen und weißen Marmorfliesen, auf dem die Anwesenden wie Schachfiguren herumstanden. Hinter ihnen thronte auf einem Podest ein Bronzegefäß mit spitz zulaufenden Blumen. Eine Wendeltreppe führte nach oben in Räume von ungeahnter Pracht. Mein Cousin Scott hatte mir die Tür aufgemacht. Zu Highschoolzeiten hatten wir uns verdammt ähnlich gesehen, und er war mir immer vorgekommen wie eine etwas normalere Version meiner selbst. Er hatte mir meinen ersten gefälschten Ausweis besorgt, hatte mich das erste Mal in eine Bar mitgenommen und hatte dafür gesorgt, dass ich ein Bier bekam.

»Achtung, ihr Lieben«, kündigte er mich an. »Hier kommt der Unabomber!«

Die lächelnden Gesichter waren leicht unscharf. Mom trat vor und gab mir einen Kuss, dann berührte sie meine Wange, als wollte sie sich vergewissern, dass ich wirklich echt war. Hinter mir war nicht genügend Platz, um zurückzuweichen.

»Wie haarig du bist«, sagte sie.

Dad tätschelte mir den Rücken, stellte sich viel zu dicht zu mir, erkundigte sich nach dem Verkehr. Matts Blick streifte mich wie ein Hund, der einem um die Beine herumwuselt. Offenbar versuchte er in mir den auszumachen, der ihm vertraut war. Offenbar warteten alle auf eine schlaue Antwort meinerseits, etwas, das ihnen Sicherheit gab.

»Happy Thanksgiving«, sagte ich, doch meine Stimme klang, als befände ich mich unter Wasser. Alle anderen standen auf dem Trockenen, weit über mir, in einem grünlich flackernden Licht. Es folgten weitere Umarmungen. Ich war ein Mysterium zum Anfassen, ein Überraschungspaket, das man schütteln und analysieren konnte, um zu raten, was wohl drinnen war. Selbst meine Cousine Melissa, die mir lediglich bis zu den Schultern reichte, fühlte sich in meinen Armen viel zu groß an, zu nah, ihre Haut und ihre Kleidung roch zu parfümiert. Dirks Arme waren so kräftig wie die eines Bären. Susans hohe Absätze klangen wie Pistolenschüsse, als sie den Flur entlangging. Bei der erstbesten Gelegenheit zog ich mich ins Badezimmer zurück.

Es war, als würde ich versuchen, im Inneren eines Flipperautomaten zu essen, in dem eine Metallkugel hin und her schoss, Zeichen aufleuchteten und Dinge sich drehten aus Gründen, die ich nicht nachvollziehen konnte. Ich stellte mir vor, wie ich vor dem Kaminofen saß und versuchte, auf Scotts Frage zu antworten, wie es denn sei, so ganz ohne Fernseher, und dann folgte auch schon die nächste und wieder die nächste Frage. Die Teller der Anwesenden füllten sich und leerten sich und füllten sich erneut. Sie alle schienen zehn Köpfe und zehn Arme zu besitzen, die Cranberrysoße und die Füllung und die Süßkartoffeln wurden hin und her gereicht, das Gespräch wechselte sprungartig vom *Wall Street Journal* zu einem Footballspiel und dann weiter zu irgendwas mit Mode. Sie waren ein Haufen Halbgötter, dazu fähig, tausend Dinge gleichzeitig zu tun. Ich hatte seit gut einem Jahr nicht mehr gleichzeitig gegessen und mich unterhalten. Selbst im Café aß ich immer erst, wenn Bella und Linda in der Küche verschwunden waren. Ich konnte langsam sprechen, und ich konnte langsam essen – aber nicht beides zur selben Zeit. Die Worte und Geschichten sprudelten nur so aus meiner Verwandtschaft heraus, ständig wechselten sie das Thema. Und so gern ich mich an ihren Gesprächen beteiligt hätte, fühlte mein Mund sich an wie ein leerer Tunnel, den man zwar passieren könnte, aber es waren keine Fahrzeuge vorhanden. Gesprochene Worte, so schien es, waren für mich mittlerweile so etwas wie eine Fremdsprache. Alles, was sie sagten, stellte sich mir in Bildern dar, und diese Bilder verwirrten mich – es fiel mir schwer, das, was sie sagten, in eine Sprache zu übersetzen, die ich verstand.

»Und, was nimmst du mit?«, erkundigte sich Dirk, als wir vor dem Dessertbuffet standen. Die Auswahl war überwältigend: Apfelkuchen. Key Lime Pie. Boston Cream Pie. Blaubeerkuchen.

Moms Schwarzwälder Kirschtorte. Häagen-Dazs. Frische Himbeeren. Erdnussbutterkekse. Haferkekse. Muffins. Brownies. Frische Schlagsahne.

»Was ich mitnehme?«

»Na, du weißt schon. Von deinem Leben in der Einsamkeit.«

Was ich mitnehme. Das klang nach einer Pizza zum Mitnehmen – belegt mit immergrünen Sträuchern, Schneegestöber und Miniatur-Bergketten. »Wie bitte?«

Er trat näher an mich heran. Früher am College hatte er Football gespielt, er war stämmig gebaut, und seine Risikokapitalgeschäfte liefen recht gut. Er war es gewohnt, Antworten auf seine Fragen zu bekommen. »Sagen wir mal, du hältst vor einem Gremium einen dreiminütigen PowerPoint-Vortrag. Vor einer Gruppe, die vorhat, solche Einsamkeitsprojekte für andere Typen zu sponsern. Was nimmst du für Erfahrungen mit?«

Ich versuchte mir einen Powerpunkt vorzustellen, doch das half mir auch nicht weiter. Und wieso sollte irgendwer irgendwen bezuschussen, um das zu tun, was ich tat? Seine Fragen kamen mir daneben vor. Aber das hier war sein Haus, ich war sein Gast. Deswegen wollte ich ihm den Gefallen tun. Außerdem hatte ich Dirk immer gemocht. Seine Ziele hätten sich kaum mehr von meinen unterscheiden können, er strebte stets nach dem Neuesten, dem Aktuellsten, dem Besten. Und jetzt war er da bei mir auf etwas gestoßen; er hatte Morgenluft gewittert.

»Er will *Antworten*«, sagte Susan und reichte Dirk ein Glas Wein. Spielerisch knuffte sie ihn mit dem Ellbogen.

»Nicht unbedingt Antworten. Nur, welche Lektion er daraus gelernt hat«, meinte er in oberlehrerhaftem Ton, der einer solchen Lektion würdig gewesen wäre.

Mir fiel nichts ein, was ich an Lehren gezogen hätte. Ich hörte, wie im Zimmer nebenan Football im Fernsehen lief. Gerade war einem Spieler ein Touchdown gelungen. Völlig unvermittelt packte Susan mich am Arm. »Du bist so was wie ein moderner

Thoreau. Wie dieser Typ aus *Into the Wild.* Nur dass du noch am Leben bist, im Gegensatz zu ihm. Entscheidender Unterschied.«

Ich bemühte mich um ein Lächeln. Um da mitzuspielen. Es tat mir furchtbar leid, ich hätte sehr gerne etwas darauf erwidert, aber ich fand keinen Weg, den Bildern in meinem Kopf Ausdruck zu verleihen – der Ausblick auf den Wald hinter dem Haus, wie die Meisen von einem Ast zum anderen hüpften, der Ausblick auf die Berge in der Ferne vom Aussichtspunkt aus. »Das ist besser, als mit dem Unabomber verglichen zu werden, oder?«

Susan rang sich ein gequältes Lächeln ab. »Das ist der gute alte Howie«, sagte sie. »Witzig und unterhaltsam.« Sie drückte meinen Arm, als könnte sie so noch mehr von meinem alten Ich aus mir herausquetschen.

Ich nickte höflich, entfernte mich und nahm mir ein Stück Apfelkuchen. Allerdings wusste ich genau, was sie meinte. Als die Worte über meine Lippen gekommen waren, hatte ich einen leichten Schmerz an der Wange verspürt, wie von einem Flügelschlag, ein vertrauter Schatten. Und es hatte mir nicht unbedingt etwas ausgemacht.

Der zweite Cop erwischte mich am darauffolgenden Morgen. Es gab nicht genügend Schlafplätze im Haus von meiner Tante und meinem Onkel in Newburgh, deshalb übernachtete ich im Garten hinten in meinem Zelt, unter dem Vorwand, Platz für die anderen zu machen. Ich musste einfach alleine sein. Ich brauchte Luft zum Atmen. Es hatte so gut wie keine Gelegenheit gegeben, mich irgendjemandem nahe zu fühlen, außer vielleicht bei dem Gespräch mit Susan. Der Schmerz war wieder deutlich spürbar, in meinem Nacken, hinter meinem Auge. Mom fand das nicht gut mit dem Zelt im Garten. Sie schien zu befürchten, ich könnte wieder verloren gehen im Gebüsch oder in der Trauerweide. Tante Betty behagte die Idee auch nicht recht: Das war ihr Reich, in den letzten fünfundzwanzig Jahren hatte keiner dort sein

Lager aufgeschlagen. Dort hinten lauerten *Gefahren* – Rehe, Stinktiere, Waschbären. Doch im Grunde wollte keiner mit mir diskutieren.

Die Temperaturen sanken auf unter den Gefrierpunkt, aber mein Schlafsack hielt mich schön warm, und als es dämmerte, stand ich wie immer auf und machte einen Spaziergang. Der Rasen war von einer weißen Frostschicht überzogen, in den Straßen herrschte absolute Stille, die morgendliche Luft wirkte belebend. Der scharfe, essigsaure Geruch nach gefrorenem Holzapfel vermischte sich mit dem Duft des toten Laubs. Der Himmel wurde heller und heller. Nach nicht einmal einer Viertelmeile kam ich zum Desmond Estate, das mittlerweile zum örtlichen College gehörte. Auf den weitläufigen Rasenflächen wuchsen riesenhafte knorrige Bäume, die allesamt mit schwarzen Plaketten versehen waren, auf denen der jeweilige Name stand. Ich kümmerte mich nicht um die gepflasterten Wege und schlenderte stattdessen über das Gras, sodass meine Stiefel von der Feuchtigkeit des schmelzenden Frosts an der Seite ganz dunkel wurden. Der stahlgraue Fluss, den ich von der Kuppe eines Hügels aus gesehen hatte, lag nun wie eine silbrig glitzernde Schlange im morgendlichen Sonnenlicht da. Es war ein wunderschöner Morgen. Das ganze Flusstal, durch das der Hudson sich wand, war wunderschön. Ich musste an die letzte Seite aus *Der große Gatsby* denken, diesen Vergleich, wie üppig das grüne Land den holländischen Seeleuten erschienen sein musste, jenes letzte Mal, wie Fitzgerald schrieb, dass dem Mensch etwas begegnete, das seiner Fähigkeit zu Wundern entsprach. Ich fand, dass Dirk im Grunde große Ähnlichkeit mit Gatsby hatte, wenn auch unfreiwillig. Die unbewohnten Zimmer in seinem Haus, die zweiundzwanzig Fernseher, die vermutlich als komfortable, moderne Version der glamourösen Partys gelten konnten, und ich fragte mich, welchen Teil der Vergangenheit Dirk heraufbeschwören wollte. Ich fragte mich, ob es wohl mit dem Gefühl der Gemeinschaft, das meine Eltern jedes Mal heraufbeschworen, wenn sie durch Newburgh fuhren, zu vergleichen war. Und war es damit vergleichbar, was ich heraufzubeschwören versuchte, indem ich mich in die Einsamkeit der Wälder zurückzog, ganz auf mich allein gestellt?

Als ich das Anwesen wieder verließ, folgte ich der niedrigen Steinmauer, die sich die Straße entlangzog. Ein großer Vogel, vielleicht ein Habicht oder etwas in der Art, hockte oben auf einem abgestorbenen Baum. Der war offenbar vom Blitz getroffen worden, vom oberen Teil war nicht viel mehr übrig als ein verkohlter Stumpf, der spitz in den Himmel ragte. Während ich zu dem Habicht hochsah, hörte ich, wie sich hinter mir ein Fahrzeug näherte. Ich drehte mich nicht um. Dann öffnete sich mit einem Knarzen eine Wagentür, wurde wieder zugeschlagen, langsame Schritte waren zu hören. *Nicht schon wieder.* Ich drehte mich um und sah einen Polizisten, der eine Hand am Schlagstock hatte.

»Wie geht's uns denn heute Morgen?«

»Okay.«

»Gibt es ein Problem?«

Erst da wurde mir bewusst, dass ich keine Hose anhatte. Nur meine Strickmütze, einen dicken Pullover und eine lange Unterhose. »Kein Problem, Sir.«

»Wir wissen aber, dass das hier Privatgelände ist, nicht wahr?« Er deutete mit dem Kinn in Richtung Desmond Estate.

»Ich werde es nicht wegtragen.«

Ganz kurz schloss sich seine Hand fest um den Schläger, dann ließ er wieder locker. Das war heute offensichtlich nicht sein erster Tag im Dienst. Der gefasste, skeptische Ausdruck in seinen Augen machte mir Sorgen, er schien zu erwarten, dass man in der Welt immer nur belogen und betrogen wurde. Er mochte seinen Job, aber er führte ihn nicht gerne aus – und zwar genau wegen Leuten wie mir. In diesem Moment drang das Röhren eines Motors durch die Laubkronen, es breitete sich vom anderen Ende des

Hügels her aus, und plötzlich tauchte ein zweites Polizeifahrzeug mit eingeschaltetem Blaulicht auf. Fast dachte ich, die wollten mich überfahren. Die Alarmanlage war derart laut, dass sie in meinem Kopf zu schrillen schien. Das Auto kam ins Schlingern, lose Kieselsteine spritzten hinter ihm auf und wurden gegen die Mauer geschleudert, dann stieg ein kleiner, breitschultriger Beamter aus. Er bewegte sich ganz langsam und mit wiegenden Hüften, weil sein Gurt so schwer war.

»Gibt es hier ein Problem?«

»Nein, Sir.«

»Was haben Sie hier zu suchen?« Er klang recht geschäftsmäßig, ein bisschen wie eine Sekretärin. Er hatte ein auffallend hübsches Gesicht, doch angesichts seiner geringen Größe büßte er dadurch nur noch mehr an Autorität ein.

»Ich mache nur meinen Morgenspaziergang«, erklärte ich. »Ist sehr schön hier.«

»In der Tat, sehr schön hier.« Er zog an seiner Unterlippe. »Schön sagt er. Ausweis.«

»Sir?«

»Haben Sie irgendwelche Papiere bei sich? Führerschein? Green Card?«

Green Card. Ich musste an die Bäume im Wald denken. Und an Gatsby und das grüne Land. »Den Führerschein habe ich in meinem Zelt.«

»Und wo steht Ihr Zelt?«, erkundigte sich der erste Cop, der das Wort aussprach, als hätte es etwas Anrüchiges, als würde er befürchten, in diesem Zelt könnten ihn fünf schmuddelige Kinder und eine Frau mit hasserfülltem Blick erwarten.

»Sir?«

»Ihr Zelt. Mit Ihrem Ausweis? Wo steht das?«

Mit einem Mal fühlten sich meine Beine nackt an. Zittrig atmete ich ein und versuchte, meine Worte so zu wählen, dass sie mich verstanden. Ich erklärte den beiden, meine Tante und mein

Onkel wohnten am Bryant Drive, ein kleines Stück weiter die Straße rauf. Ich erklärte ihnen, mein anderer Onkel wohnte am anderen Ende der Stadt. Ich erklärte ihnen, meine Eltern seien hier in der Gegend aufgewachsen und auf die Newburgh Free Academy gegangen. Ich erklärte ihnen, mein Großvater habe eigenhändig ein Haus an der North Street erbaut. Ich erklärte ihnen, wir kämen jedes Jahr zu Thanksgiving nach Newburgh, deswegen sei ich jetzt hier. Sie schienen mir die Geschichte nicht ganz abzunehmen, doch als ich fertig war mit meinen Ausführungen, hielt gerade mein Onkel Don in seinem Isuzu Trooper an der Ampel am Ende des Bryant Drive an.

Er kurbelte das Fenster herunter. »Howie, was gibt's?«

»Alles bestens«, rief ich ihm zu.

»Bist du sicher?«

»Alles geregelt.«

»Meine Herren?« Das Sonnenlicht wurde von der Goldkette um seinen Hals reflektiert. Selbst aus dieser Entfernung sah er aus wie ein umschwärmter Filmstar aus den Fünfzigern, überrascht von Cops, die nicht von Schauspielkollegen verkörpert wurden, sondern echt waren.

»Alles in Ordnung hier. Wir unterhalten uns nur.«

»Er ist ein wenig anders, mein Neffe.«

Der etwas kurz geratene Cop machte ein abfälliges Geräusch, und nach einem knappen Zögern fuhr Don weiter in Richtung Innenstadt. Der Tag hatte begonnen.

»Bei uns ist eine Beschwerde eingegangen«, sagte der erste Cop. »Von einer Frau, die in einem dieser Häuser wohnt. Hat am Telefon gemeldet, dass sich hier jemand verdächtig benimmt.«

»Verdächtig benimmt?«

»Die Dame meinte, Sie wären ziemlich langsam gegangen. Und hätten sich Dinge angesehen. Sie meinte, Sie hätten immer wieder hoch in den Himmel geschaut. Dachte, Sie könnten unter Drogen stehen. Das hat ihr Angst gemacht.«

»Nachbarschaftswache«, meinte der kleine Cop. »Tut mir leid.«

Ich wusste nicht, was ich sagen sollte. Und da die Gefahr nun abgewandt war, ging es ihnen wohl ähnlich. Ich fragte mich, was wohl passiert wäre, hätte ich eine andere Hautfarbe gehabt oder wäre mein Onkel nicht zufällig vorbeigekommen oder wäre ich ihnen blöd gekommen. Ich musste an das Gefängnis auf der anderen Seite des Hudson denken, an die elektrischen Zäune, die ich bei jeder Fahrt nach Newburgh draußen vor den Autofenstern gesehen hatte, und die riesige psychiatrische Einrichtung auf dem Highway Richtung Osten, und ich fragte mich, ob ich da je wieder rauskäme, wenn man mich einweisen würde, wenn man mich hinter diesen gesichtslosen Fenstern einsperren würde. Der Gedanke, meine Familie und ihre Verwurzelung hier könnten meine Rettung gewesen sein. Seltsam, die Vorstellung, dass Familie nicht nur aus ein paar Wänden bestand, die einem Halt gaben, in guten wie in schlechten Zeiten, sondern einem auch andere vom Leib hielt – ein Schutz davor, dass sie einen in eine ihnen passende Schublade steckten, dass man auf ein Stereotyp reduziert wurde.

Die Cops warteten ab. Ich drehte mich um und deutete auf den abgestorbenen Baum, um ihnen zu zeigen, was ich mir angesehen hatte. Ich erwartete ja nicht, dass sie mich voll und ganz verstanden, hatte nicht vor, ihnen irgendetwas zu erklären, doch ich wollte die Kluft zwischen uns irgendwie überbrücken, mich um eine Art kulturübergreifenden Austausch bemühen. Es bestand kein Grund zur Eile. Wir waren draußen. An diesem Morgen war nicht viel los.

Sie blickten an meinem Finger entlang. Nur dass da nichts zu sehen war, bloß ein toter Baum. In dem ganzen Trubel musste der Habicht die Flucht ergriffen haben. Sie machten sich nicht die Mühe, mich weiter auszufragen. Ich war offensichtlich harmlos, es lohnte sich nicht, dass sie ihre Zeit auf mich verschwendeten.

Sie gingen zurück zu ihren Einsatzfahrzeugen, demonstrierten unter lautem Motorengebrüll ein letztes Mal ihre Macht und fuhren dann davon in den frühen Tag.

Zurück in meinem Zelt hinten im Garten ließ ich mir beim Anziehen Zeit. Das Sonnenlicht, das durch die Zeltplane sickerte, färbte meine Arme und Beine blau. Alles, sogar meine Gedanken, fühlte sich an, als befände ich mich unter Wasser. Überall verschwommene Spiegelbilder. In den Augen meiner Verwandten. Im Misstrauen der Nachbarn. In der verächtlichen Art der Polizisten. Ich war Grund zur Besorgnis, ein Herumtreiber, eine Bedrohung. Mein Gürtel saß viel zu eng. Mein Haar war zu wild. Mein Bart zu buschig. Ich gehörte nicht dazu, und das war genau das, was ich empfunden hatte, bevor ich in die Wälder ging; aber jetzt war es für alle sichtbar. Vielleicht war es besser gewesen, es zu verbergen. Vielleicht war es aber auch besser gewesen, mich in den Wald zurückzuziehen, damit ich das nicht tun musste. *Was war so seltsam daran, am frühen Morgen spazieren zu gehen, mir Bäume anzusehen? Was war so verdammt seltsam daran, einfach nur ein Mensch sein zu wollen?* Ich war völlig außer mir vor Wut. Und ich war verletzt. Ich wollte nach Hause – zurück in die Einsamkeit des Waldes.

9. KAPITEL

Es kam mir riskant vor, direkt zurück in den Wald zu fahren, ohne einen Vorrat an menschlichem Kontakt für den Winter angelegt zu haben. Ich war mir nicht sicher, ob ich mir selbst noch trauen konnte, fragte mich, wie ich mich hatte so irren können. Außer den Polizisten hatte mir keiner genauer in die Augen gesehen. Keiner hatte sich in meiner Gegenwart auch nur wohl gefühlt, vielleicht, weil mir selbst nicht wohl gewesen war. Ich hatte kein einziges Gespräch geführt, das vergleichbar gewesen wäre mit dem mit Ray, ich hatte nicht ein einziges Mal die flüchtige Bewegung einer Meise hinter irgendwelchen Worten wahrgenommen. Und das, was ich gesehen hatte, hatte mich nur verwirrt. Der zusätzliche Raum um mich herum, mein geschärftes Gehör und mein geweiteter Blick hatten mich meiner Familie nur noch mehr entfremdet, statt mich ihnen näher zu bringen. Wenn mein Besuch ein Testlauf gewesen war, eine Vorschau auf das, was meine Rückkehr in die Zivilisation bringen würde, dann gab es nichts, was dafür sprach.

Von irgendwoher, Hunderte von Meilen entfernt, glaubte ich Andrews Stimme zu hören. Er hatte mir stets wiederholt, dass ich mich im Kreis meiner Familie am wenigsten wohl fühlen würde. *Das ist so was wie das Endspiel in Wimbledon,* hatte er nach meiner Rückkehr aus Italien zu mir gesagt. *Du solltest besser mit irgendwelchen Aufwärmturnieren beginnen, mit leichteren Wettkämpfen.* Andrew verpackte so gut wie alles in irgendwelche Sportmetaphern, und er hatte so gut wie immer recht. Ich spürte, wie seine Präsenz sich ganz allmählich im Wagen ausbreitete – ein Ruf aus weiter Ferne, eine Warnung, nicht weiterzufahren. Und ich wusste, dass ich, obwohl es mir gegen den Strich ging und es meinen Einsiedlerstolz verletzte, seinen Rat brauchte.

Er war im vergangenen Sommer aus dem Profitennis ausgeschieden und lebte jetzt wieder in Cambridge, um seinen Master an der Harvard Divinity School zu machen. Er hatte an der ersten Runde in Wimbledon teilgenommen, hatte ein paar ordentliche Gewinne eingefahren, doch die meiste Zeit wurde er auf die weniger wichtigen Satellite- und Challenger-Turniere verwiesen, spielte auf Muschelsplittern in Indonesien oder auf platt gewälztem Dung in Südafrika oder musste abwarten, während in Indien eine Ziege den Platz überquerte. Er hatte mir eine Reihe von langen, sehr philosophischen Briefen geschrieben, adressiert an c/o General Delivery, West Glover, Vermont. Er hatte Rūmì, Plato, irgendwelche Zen-Philosophen zitiert – alles, was er in die Finger bekam, um mir etwas davon zu erzählen, wie man bestimmte Level schaffte, wie man losließ und unter Druck frei spielte, wie man das Spiel sich selbst spielen ließ. Dann hatte er mir eines Tages auf himmelblauem Papier folgenden Brief geschickt:

Lieber Duck,

ich wünschte, ich könnte persönlich mit dir reden, einfach alles rauslassen, aber es wird auch so gehen. Mir ist was passiert, Kumpel. Es war beim Turnier hier, in der zweiten Runde, gegen diesen Hünen aus der Ukraine. Endlich ist es passiert. Immer wieder ist die Rede davon, dass man während des Spiels »total darin aufgeht«, aber in Wirklichkeit fühlt es sich an, als würde alles von einem abfallen. Man spielt einfach. Man hat das Gefühl, alles zu schaffen, den Ball überallhin zu befördern. Alles spult sich ab wie in Zeitlupe. Es war zu Beginn des zweiten Satzes. Ich spielte den Ball zurück über die Linie, und auf einmal machte es klick. Ich dachte an gar nichts mehr. Der Teil meines Gehirns, der normalerweise die Regie übernimmt, war verschwunden. Der Regisseur, das ist derjenige, der einem sagt, wo es langgeht, der alles infrage stellt, der Angst davor hat, zu verlieren. Es war echt schräg, denn er ist der, den ich mein Ich nennen würde, und auf einmal ist er weg. Ich stehe plötzlich ohne ihn da, und ich habe nicht mehr das Gefühl, ich selbst zu sein. Es ist eher so wie bei Homer, wo er sagt, dass die Muse durch ihn singen soll, auf einmal übernimmt die Tennis-Muse und spielt durch dich. Und das völlig ohne Anstrengung. Ich meine, du hättest mich sehen sollen, Kumpel. Stoppbälle. Halbvolley. Alles. Doch mit einem Mal trifft mich die Erkenntnis – ich könnte normalerweise diesen Schlag nicht, ich sollte diesen Schlag eigentlich nicht ausführen können. Da wird die Muse nervös, als würde ich ihr nicht vollends vertrauen. Und auf einmal stehe ich wieder da in meinen Tennisschuhen, die Sonne blendet mich im Gesicht – und ich treffe den Ball zwar, aber es ist vorbei.

Übrigens, folgende Frage geht mir nicht mehr aus dem Kopf: Denkst du, Buddha würde Pete Sampras schlagen?

In der Hoffnung, dass du es hübsch warm hast,
Andrew

Ich hatte nicht vor, auf diesen Brief zu antworten, aber Andrews Worte gaben mir das Gefühl, als wäre er für mich der beste Freund, den ich auf der Welt hatte. Er war genau wie ich auf der Suche – auf der Suche nach etwas, das er nicht so recht benennen konnte.

An der Abzweigung 91 North und 84 East fuhr ich weiter in östlicher Richtung auf der Straße, die mich zum MassPike und nach Cambridge führen würde. Andrew hatte vorgeschlagen, ich solle auf meinem Weg zurück nach Norden bei ihm vorbeischauen, und obwohl ich eigentlich abgelehnt hatte, durfte ich mir diese Gelegenheit nicht entgehen lassen. Ich musste unbedingt wissen, dass ich mich nicht von allen entfremdet hatte. Ich wollte unbedingt das Gefühl haben, für mich würde es auch noch Leben außerhalb der Wälder geben. Ich musste herausfinden, ob ich den Fluss noch überqueren konnte.

Es war bereits tief in der Nacht, als ich Boston erreichte. Die grünen Wegweiser nach Framingham, Natick und Weston zogen an mir vorüber, die hell hervorstechenden weißen Worte vertraut und fremdartig zugleich, sie bildeten eine Art ungeschriebenen Reiseführer, der verzeichnete, welche Art Mensch wo wohnte, eine Art Landkarte der Annahmen, die keine Geltung mehr hatten, da sie darauf basierten, dass ich ein Typ aus Brookline war und genau wusste, wohin ich gehörte und wohin nicht. Der Himmel im Osten verdüsterte sich bereits, erhellt von einem gelblichen Leuchten. Dann sah es plötzlich so aus, als wären die Sterne vom Himmel gefallen. So nahe schienen sie mir. Es war unmöglich, Orion oder den Großen Wagen oder den Polarstern zu finden, doch irgendwie wurden sie größer und größer, je näher ich kam. Nach einem endlos scheinenden, wundersamen Moment fiel mir wieder ein, was ich da vor Augen hatte, mir fiel wieder ein, *wie* ich das Ganze betrachten musste: Es handelte sich um Wolkenkratzer. Auf sie zuzufahren kam mir wunderschön und seltsam zugleich vor, als würde man auf ein schillerndes Spiegelkabinett zusteuern, dass die hell erleuchteten Gehwege mitten hinein in ihr strahlendes Herz führten, schien so unwahrscheinlich, wie dem gelben Ziegelsteinweg aus *Der Zauberer von Oz* zu folgen. Das alles hier war von Menschen erschaffen worden, war von Menschen ersonnen, wurde von Menschen benutzt: Jeder Überweg und jeder Stützpfeiler und jede Abfahrt, jedes Straßenschild und jede Laterne, jedes Bürofenster, jeder Gehsteig, jede Anzeigentafel, jedes Wohngebäude, jeder Supermarkt, Zaunpfahl, Parkplatz, jedes Restaurant, jeder Lastwagen, jedes Kennzeichen – alles, so weit das Auge reichte, legte Zeugnis ab vom menschlichen Einfallsreichtum und Ehrgeiz, darin wurde das

Schaffen Tausender und Abertausender von Menschen auf einen Blick sichtbar. Die Stadt war der Tempel einer Ersatzgottheit. Die Stadt war der Tempel der Menschheit. Die Vielfalt an Bäumen und Insekten und Tieren, die Vielfalt, die sich über Jahrmillionen entwickelt hatte und eine Harmonie bildete, war ersetzt worden durch einen veränderten Lauf der Evolution. Alles hier war einzig und allein von einer Spezies erschaffen worden, für eine Spezies. Die Skyline machte einen wunderbar komplexen Eindruck, doch war sie erstaunlich eindimensional. Was könnte extremer sein als das Leben in einer Großstadt? Das Leben im Wald kam einem im Vergleich dazu recht konservativ vor, und zwar in jedem einzelnen Sinne des Wortes.

Zu beiden Seiten fuhren Autos an mir vorbei. Damit mein Geist Ruhe bewahrte und mein Blick nicht von der Straße abgelenkt wurde, konzentrierte ich mich auf verschiedene Autokennzeichen, etwas, das ich mir angewöhnt hatte, als ich noch ein Junge war, gegen die Langeweile. Allerdings fielen mir jetzt auch die Markennamen und Modellbezeichnungen über Rücklichtern oder an Fahrzeugtüren auf. VW *Käfer,* Ford *Mustang, Jaguar.* Dodge *Viper,* Chevrolet *Impala,* Alfa *Spider.* Mercury *Topaz,* GMC *Denali.* Alles war da: eine ganze Menagerie an Tieren aus aller Welt, Edelsteine und selbst ein Nationalpark in Alaska.

Die Welt ist zu viel für uns.

Die Zeile kam mir in den Sinn, als hätte das Licht der Straßenbeleuchtung sie zu mir getragen. Ich wusste nicht mehr, woher ich sie kannte. Doch ich war mir sicher, dass es in der folgenden Zeile um ein Schwinden und Finden geht – darum, dass wir so unter Druck stehen, dass wir uns in der natürlichen Welt nicht mehr wiederfinden. Es war eine der bizarrsten Fragen überhaupt, wo man diese natürliche Welt denn finden könnte. Vielleicht war das in der Stadt gar nicht möglich. Vielleicht waren alle diese Tiere und alle diese Sterne nur Hunderte von naturgetreuen Nachbildungen, die man importiert hatte, ein reiner Ersatz, der uns half, den sonderbaren Tauschhandel, den wir eingegangen waren, zu vergessen.

Als ich die Abfahrt nach Cambridge nahm, fiel mir wieder ein, wie ich einmal etwas über einen Indianerstamm im Amazonasgebiet gelesen hatte. Die hatten ihr ganzes Leben im Regenwald verbracht, tief drinnen im Blätterlabyrinth oder auf kleineren Lichtungen mit nichts als dem Himmel über ihnen. Als sie gezwungen gewesen waren, ihr gewohntes Umfeld zu verlassen, hatten sie Probleme, auf mittleren Entfernungen zu sehen. Ein Pferd am anderen Ende eines offenen Feldes wurde zu einem Insekt; ein Boot ein Stück flussaufwärts konnte unmöglich groß genug sein, um Menschen darin zu befördern. Sie sahen nur das, was hoch über ihnen am Himmel war und was sich direkt vor ihren Augen befand. Und in den gleichen Dimensionen dachten sie auch. Für sie gab es nichts dazwischen, kein bequemes Mittelmaß.

Während ich die Brücke über den Charles überquerte, gab ich mich der Befürchtung hin, meine Art zu sehen könnte eine ähnliche Lücke aufweisen. Womöglich hatte ich meinen Fokus für das alltägliche Mittelmaß verloren, was meine Mitmenschen anging. Und stattdessen hatte ich da einen blinden Fleck – ein Phantomgefühl des Verlusts, das Echo von etwas, das ich nicht länger wahrnehmen konnte.

Andrews Begrüßung fiel zum Glück eher zurückhaltend aus. Er hatte einen Willkommensgruß vorbereitet und wollte offenbar, dass er für sich selbst sprach. Eine Flasche Gatorade, Toast mit Erdnussbutter und Honig, ein sauberes weißes Handtuch zum Duschen. Er schien genau zu wissen, dass ich eine Weile nur schweigend dasitzen musste, damit die vielen Meilen, die unter mir hindurchgerast waren, langsamer werden konnten, damit ich mir bewusst machen konnte, wo ich hier war. Er wohnte im zweiten Stock eines Hauses auf der Cambridge Street, in einem Ein-

Zimmer-Apartment, ein paar Blocks vom Harvard Square entfernt. Die Stuckleisten und das Parkett waren ähnlich alt wie die im Adams House. Das blaue Futonsofa war ebenfalls immer noch das gleiche. Genau wie der Geruch nach Heizkörper, alten Büchern und getrockneter Farbe, nur dass da die Spur von etwas Neuem war, vielleicht Räucherstäbchen oder die Ledersandalen. Die hatte er sich in Bombay gekauft, wie er mir erzählte. Auf seinem Schreibtisch fand sich ein Sammelsurium an Muscheln neben einer Mundharmonika, einem Foto von ihm als kleiner Junge mit einem Tennisschläger, der genauso groß war wie er, und das gerahmte Cover von *Grashalme.* Walt Whitmans bärtiges Gesicht starrte mit irrem Blick ins Zimmer, als gehörte er zur Ahnengalerie.

Er saß an seinem Schreibtisch, während ich mich nach einer ausgiebigen Dusche wieder ankleidete. Es hatte mir nie etwas ausgemacht, mich vor ihm umzuziehen, aber jetzt wandte ich mich ab. Mein Körper kam mir viel zu schmächtig vor, als würde er nicht hierhergehören, als wären dieser Raum und die Stadt draußen vor dem Fenster ihm kräftemäßig viel zu überlegen.

»›*I came in from the wilderness, a creature void of form, come in, she said, I'll give you shelter from the storm.*‹ Herrje. Hörst du dir da oben auch Dylan an?«

»Nein, eigentlich nicht.«

»Solltest du aber. ›*How does it feel? To be on your own, with no direction home.*‹ Kennst du das?«

Ich nickte.

»›*Where have you been, my blue-eyed son?*‹«

»Du spielst Mundharmonika?«

Er rollte mit dem Stuhl zurück zum Schreibtisch, nahm das Instrument zur Hand, legte es dann aber wieder weg. »Nein, aber ich würde gerne. Das lerne ich noch.« Er rollte erneut rüber zum Sofa. »Du siehst ein bisschen abgemagert aus«, meinte er.

»An Thanksgiving gab's nichts zu futtern.«

»Im Ernst? Magere Zeiten?«

»Matt hat nachgezählt, da waren mehr Kuchen als Leute.«

Er musste grinsen. »Und wie geht es unserem zukünftigen Senator?«

Ich erklärte, er sei ganz der Alte.

»Und wie waren die ganzen Ks?«

»Was für Ks?«

»Na, du weißt schon, Kinder, Küche, Kirche.«

Ich brauchte einen Moment. Früher hatten wir immer so komisch geredet. Sein Nachname lautete Rueb, deswegen nannte ich ihn immer Ruby, Rubikon, Rubáiyát des Omar Khayyam, manchmal auch Röteln, Masern, Mumps, wegen Rubella, dem lateinischen Begriff für Röteln. Es gab da so einen schrecklichen Film, *Howard – Ein tierischer Held.* In dem geht es um eine Ente, deswegen nannte er mich gern Duck, Duck Soup, Duck Sauce.

»Kolossal«, entgegnete ich.

»Sie haben dir doch kein Ultimatum gestellt, oder?«

»Wofür denn?«

»Du weißt schon«, sagte er. »Für deine Rückkehr?«

Diese Möglichkeit war mir noch gar nicht in den Sinn gekommen, und ich verstand auch nicht, wie er darauf kam. Ich starrte ihn an. Er rollte nach hinten. Eine Muschel klapperte zu Boden. Er beugte sich runter, hob sie auf und hielt sie in der Hand. »Ich bin bloß überrascht, dass sie überhaupt nichts gesagt haben.«

»Meine Großmutter feiert im März ihren Fünfundachtzigsten. Sie wollen, dass ich für die Feier nach Florida komme. Mehr haben sie nicht gesagt.«

»Dann besorg dir schon mal ein Partyhütchen.«

Ich erwiderte nichts darauf.

»Diese Großmutter-Sache ist todernst, Kumpel. Du weißt doch, wie deine Mom ist.«

Ich fragte ihn, was das mit dem Bild von Whitman sollte.

Zu meiner Erleichterung fing er an, von den Büchern zu erzählen, die er während der Turniere gelesen hatte, und davon, wie er ausgeschieden war, und von seinem Theologiestudium. Die Autobahn und die fremde Stadt schienen immer noch unter mir zu vibrieren. Hier auf dem blauen Sofa zu sitzen kam mir vor, als wäre ich wieder am College, nur dass es sich nicht so anfühlte wie damals. Es kam mir eher vor, als würde ich dieses Gespräch heimlich belauschen, als könnte ich es mir nicht leisten, anwesend zu sein.

Ich schlief mehr schlecht als recht auf dem Futon. Immer wieder tauchten Scheinwerfer auf und warfen aufgehende und verschwindende Lichtfelder an die Decke, als würden mehrere Monde den Raum umkreisen. Dann fing eine Autoalarmanlage an, wie ein völlig durchgedrehter Vogel zu piepen. Über uns ließ jemand etwas Schweres fallen. Es wurde einfach nicht richtig dunkel. Und Ruhe gab es auch nicht. Ich fragte mich, wie Andrew hier schlafen konnte. Ich fragte mich, wie irgendwer hier Schlaf fand. Ich fragte mich, was es zu bedeuten hatte, dass mich Ängste quälten, gegenteilig zu denen eines Kindes. Es war Nacht, und ich fürchtete mich vor dem Licht, vor den Geräuschen.

Der Morgen danach war am härtesten. Wir gingen den Gehsteig entlang Richtung Harvard Square. Ein paar gelbliche Blätter hingen noch an den Ästen der Ahornbäume. Perfektes Football-Wetter, die Sorte von Vormittag, wie ich sie als Student immer geliebt hatte: Mädchen in Pullovern, die Luft frisch, aber die von der Sonne beschienenen Stellen warm, alles gestochen scharf, alles möglich. Andrew musste zum Lernen in die Lamont Library. Es war meine Idee gewesen, ihn zum Platz zu begleiten – im Grunde benutzte ich ihn als Geleitschutz, als menschlichen Schutzschild.

Die größte Stadt in Vermont, in der ich gewesen war, war Newport. Sie bestand aus einer einzigen Hauptgeschäftsstraße, mit vier oder fünf Ampeln, einem Wendy's, einem Supermarkt und einem Kino mit zwei Sälen. Ich hatte mir dort einmal einen

Film angesehen, gegen Ende des vergangenen Winters, nur um mal wieder Menschen zu sehen, und wenn sie auch nur aus Licht bestanden. Abgesehen von der Fortsetzung eines Actionfilms lief *Cast Away – Verschollen. Am Ende der Welt fängt seine Odyssee erst an,* stand auf dem Kinoplakat. Das versprach nicht eben viel an Dialogen, aber es schien wie ein Zeichen, vielleicht war das ein Spiegel, in den ich ohne Gefahr blicken konnte. Es war später Nachmittag, außer mir saßen nur noch drei weitere Personen im dunklen Kinosaal. Die Figur, die Tom Hanks verkörperte, kam mir vertraut vor und war mir doch auch wieder völlig fremd – seine Einsamkeit auf der Insel war viel zu lautstark, viel zu aufdringlich, viel zu extrovertiert. Ich fragte mich, ob ich wohl seltsam war, weil ich mich nicht mit unbelebten Objekten angefreundet hatte, weil ich mich nicht mit einem Volleyball beziehungsweise mit dem Holzofen oder der Schneeschaufel unterhalten hatte. Doch was noch viel seltsamer war, war die Tatsache, wie flüssig er redete. Er hatte seine Sprache nicht im Geringsten eingebüßt. Und seine Rückkehr, die Szene mit der Frau, mit der er einst verlobt gewesen war, schien mir genauso unrealistisch. Er fühlte sich viel zu wohl in seiner Haut. Als sie ihn in der Küche am Arm fasste, jagte die Berührung durch meinen eigenen, und ich konnte nicht nachvollziehen, wie er nicht sofort zerfloss und mit ihr verschmolz oder sie von sich stieß – irgendwas, egal was. Ich trat aus dem Kinosaal hinaus in die winterliche Abenddämmerung, violette Wolken schwebten über der hell erleuchteten Reklametafel vom Wendy's, und ich fühlte mich noch einsamer als in dem Moment, als ich das Kino betreten hatte, weil das auf der Leinwand nicht meine Einsamkeit gewesen war.

Doch jetzt war ich mit Andrew zusammen, an einem ruhigen Sonntagmorgen, der Tag schien voller Versprechen zu sein. Ich freute mich darauf, den Harvard Square wiederzusehen, in Gesichter zu blicken, vermutlich mehr Gesichter, als ich das ganze vergangene Jahr gesehen hatte. Gerade als wir an der Ellery Street vorbeikamen, trat eine junge Frau in kurzer Hose und Sweatshirt aus einer Tür und sprang die Stufen vor dem Haus hinunter, einen aufgeregten schwarzen Labrador an ihrer Seite, dessen Schwanz freudig wedelnd gegen ihr Bein schlug. Sie begrüßte mich mit einem freundlichen »guten Morgen«. Dann verfiel sie in Laufschritt und lief davon, und der Hund trottete neben ihr her, während ihr blonder Pferdeschwanz hin und her wippte, ein Metronom, das einen beschwingten Takt vorgab.

»Ruhst du dich aus, Kumpel?«

Ohne zu wissen, warum, hatte ich mich auf den Bordstein gesetzt. Ihre Haut im Sonnenlicht, die offene, freundliche Miene. Ihre Unbeschwertheit, ihre Vitalität hatten etwas an sich. Selbst der Hund war wunderschön gewesen. Ich blickte zu Andrew auf. »Hast du die gesehen?«

»Klar.«

Mein Instinkt hatte mir geraten, das Gefühl auszukosten, als hätte ich gerade ein Reh mit grenzenloser Eleganz durch knietiefen Schnee springen sehen. Nur dass sie kein Reh war. *Sie war von meiner Art.*

»Alles okay mit dir?«

Ich zwang mich aufzustehen. »Du hast sie gesehen?«

»Und ob.«

»Sie war *ziemlich* attraktiv«, sagte ich.

»Ja, nicht schlecht.«

Andrew warf mir einen Seitenblick zu, dann ging er mit unveränderter Geschwindigkeit weiter, was mir persönlich ganz schön schnell vorkam. Ich hatte Schwierigkeiten, mit ihm Schritt zu halten, aber das hier war mein morgendlicher Spaziergang, und vielleicht waren meine Augen vom vielen Üben nach wie vor genauso langsam wie draußen im Wald. Wieder mal traf mich das alles ziemlich tief. Ich sah rüber zu Andrew. Mir fiel auf, wie gesund und vital er wirkte. Sein dunkles Haar glänzte, genau wie die Stoppeln auf seinem Kinn. Er bewegte sich völlig mühelos fort. Durchschnitt die Luft mit einer Leichtigkeit, viel müheloser als ich, als wäre er aerodynamischer gebaut. Wie bei der Joggerin kam mir seine Existenz plötzlich wie ein Wunder vor.

»Wie geht's, Duck?«

»Da ist so viel Schönheit in der Welt«, sagte ich.

Er hüstelte. »Du klingst ein klein wenig wie der gute alte Onkel Walt. Wunder überall. Hast du *Grashalme* gelesen?«

»Nein.«

»Solltest du dringend nachholen, Kumpel.«

Ich nickte, als ich eine andere Frau auf der gegenüberliegenden Straßenseite bemerkte. Sie hatte kurzes schwarzes Haar und einen leuchtend türkisen Schal um den Hals. Sie bewegte sich vorwärts, als müsste sie gegen Wellen ankämpfen, die ihr entgegenschwappten – strammen Schrittes, entschlossen, voller Leben.

»Obwohl, vielleicht doch nicht. Wir müssen dich wieder auf Trab bringen. Dich wieder zu deiner früheren Form zurückführen. Du warst in der Sahara.«

»In der Sahara?«

»In der Wüste, mein Freund. Metaphorisch gesprochen. Du musst es langsam angehen. Nicht zu viel auf einmal trinken. Sollten wir einem echt scharfen Mädel über den Weg laufen, kippst du uns sonst aus den Latschen.«

Im Geiste hatte ich die Joggerin wieder vor Augen. Sie war nackt, ihre Brüste und das goldblonde Haar spülten wie Sonnenlicht über mich hinweg. Schien mir nicht die übelste Art, abzutreten.

Wieder und wieder fiel ich zurück. Selbst wenn ich ihn einholte, blieb Andrew mir immer ein, zwei Schritte voraus, als wäre seine Schulter mein Begleiter. War er durch die Tennisturniere noch fitter, oder war ich bloß so schrecklich langsam geworden? Ich fragte mich, ob ich mir wohl meinen Bart abrasieren sollte. Und dann kam mir ein schmerzhafter Gedanke. Ich überlegte, ob Andrew sich vielleicht schämte, mit mir gesehen zu werden.

Mit einem Mal war da ein dumpfes Röhren zu hören, ein Vibrieren, das alles erfasste. Es hatte keinen Wind gegeben, keine Vorwarnung, nichts als den Geruch nach Sonnenlicht, den Gehsteig aus Ziegeln, die Blätter. Aber der Bus – es war ein Stadtbus, der die Massachusetts Avenue entlangbrauste – verschluckte alles, und der Wind, den er aufwirbelte, überflutete die Straße wie eine riesige Woge.

Andrew bekam davon nichts mit. Ich versuchte mich zu entspannen, ganz langsam zu atmen. Mir fiel die kühle Luft unter dem Torbogen aus rotem Backstein, der in den Harvard Yard führte, wieder ein. Ich erinnerte mich, wie sehr ich dieses Gefühl immer genossen hatte, eine Art rituelles Bad jeden Morgen, ehe ich die Welt der Gelehrsamkeit betrat. Doch als wir uns dem Durchgang näherten, durchschnitt ein durchdringendes Kreischen die Luft hinter uns. Es klang, als würde man ein Karussell durch den Schredder jagen, und unzählige bunt bemalte Metallpferdchen würden unter den Klingen zermalmt. Ich steckte mir die Finger in die Ohren und fuhr entsetzt herum. Doch da war nur ein weißes Cambridge-Taxi, mit einem grünen Kleeblatt an der Tür, das in diesem Moment vor Bartley's Burgers an den Randstein fuhr und anhielt. Die Tür ging auf, und eine gut gekleidete Dame stieg aus. Sie bedankte sich beim Fahrer. Es kam niemand angelaufen, um unter die Haube zu sehen. Da ragten keine bunten Pferdchen unter den Reifen hervor. Das Taxi reihte sich wieder in den fließenden Verkehr ein.

»Alles in Ordnung, Duck?«

Peinlich berührt zog ich die Finger aus den Ohren.

»War das Quietschen der Bremsen zu laut?«

Ich schaute die Massachusetts Avenue hinunter zum Central Square und zog ein grimmiges Gesicht. Ich fühlte mich bedroht, hielt Ausschau nach weiteren Taxis, weiteren Bussen, nach weiteren möglichen Angreifern.

»Du solltest deinen Verstärker neu einstellen.«

Die Luft um mich herum fühlte sich immer noch unklar an. »Meinen was?«

»Deinen Verstärker. Du weißt schon – der regelt, wie viel du an Schönheit wahrnimmst, wie viel von einem Bus. Vielleicht solltest du ein paar Frequenzen rausfiltern.«

Ich hatte keinen Plan, warum er mir jetzt damit kam. Ich wollte nur noch in die Kühle des Torbogens, weg von der Straße.

»Du weißt schon, vielleicht bist du dann weniger empfindlich. Möglicherweise findest du einen Mittelweg.« Er nickte, während er sprach, sichtlich um Geduld bemüht, als spräche er mit einem Kleinkind.

»Ist es das, was der gute alte Walt rät? Einen Mittelweg zu finden? Steht das in einem seiner Gedichte?«

Wir befanden uns jetzt im Durchgang. Der Ton, den ich anschlug, war alles andere als nett. Andrew wusste genau, was ich damit sagen wollte.

»Hör zu, ich wollte nur …«

»Vielleicht bin ich nicht wie du. Kommst zurück von deinen Abenteuern mit einem Paar Ledersandalen aus Indien. Und ein paar Muscheln auf deinem Schreibtisch.«

Er verschränkte die Arme, schaute betreten hinunter auf seine Füße. Er steckte den Angriff recht gut weg. Alles um uns herum war auf seiner Seite, und das war ihm wohl absolut klar. »Ist deine Entscheidung, Kumpel.«

Schweigend durchquerten wir den Schatten unter dem Torbogen und blieben erst stehen, als wir auf dem quadratischen Rasenplatz standen, dem Tercentenary Theater, auf dem sich unter riesigen Eichen Gehwege kreuzten. Vor gerade mal fünf Jahren hatten wir hier unseren Abschluss gefeiert. Purpurrote Banner hatten in der sonnigen Junibrise geweht, reihenweise stolze Eltern unter den massiven Säulen der Widener Library. Der Platz war nun so gut wie menschenleer. Andrew zog seinen Rucksack hoch. Er setzte seine Studentenmiene auf und machte sich bereit, sich seiner Konkurrenz zu stellen. Er hatte mir nur helfen wollen, aber langsam wurde mir das alles zu eng und zu sonderbar. Er hatte seine eigenen Sorgen, machte selbst einiges an Veränderungen durch. Er warf einen Blick auf seine Uhr. Keiner von uns sagte einen Ton. Ich hasste es, mich so bedürftig zu fühlen, erst recht, da ich nicht die leiseste Ahnung hatte, wessen ich eigentlich bedurfte. Gerade mal drei Jahre zuvor hatte Andrew auf einer Wanderung im nördlichen New Hampshire nach meiner Hand gegriffen. Ziemlich nervös hatte er mir ein paar Fragen gestellt, bevor wir losgingen, wegen der Bären, und nach einer halben Meile auf unserer Tour war plötzlich ein lautes Knacken hinter uns zu hören, Blätter raschelten. Auf einmal packte mich eine Hand, Andrews Gesicht aber zeigte keinerlei Regung. Ich erklärte, das sei nur ein großer Ast, der heruntergekommen sein musste – kein Bär, ein Bär würde keinen solchen Lärm veranstalten. Ganz langsam hatte Andrew wieder losgelassen.

Wieder verschob er seinen Rucksack und starrte hinunter auf seine Füße. Jetzt war ich derjenige, der sich vor irgendwelchen Geräuschen fürchtete, derjenige, der von seiner Umgebung maßlos überfordert war. Nun war ich derjenige, der nach der Hand seines besten Freundes greifen mochte.

»Was ist aus den Wundern geworden?«, fragte ich. »Was ist daraus geworden, den Regisseur loszuwerden?«

»Hör zu, du willst doch eine Straße entlanglaufen können wie jeder normale Mensch, oder nicht?«

Die Antwort hätte offensichtlich sein müssen. Aber ich wollte keine Scheuklappen vor den Augen, vor den Ohren. Nicht nach allem, was ich durchmachen musste, um das Sehen ganz neu zu lernen. Wenn ich jetzt meine Sinne wieder herunterfuhr, nur wegen der Taxis und der Busse, wegen all dieser Bilder, die keinen Sinn ergaben, würde ich dann nicht auch die Meisen wieder aus dem Blick verlieren? Würde ich nicht alles verlieren – das Wissen, wohin ich gehörte und wer ich war? Außerdem wusste ich gar nicht, ob ich das noch konnte, selbst wenn ich wollte, vielleicht konnte ich es nicht mehr rückgängig machen.

Als wir die Vorderseite der Widener entlanggingen, deren Säulen mir noch imposanter vorkamen als früher und gleichzeitig bedeutungsloser denn je, spürte ich, wie Andrew mich beobachtete. Er wartete offenbar immer noch auf eine Antwort von mir. In unserem letzten Jahr, wenn mich ein Geräusch hochfahren ließ, erholte ich mich relativ schnell. Er redete dann einfach weiter, und ich hörte ihm dankbar zu, und unser Gespräch lenkte mich meist von meinem Unbehagen ab. Doch die alten Muster reichten nun nicht mehr aus. Mir ging es offenbar schlechter, als wir beide geahnt hatten.

»Mal im Ernst«, sagte er, »möchtest du dich hier nicht wieder voll und ganz wohl fühlen können? Willst du denn nicht für die Rückkehr gewappnet sein?«

Ich wusste nicht, wie ich das erklären sollte. Und ich hatte keine Ahnung, wo ich anfangen sollte. »Ich weiß es nicht«, antwortete ich. »Vielleicht nicht.«

10. KAPITEL

Der Winter zeigte sich nicht gerade von seiner zurückhaltenden Seite. Vor meiner Reise war der erste Schnee gefallen und machte sich nun mit den Konturen der Dinge vertraut – er legte sich auf die dunklen Zweige der Apfelbäume auf der Wiese, bestäubte die kreisförmige Maserung oben an den Zaunpfählen, als würde er sich nach und nach mit der Landkarte einer fernen Welt vertraut machen. Doch mittlerweile wusste der Schnee genau, was ihn hier erwartete. Er übertrieb es zwar nicht, fiel aber mit zuverlässiger Regelmäßigkeit. Und ich konnte mich seinem Zauber nicht entziehen, freute mich über diesen Willkommensgruß.

Meine Schneeschuhausflüge dehnten sich aus, die Wege waren zwischen den Bäumen immer undeutlicher zu erkennen, aber das war auch bald nicht mehr nötig. Es gab so vieles zu erkunden: die Schwere der Kälte in den Schatten der Kiefern und Fichten, die schmalen, eisigen Rinnsale, die am Rande zugefroren waren, das schneebedeckte Dickicht der Birken, verzauberte Enklaven in der nachmittäglichen Sonne. Ich überschritt Zäune, die unter dem vielen Schnee zusammengeschrumpft waren, der Stacheldraht reduziert auf Hieroglyphen, die aus dem Untergrund hervorragten. Ich schnallte die Schneeschuhe ab und watete durch Bäche. Das alles fühlte sich für mich wie ein Zuhause an – nicht so sehr im Sinne von Land, das zu mir gehörte, als vielmehr Land, zu dem ich gehörte, das für mich keine bösen Überraschungen bereithielt. Und wenn doch etwas schieflief, zum Beispiel als ich einmal ein paar Meilen westlich auf ein Haus stieß und etwas über der vorderen Veranda baumeln sah, das aussah wie ein menschlicher Körper, und beim Näherkommen feststellte, dass es sich um einen Schwarzbär in einer Schlinge handelte, schenkte ich dem keine weitere Beachtung, sondern machte einfach kehrt und stapfte nach Hause. Omen interessierten mich nicht. Zumindest nicht solche, die von Menschen gemacht waren. Jäger, weiter weg wohnende Nachbarn, die Schlagzeilen im C&C – das war mir alles einerlei. Botschaften, die nicht vom Himmel oder vom Schnee oder von den Bären selbst ausgingen, hatten mit mir nichts zu tun.

Meine täglichen Rituale behielt ich bei. Ich hütete das Feuer im Ofen, bereitete Pfefferminztee zu, machte ausgedehnte Spaziergänge. Ich war damit beschäftigt, meine Augen noch mehr zu schärfen, die Ohren noch mehr aufzusperren. Linda hängte ein Schild ins Fenster des Cafés, um ihre Kundschaft höflich darüber in Kenntnis zu setzen, dass aufgrund erhöhter Heizkosten bis Mai geschlossen sein würde. Ich fuhr immer seltener zum C&C, und meistens sprach ich dabei kein einziges Wort. Doch ich verspürte ein ganz neues Bedürfnis, mir im Wald meine eigene Stimme zuzulegen – oder nicht so sehr meine eigene Stimme als vielmehr eine, die es mir erlaubte, der Stille um mich herum Ausdruck zu verleihen. Auf diese Weise konnte ich möglicherweise eine Rolle spielen, so, wie alles hier im Wald eine Rolle innehatte; ich würde Teil dieses Ökosystems werden, selbst wenn nicht ganz deutlich wurde, was für einen Zweck meine Gedichte erfüllten. Und vielleicht konnte ich sie letztendlich in einem Buch vereinen und sie veröffentlichen, und das Geld, das ich damit verdiente, könnte ich dazu benutzen, weiter hier zu leben und mein Dasein hier zu meinem ganz eigenen Lebensstil zu machen.

Das schien mir ein echter Plan. Die Gedichte kamen mir in den Sinn, während ich mitten in der Nacht das Dach freischaufelte oder während ich Feuerholz ins Haus trug oder während ich mir am Waschbecken die Hände wusch. Gedanklich spielte ich dann mit den Worten, zählte Silben, versuchte es mit verschiedenen Zeilensprüngen. Nach meinem Spaziergang am nächsten Morgen stieg ich die steile Treppe nach oben in mein Schlafzimmer und kletterte die zwei zusätzlichen Stufen zu meinem Schreibtisch hoch, wo ich auf losen weißen Blättern Gedichte verfasste. Sie gingen mir locker und flüssig von der Hand. Jeden Morgen waren da noch ein oder zwei vom Vortag, die es aufzuschreiben galt.

Als der Schnee so hoch lag, dass sich das Holzgeländer draußen vor dem Fenster durchbog und die Schneewehen die Terrasse wie Wellen bedeckten, die ein Schiff überspülten, wurden die Wörter auf den Seiten weniger und weniger, als würde meine Stimme selbst allmählich unter den Schneemassen erstickt. Manchmal fühlten sich die Worte an wie Fußstapfen, die immer schwerer aufzuspüren waren. Doch der Stapel auf meinem Schreibtisch schwoll weiter an, Beweis meiner Existenz, ein Hinweis darauf, dass die Zeit verstrich. Und vielleicht waren die leeren Zeilen und die zunehmende Stille meiner Gedichte ein Zeichen des Fortschritts. Schließlich suchte ich nicht nach meinem eigenen Spiegelbild oder meiner eigenen persönlichen Stimme, sondern nach der Stimme, die übrig blieb, sobald mein Spiegelbild ausgelöscht war.

Nats Sohn kam viel öfter als nötig zum Schneeräumen vorbei. Selbst wenn nur zehn bis fünfzehn Zentimeter Neuschnee gefallen waren, durch den ich problemlos hätte fahren können, tauchte der Pick-up seines Vaters am Waldrand am anderen Ende des Feldes auf. Im Herbst hatte Nat junior noch eine Fuhre Holz vorbeigebracht – er hatte den Haufen einfach neben der Garage abgeladen, als hätte ein Riese aus Versehen eine ganze Schachtel Streichhölzer ausgekippt. Ich hatte ihn nur noch wegfahren sehen. Ja, meinte er, sein Dad sei im Krankenhaus, aber das sei nichts, weshalb man sich Sorgen machen müsste, der alte Mann habe mehr Power als eine Kettensäge. Nach dem ersten größeren

Herbststurm aus Nordost kam Nat junior eine ganze Woche lang nicht, doch jetzt tauchte er zuverlässig auf, sobald es ein paar Flocken schneite, so als wäre er selbst Bestandteil des Wetters. Er hielt allerdings nie an, um sich mit mir zu unterhalten. Manchmal hob er den Finger vom Lenkrad, genau wie sein Vater.

Und genau deswegen fiel es mir auch auf, an diesem tristen, schiefergrauen Nachmittag. Dass er kam, war kein gutes Zeichen. Es konnte nur eine Erklärung geben, weshalb er die halbstündige Fahrt von Newport auf sich genommen hatte, wo es doch keinen Anlass gab. Er tat das seinem Vater zuliebe, auch wenn der nie davon erfuhr. Es war seine Art, für ihn zu sorgen. Die häufigen Störungen begannen mich zu nerven, und ich ging davon aus, dass mit Nats Genesung die Besuche ein Ende haben würden. Doch als der Januar in den Februar überging, blieb alles beim Alten, und mir wurde klar, dass ein Teil meiner Verärgerung über Nat junior im Grunde mir selbst galt, weil ich nämlich rein gar nichts unternahm. Ich hatte keinen Finger für Nat gerührt, hatte mich kein einziges Mal nach seinem Befinden erkundigt. Also fasste ich den Entschluss, mit seinem Sohn zu reden, nachzufragen, wie es um ihn stand, doch er fuhr immer an mir vorbei, hielt nie an, nicht einmal, wenn ich wild mit den Armen gestikulierte. Vielleicht hatte er die Musik in der Fahrerkabine zu laut aufgedreht. Oder er wusste genau, was ich fragen wollte, scheute sich aber vor einer Antwort.

In dieser Nacht stellte ich mir vor, wie ich ins Krankenhaus fuhr, die Schwester anschwindelte und behauptete, ich sei ein enger Verwandter. Ich musste einen Weg finden, ihn zu sehen. *Und dann was? Ich würde an seinem Bett sitzen, ihm die Hand halten und ihm gestehen, wie viel es mir bedeutete, dass er für mich Schnee räumte?* Irgendetwas war nicht ganz normal an meiner Abhängigkeit von Nat. Wir kannten uns doch kaum. Der Wunsch, ihn zu sehen, so dachte ich mir, stellte eine erhebliche Schwäche dar. Im Grunde würde ich nicht um seinetwillen ins Krankenhaus fahren, sondern um meinetwillen – weil Nat mir so etwas wie emotionalen Halt gab, selbst wenn er keinen Ton sprach. In meiner Vorstellung sah ich einen tiefen Brunnenschacht vor mir, aus dessen vereisten Wänden winzige Zweige hervorragten, und statt mich einfach nur fallen zu lassen, statt darauf zu vertrauen, dass ich das, was mich auch immer am Grund des Brunnens erwartete, überleben würde, versuchte ich mich auf halber Strecke an etwas festzuklammern. Ich wollte sie nicht, diese Abhängigkeit. Ich wollte nicht, dass mich irgendwelche persönlichen Bindungen zu anderen Menschen aufrecht hielten. Der Zweig, an den ich mich klammerte, würde sich unter meinem Gewicht ohnehin nur durchbiegen und dann abbrechen. Ich musste loslassen und auf das vertrauen, was mich am Grund erwartete. Erst wenn ich diesen erreichte, wieder festen Boden unter den Füßen fand, etwas, hinter dem sich weiter nichts mehr verbarg, würde ich wissen, worauf ich vertrauen konnte – und wie ich von vorne anfing.

Ein paar Nachmittage darauf klingelte das Telefon. Ich dachte, es wäre vielleicht das Krankenhaus, obwohl dort keiner meine Nummer hatte, oder es wäre Nat junior – deshalb ging ich ran. Es war meine Mom. Ihre Stimme war laut und deutlich zu hören und doch so weit weg. Sie erklärte, sie und Dad hätten einen Direktflug von Burlington nach Fort Lauderdale für mich gefunden. Alle würden zu Nannys Party kommen, sogar Susan und Dirk, die direkt von Italien aus dort hinfliegen würden. Der Schnee fiel in dicken, vereinzelten Flocken, eine Art Nachhall des Sturms in der vorangegangenen Nacht. Ich war eben erst wieder ins Haus gekommen, nachdem ich das Dach freigeschaufelt hatte, und hatte immer noch meine Schneehose an. Trotzdem setzte ich mich und nahm meine typische Telefonhaltung ein. »Ich schaffe das nicht«, sagte ich.

»Brauchst du einen späteren Flug? Es gibt auch einen am Nachmittag. Warte mal, ich hol Dad dazu.«

Ich wartete. Die Wälder schienen sich über Hunderte und Hunderte von Meilen zu erstrecken.

»Howie, bist du noch dran? Ich habe jetzt die Flugzeiten hier.«

»Tut mir leid. Ich schaffe das nicht mit der Reise.«

Es wurde still in der Leitung. »Was meinst du damit, du schaffst *die Reise* nicht?«, herrschte Dad mich an.

»Es ist der fünfundachtzigste Geburtstag deiner Großmutter«, protestierte Mom. »Alle kommen. Die ganze Familie kommt. Susan und Dirk kommen extra aus Italien hergeflogen, um Himmels willen. Wir bezahlen dir auch den Flug. Das tun wir doch liebend gerne.«

Ich erwiderte nichts.

»Wir verstehen ja, dass es dir schwerfällt, Zeit mit deiner Familie zu verbringen«, sagte Dad, seine Stimme jetzt wieder etwas ruhiger, ganz der Anwalt. »Manchmal ist es für mich und deine Mutter auch schwer, die Zeit zu finden, aber bisweilen muss man die eigenen Interessen eben zurückstellen. Das gehört nun mal dazu, wenn man Teil einer Familie ist.«

»Ich habe es an Thanksgiving schon versucht.«

»Du verstehst doch, dass man ab und an auch Opfer bringen muss für andere. Bedeuten deine Mutter und deine Familie dir denn nicht genug, um das in Kauf zu nehmen? Dass du ein paar Tage opferst?«

Ich stellte mir vor, wie ich auf einer Liege am Pool geopfert würde.

»Ich verstehe das nicht«, sagte Mom, weniger zu mir als zu demjenigen, der ihren Sohn entführt haben musste, wer auch immer das war. »Ich verstehe nicht, wie du uns das antun kannst.«

»Ich wünschte, ich könnte das erklären.«

»Carl, leg den Hörer auf«, sagte sie.

»Bist du sicher?«

»Leg auf!« Ein Hüsteln war zu hören, dann ein Klappern, dann war die Leitung frei. »Ich gebe dir keine zweite Chance«, sagte sie. »Hast du mich verstanden?« Ich sah sie förmlich vor mir, am Telefon in der Küche, wie sie mich böse anfunkelte, als wäre ich ein Wildfremder, in ihren Augen eine Reise zurück in all die Jahre, die ich ihr Sohn gewesen war, vorbei an allem, was sie über mich zu wissen geglaubt hatte.

»Das hat nichts mit dir zu tun, Mom.«

»Natürlich hat es etwas mit mir zu tun!«

Nachdem sie aufgelegt hatte, fiel der Schnee stetig weiter. Schon seit Tagen hatte es geschneit. Das Licht, das unterhalb der Fenster auf die Dielenbretter traf, war grau und trug eine angespannte Stille in sich. Der Raum war gleichzeitig leer und übervoll. Die Luft war zum Schneiden dick, auf dem Raum lastete ein Gewicht, das sich auch auf mich senkte und mich voll und ganz auszufüllen schien. Als würde das Haus mir einen Blick auf meine Gebeine gewähren.

Das Dröhnen des Pick-ups drängte sich rücksichtslos in die herannahende Dämmerung. Ich war am Feld entlanggegangen und hatte nach blauen Stellen im Schnee Ausschau gehalten, weil ich den Moment abpassen wollte, da sie sich in Schwärze auflösten. Hinter dem Feld zogen die Wolken in ihrer Kiellinie violette Spuren hinter sich her, wie blinde Passagiere.

Nat junior kam neben mir zum Stehen, Schnee knirschte unter den Reifen, und er kurbelte das Fenster herunter. Den Motor ließ er laufen, aber aus dem Radio drang keine Musik. Er hielt eine Zigarette in der Hand. Nachdem er sie angezündet hatte, blickte er zu mir auf. »Ich dachte, Sie wollen es vielleicht wissen«, sagte er.

Ich hatte Probleme, seine Worte zu verstehen, ihren Sinn zu begreifen. Sie schienen über das Feld davonzueilen und vor mir zu fliehen.

»Ist vor ein paar Nächten gestorben.« Er nahm einen tiefen Zug von seiner Kippe, dann starrte er darauf, als wäre er enttäuscht von ihrem Geschmack.

»Tut mir wirklich leid.«

»Das Leben ist hart, und dann ist man tot, oder?« Die blonden Härchen an seinem Kragen zitterten vom Vibrieren des Lastwagens. Seine Augenlider wirkten gerötet und leicht geschwollen.

»Ich hätte ihn im Krankenhaus besuchen sollen.«

Ganz langsam stieß er eine dicke Rauchwolke aus. Er starrte auf die Beleuchtung am Armaturenbrett, eine Hand immer noch am Lenkrad, als suchte er nach einem Hinweis darauf, was schiefgelaufen war. »Tja, ich schätze, die Sympathie beruhte auf Gegenseitigkeit. Jedes Mal, wenn er hier war, sprach er von Ihnen. Mom meinte, Sie seien so was wie ein Vorbild für ihn gewesen, etwas, das er nie sein konnte.«

Ich war völlig verblüfft. Weil ich nicht das Gefühl hatte, als Vorbild für irgendjemanden zu taugen.

»Ihr Vater war ein guter Mensch«, sagte ich.

»Was wissen Sie denn schon von ihm?«

Ich wollte die Hand nicht von der Fahrzeugtür lösen. Denn recht viel näher würde ich Nat nie mehr kommen, wie mir nun schlagartig bewusst wurde, ich würde ihn nie wieder berühren können. »Ich weiß es sehr zu schätzen, dass Sie gekommen sind.«

»Hab ja sonst nichts zu tun.«

»Wann ist die Beerdigung?«

»Schon alles erledigt.«

»Sie meinen die Vorbereitungen?«

»Schon alles erledigt«, sagte er erneut. Er beugte sich in meine Richtung und kurbelte das Fenster wieder hoch. Dann hob er zum Abschied einen Finger, legte den Rückwärtsgang ein, stieß gefährlich schnell zurück auf das Feld und brauste davon in Richtung Stadt.

Das Blau war vom Feld verschwunden, es hatte die Flucht ergriffen. Mir kam es vor, als würde ich den Pick-up noch ungewöhnlich lange im Wald hören. Am liebsten hätte ich Nat junior geflüstert, er sei nur eifersüchtig auf einen Geist, auf das Produkt der Vorstellung seines Vaters. Doch in Wahrheit war ich selbst eifersüchtig auf diesen Geist – auf den eifrigen jungen Mann, der in diesem ersten Herbst Holz gestapelt hatte, ein echter Einsiedler, der seine Suche noch vor sich hatte.

Die Kiefern am Waldrand am anderen Ende des Feldes warfen eine Silhouette schwarzer Kirchtürme. Ich fragte mich, was Nat wohl sagen würde, wenn ich jetzt darauf zuging, auf diese finstere Kirche – ob er mich, jetzt, da er nicht mehr war, wohl verstehen würde?

Der Schein des Feuers flackerte munter durch den Gitterrost. Ich versuchte Bilder in den Flammen zu sehen, bekam aber nichts Rechtes zustande – es gab einfach zu viel, was mich dabei störte. Das Einzige, worauf ich mich konzentrieren konnte, war das Feuer. Ich konnte meine Eindrücke beliebig wechseln lassen, sodass es im einen Moment Licht ins Zimmer zu werfen und es im nächsten aus diesem zu ziehen schien. In ersterem Fall wurde der Raum heller, und von dem Holz, das im Ofen brannte, ging ein oranger Schein aus, der sich fächerförmig über den Boden ausbreitete; in letzterem Fall verdunkelte sich das Zimmer, und das Feuer zehrte von den letzten Resten Helligkeit unter dem Tisch, den letzten Resten, die noch in mir steckten. Es war zwar kein neues Spiel, nur fühlte ich mich nicht mehr wohl dabei. Es war ein ständiges Hin und Her in meiner Wahrnehmung, in meinen Gedanken, aber ich wusste genau, welche Frage den Dreh- und Angelpunkt bildete. *Wie viel Licht konnte ich dem Wald noch entziehen, ehe der Wald mir den letzten Rest Licht entzog?*

Ich wollte nicht nach oben ins Bett gehen, glaubte nicht, dass mein Geist zur Ruhe kommen würde. Ich musste mit jemandem reden. Nicht mit Andrew. Ganz bestimmt nicht mit meinen Eltern. Ich brauchte eine Weile, doch dann kam mir plötzlich Ray in den Sinn. Er brauchte gar nicht unbedingt etwas Bestimmtes zu sagen, mir reichte es schon, wenn er mit seiner Stimme dem Raum ein wenig Substanz verlieh.

Ich setzte mich auf das Sofa und wählte seine Nummer. Sofort hatte ich den Hudson River und die nächtliche Skyline New Yorks draußen vor seinem Fenster vor Augen. Er hob beim dritten Klingeln ab.

»Howie, gerade musste ich an dich denken.«

Das erstaunte mich doch sehr. »Ach, wirklich?«

»Ist schon ganz schön spät für deine Verhältnisse, oder?«

»Ich schätze schon.«

»Wir haben morgen eine Prüfung, deswegen schweife ich gedanklich ständig zu angenehmeren Pflichten ab.«

Vielleicht war es ein Fehler gewesen, ihn anzurufen.

»Wenn man sich lange genug mit dem Zeug beschäftigt, fängt man an, selbst Symptome auszubilden. Jedenfalls wollte ich mit dir reden. Ich muss dir was erzählen. Hab nur zehn Minuten, ich mach schnell.«

»Bitte«, sagte ich. »Tu dir keinen Zwang an.«

Er erzählte mir von dieser Frau, die er auf einer Party kennengelernt hatte und die er letztendlich um ein Date gebeten hatte. Am vergangenen Wochenende hatten sie sich dann auf einen Kaffee getroffen. Seine einleitenden Worte wirkten beruhigend auf mich. Für mich spielte keine Rolle, wohin diese Geschichte führte. Ich fand es tröstlich, seiner Stimme zu lauschen, von einem Leben erzählt zu bekommen, das in geregelten Bahnen verlief, ein Leben, das für denjenigen, der es führte, einen Sinn ergab. »Wir sitzen also in diesem Café an der Upper West Side, alles läuft bestens, als ich eine recht attraktive Frau bemerke, die zur Tür hereinkommt. Sie ist in Begleitung eines Mannes, die beiden nehmen am Nebentisch Platz. Sie unterhalten sich auf Deutsch. Irgendwie kommt sie mir bekannt vor, aber ich konzentriere mich ganz auf mein Date, deshalb kapiere ich es erst, als ich aufstehe, um auf die Toilette zu gehen.«

»Was?«

»Milena«, sagte er. »Es war Milena.«

Das Feuer flackerte und warf einen Schimmer auf die Dielenbretter. Ich brauchte ein paar Sekunden, bis ich meine Stimme wiederfand. »Bist du dir sicher?«

»Absolut sicher. Ich konnte mich noch genau an sie erinnern, von dem Abend in dem Deli.«

Es war schon sonderbar – ich hatte ganz vergessen, dass sie sich ja schon einmal begegnet waren. »Hat sie was zu dir gesagt?«

»Als ich von der Toilette zurückkehrte, war sie allein, da dachte ich, ich spreche sie an. Aber bevor ich was sagen konnte, kam ihr Begleiter auch schon wieder.«

»Du hast also nicht mit ihr geredet?«

»Sie hat mich angesehen, als wir gingen, hat mir richtig ins Gesicht geschaut, aber wir haben kein Wort gewechselt, nein.«

»Meine Güte, Ray.«

»Aber hör doch zu. Ich gehe also mit Deb, meinem Date, nach draußen, und da sagt sie zu mir: ›Als du auf der Toilette warst, ist was Seltsames passiert. Kaum war der Typ von der Frau am Nebentisch ebenfalls aufs Klo verschwunden, fing sie an, mir all diese Sachen zu erzählen. Sie seien verheiratet, und sie sei schwanger, und sie wohnten an der Upper West Side. Und dann hat sie was wirklich Seltsames gesagt. Sie meinte, sie wären glücklich, aber da wären doch immer Dinge aus der Vergangenheit, die einen nicht ganz losließen.‹ Deb meinte, es kam ihr fast so vor, als wollte diese Frau ihr eine Botschaft übermitteln, als wollte sie sich das alles von der Seele reden, bevor ihr Mann zurückkam.«

Ich malte mir dieses Café aus, die Tassen und Untertassen auf dem Tisch, ich stellte mir Milena vor, wie sie dieser ihr unbekannten Frau das alles mit großer Eindringlichkeit erzählt.

»Die Botschaft war für dich gedacht. Da bin ich mir fast hundertpro sicher. Vielleicht hatte sie ihrem Mann versprechen müssen, dich nie wieder zu kontaktieren, da hat sie die Gelegenheit ergriffen.«

»Vielleicht.«

»Alles okay bei dir? Du klingst irgendwie anders.«

»War er eher klein?«

»Wer?«

»Der Mann. War er kleiner als sie? Hast du das gesehen, als sie reinkamen?«

»Ich glaube schon. Warum? War das der Typ aus Wien?«

Ich musste auflegen, denn ich spürte, wie das Feuer im Ofen an mir zerrte, und ich wollte nicht, das Ray das mitbekam. Milena war ihren Weg gegangen, hatte sich ein Leben nicht ganz ohne Reue eingerichtet, aber mit einem Kind, das unterwegs war, mit einer Zukunft. Sie hatte richtiggelegen mit dem, was sie für sich brauchte. Sie hatte die richtigen Entscheidungen getroffen. Und ich fragte mich, ob ich bei mir auch recht hatte mit dem, was ich zu brauchen glaubte. Ich fragte mich, warum ich mich so entschieden hatte und nicht anders. Und ich fragte mich, warum meine Entscheidungen keine Zukunft zu haben schienen. Ich fragte mich, ob dieses Haus, dieser Wald der einzige Ort war, an den ich mich zurückziehen konnte, oder ob es auch noch etwas anderes gab.

Nach einer kurzen Verschnaufpause fing es wieder an zu schneien. Der Schnee fiel vor den bodentiefen Fenstern, durch die man zum Wald hinsehen konnte, er fiel über meinem Bett und über dem Schreibtisch, und mir kam es vor, als würde ich mit ihm fallen. Mein Körper taumelte in die Tiefe und füllte sich mit Schnee, füllte sich mit dem wechselnden Wind und fiel weiter. Ich schien ins bodenlose Nichts zu stürzen, da war kein fester Untergrund, sodass ich meine Füße unter mir gespürt hätte. Doch das spielte keine Rolle, denn das Fallen war allumfassend. Da waren die Eiszapfen, die an der Regenrinne hingen, das nächtliche Glitzern der herabschwebenden Flocken, und eines Morgens der zusammengekrümmte Körper einer toten Maus im Vorraum. Wie es aussah, hatte die Realität meine Knochen durchdrungen. Ich hatte keine Visionen. Hörte keine Stimmen. Der Tag selbst war zu einer Vision und zu einer Stimme geworden. Es gab keine Oberfläche mehr, die man hätte ablösen können, keinen Weichzeichner mehr, dem man hätte misstrauen müssen, nichts Größeres mehr, dem man sich hätte unterordnen müssen. Ich hatte noch nie so frei atmen können, hatte mich nie so groß und gleichzeitig so winzig gefühlt, als wäre mein Körper zu einer offenen Tür geworden, nur dass da kein Haus war, eine Tür, die lediglich als Mittel diente, um sich all dessen bewusst zu werden, was durch sie hindurchging. Ich redete kein Wort mehr. Es gab keine Gedanken mehr, nur so ein Summen. Bilder trieben durch mich hindurch wie die Spiegelungen von Zugvögeln über einem Teich – pure Geometrie, Bestandteil des Wetters. Die Vergangenheit und die Zukunft hatten ausgedient. Es gab nur noch die Gegenwart, die sich stetig weiter ausdehnte. Es machte den Eindruck, als würde der Tag sich seiner selbst durch mich bewusst werden. Das war alles.

Das einzig störende Element war die tägliche Migräne, die mich meist am späten Nachmittag ereilte, ähnlich der, die sich auf meiner Fahrt nach Newburgh bemerkbar gemacht hatte. Sie überkam mich als bohrender Schmerz hinter meinem Auge, wie eine Hand, die aus der Vergangenheit nach mir griff. Seit meinem Unfall hatte ich solche Migränen als Warnung verstanden, ein hilfreiches Zeichen meines Körpers, dass ich in die Gefahrenzone geriet. Zu viele Ängste, zu viel Selbstvertrauen, zu viel von irgendwas – sofort schwenkte eine Migräne die schwarze Fahne. Jetzt aber kam mir das Grollen hinter meinem Auge nur noch wie ein letzter Test vor, wie ein letzter Rest meines Ich, den ich überwinden musste, selbst an den Tagen, da sie mich zwang, auf allen vieren in den verschneiten Wald zu krabbeln, weil mich die Übelkeit in die Knie zwang.

Das war der Grund, warum ich mich in dieser Nacht auf dem Feld befand. Der Schmerz schnürte meinen Kiefer fest zu, sodass ich Schwierigkeiten hatte zu essen. Mein Nacken bestand aus zwei strammen Stahlseilen, das rechte Schulterblatt schien steif in meinen Hinterkopf bis hoch zum Auge zu ragen. Es dämmerte bereits, der Himmel über den Bäumen verdüsterte sich. Ich musste weitergehen, musste laufen, bis mein Auge sich nicht mehr so geschwollen anfühlte, bis es aufhörte zu pulsieren, bis die schneidend kalte Luft Linderung brachte. Doch durch den Fußmarsch verteilte sich der Schmerz nur. Jetzt hatte er sich in meinem ganzen Körper breitgemacht. Ich steuerte weg von der Straße, hinaus aufs offene Feld. Es kam mir einfach hoch, ein dünnes Rinnsal, eine Mischung aus Galle und Tee. Tränen traten mir in die Augen. Wieder und wieder würgte es mich, dabei war längst nichts mehr in mir. Ich wollte kapitulieren, mich für Dinge entschuldigen, die ich mir nicht erklären konnte – jedes noch vergessene Geheimnis preisgeben. Die Kälte brannte auf meinem Gesicht. Schließlich ging ich auf die Knie, wusch mir den Mund mit Schnee aus und rollte mich auf den Rücken. Ich entdeckte den Polarstern, den Bogen und den Gürtel des Orion. Der Schnee bildete eine feste Unterlage unter meinem Rücken. Ich spürte, wie die Kälte unter meine Kleidung kroch, in meine Schneehose wanderte. Mein Rücken wurde von der großen Hand der Erde getragen, die mich umfing und mich festhielt, während ich weiter stürzte und sich über mir mehr und mehr Sterne zeigten. Das gesamte Firmament wirkte auf mich wie die Öffnung eines gewaltigen Brunnens, und ich befand mich ganz unten am Grund und blickte zu allem auf. Dort unten war es kalt, so eisig kalt, aber gleichzeitig war es warm, fast schon sengend heiß, und ich lag da, bis ich nicht mehr wusste, was nun stimmte, bis meine Augen sich flatternd schlossen.

Dann verfiel ich in einen Traum. Ich war im hinteren Treppenhaus der Roxbury Latin, das völlig verlassen dalag, alle saßen im

Unterricht. Ich konnte nicht richtig klar denken, aber ich wusste genau, dass ich jemanden umgebracht hatte. Ich erinnerte mich nicht mehr daran, wer das Opfer war oder was für ein Motiv ich für den Mord gehabt hatte und auch sonst an keine Details. Doch während ich die Stufen hinaufstieg, quälte mich nur eine Sorge, nämlich dass man den Leichnam entdecken würde. Die Tür zum Lateinklassenraum stand offen, und meine Mitschüler, jetzt alle um die Mitte zwanzig, übersetzten gerade eine Passage aus der *Aeneis.* Sie hatten die gleichen Gesichter wie in jungen Jahren. Ich hatte das Opfer in dem kleinen Büroraum am anderen Ende des Klassenzimmers versteckt, da war ich mir sicher. Mr. Brennan schien mich nicht zu bemerken. Ich schlich mich hinter seinem Pult vorbei. Auch meine Klassenkameraden nahmen keine Notiz von mir. Ich drehte den Knauf an der Tür zum Büro. Die niedrige Decke über mir war abgeschrägt. Ich schloss die Tür zum Unterrichtsraum. Hier drinnen gab es drei Metallspinde. Durch die Wand drangen leise gemurmelte lateinische Worte. Langsam öffnete ich das Schließfach ganz rechts. Laub wehte mir entgegen, dann blies mir Schnee ins Gesicht. Die Luft im Inneren war düster und kalt. Was auch immer dort drinnen lauerte, befand sich viel weiter hinten, und gerade als ich einen Blick auf meine eigene Leiche erhaschte, mein Gesicht weiß überfroren, die Augen in alle Ewigkeit geöffnet, wachte ich auf.

Alles war still auf dem Feld. Nichts bewegte sich durch den Schnee. Der Traum zog in seiner Ganzheit noch einmal an mir vorüber, spulte sich von vorne bis hinten ab. Das Gefühl war überall um mich herum, wurde zu einem Teil der Nacht, und ich spürte, wie ich unweigerlich versuchte, davor zurückzuweichen, wie vor einem Trümmerhaufen nach einem grausigen Unfall, von dem ich niemals Zeuge hätte werden sollen. *War es das, was ich mir antat, indem ich so lebte – brachte ich mich selbst um und versuchte dabei, den Leichnam zu verbergen?*

Mein Magen schnürte sich zusammen. Der Himmel war tiefschwarz. Es fiel mir schwer, die Finger zu bewegen, meine Zehen. Meine Beine gehörten mittlerweile mehr zum Feld als zu mir. Mein Gesicht fühlte sich an, als hätte die Kälte es zu Eis erstarren lassen, zur Strafe und als Erinnerung: *Du bist ein Mensch.* Langsam, ganz langsam gelang es mir, mich in eine aufrechte Position aufzuraffen. Wieder und wieder fuhr mir der Schmerz in die Füße wie eine Reihe von Blitzschlägen. Ich überlegte, ob ich besser auf allen vieren kriechen sollte. Doch das würde viel zu lange dauern. Also schleppte ich mich vorwärts. Ich trug das Gewicht meines eigenen Körpers, brach darunter fast zusammen. Die schwarzen Bäume säumten die schummrige Straße, gleichgültig standen sie da. Wenn ich jetzt hinfiel und nicht mehr weiterkonnte, würde sich nichts ändern. Nicht die Temperatur, nicht die Windrichtung. Nicht die Sterne und ihr Lauf am Firmament. Der Schnee würde mit Leichtigkeit über mich hinwegwehen. Der heisere Schrei einer Krähe würde den frühen Morgen genauso willkommen heißen. Ich wäre nichts anderes als ein heruntergefallener Ast, ein umgekippter Zaunpfahl. Vielleicht würden sich winzige Eiszapfen an meinen Nasenlöchern bilden. Mein Tod hätte keinerlei Bedeutung. Ich bedeutete nichts – außer vielleicht mir selbst. Der Gedanke schreckte mich, trieb mich weiter an. Er fühlte sich an wie Verrat. Dem Wald war ich einerlei. Das lautlose Grauen schnürte mir die Kehle zu, weil ich genau wusste, dass keiner mich hören würde, wenn ich schrie.

Endlich erblickte ich das Haus, nahm den Rauchgeruch aus dem Kamin wahr. Ich stapfte an den Holzstapeln in der Garage vorbei, durchquerte den Vorraum, und währenddessen fing ich an zu weinen. Ich wusste nicht, wie ich mir die Schuhe ausziehen sollte, ohne dass sich die Füße mit ihnen lösten. Ich trat vor den Ofen, wo der Schnee sich in einer Pfütze am Boden sammelte. Mein Gesicht und meine Hände fingen an zu brennen, als sie langsam wieder auftauten, knackten, als würde man einen Gips aufbrechen, wie die unterste Schicht einer Maske, deren

Verlust sich kein Mensch leisten konnte. *Ich wollte meinen Körper nicht aufgeben.* Meine Hände waren weiß wie Knochen, doch sie ließen sich noch gut als stumpfes Werkzeug einsetzen. Ich ging also ins Bad und stellte die Dusche an. Ich zitterte völlig unkontrolliert. Konnte nicht einmal meine Jacke ausziehen, geschweige denn meine Schneehose. Daher hielt ich die Hände am Waschbecken unter lauwarmes Wasser, und als ich die Finger wieder einigermaßen bewegen konnte, kümmerten sie sich nicht lange um irgendwelche Reißverschlüsse, sondern zogen mir die Jacke kurzerhand über den Kopf, wie eine Zwangsjacke, und zerrten die Socken herunter, die in meinen Stiefeln ganz steif gefroren waren. Meine Zehen waren weiß wie Marmor, so weiß wie meine Finger zuvor.

Unter der Dusche hatte ich Angst hinzufallen. Das Wasser fühlte sich an wie Tausende kleiner Pfeile, die sich in meine Haut bohrten. Ich ging auf alle viere und ließ mir das Wasser über den Rücken laufen, über meine Lenden. Mein Körper zitterte unkontrollierbar. Die Gesichter von Mom und Dad tauchten vor mir auf. Der Blick aus ihren Augen war sanft, strahlend. Ich sah sie eindringlicher an, als ich es je in meinem Leben getan hatte. Ich erklärte meiner Mom, ich würde sie lieben. Und ich sagte auch meinem Dad, dass ich ihn liebte. Ich entschuldigte mich für alles, was ich ihnen zugemutet hatte. Sie sahen mich an, blickten mir direkt in die Augen, und ich hatte unbestreitbar das Gefühl, gesehen zu werden. Ich hatte das Gefühl, mir würde verziehen. *Für sie war nicht wichtig, was mich hierhergetrieben hatte, sie wollten mich nur zurückhaben.* Und zwar nicht den Musterstudenten oder den verlorenen Sohn, der Schande über sich gebracht hatte, und auch nicht zwingend irgendeine Version, die sie verstanden hätten. Ihre Liebe war einfach eine Frage des Zutrauens. Sie liebten mich mit der gleichen Liebe, wie ich ihr im Wald begegnet war, einer Liebe, die tiefer ging, die sämtliche Oberflächen überwand. Sie konnten sie nur nicht zum Ausdruck bringen, genauso wenig wie ich. Aber irgendwie hatte ich immer gewusst, dass sie auch in ihnen steckte.

Das Wasser prasselte auf mich nieder, meine Knie schmerzten auf dem harten Untergrund. Es gab keinen anderen Grund des Brunnens. Es gab keinen tieferen Punkt. Ich brauchte Oberflächen, an die ich mich pressen konnte, um mich selbst zu spüren, konnte das, was in mir war, nur erkennen, indem ich mich über etwas definierte, das außerhalb von mir lag. Ich brauchte andere Menschen, brauchte Liebe. Ich hatte den Wunsch gehegt, hinter sämtliche Fassaden zu blicken, auch hinter meine eigene, um mich selbst zu erkennen, doch war ich nicht transparent. Ich bestand aus Knochen, Sehnen, Haut. Wenn ich meine Tiefenwahrnehmung aufgab, was das Leben betraf, wenn ich sämtliche Linien wegnahm, sodass kein Unterschied mehr bestand zwischen nah und fern, würde ich niemals überleben – allenfalls als Geist oder Zeichen, aber nicht als Mensch.

Das Zittern beruhigte sich etwas, und sofort fühlte ich mich grenzenlos erleichtert, erschöpft, als würde ich nur noch aus Knochen bestehen. Ich richtete mich unter der Dusche auf, stellte das Wasser heißer. Ich bekam wieder ein Gefühl in den Füßen, in den Händen. Mein Blut rauschte so schnell in meinen Adern wie schon lange nicht mehr. Die Verletzlichkeit, die Offenheit hatten fast etwas Sinnliches an sich. Ich war immer davon ausgegangen, dass meine Rückkehr nur zwei Formen annehmen könnte. Die erste war, dass ich nicht länger auf die Liebe anderer Menschen angewiesen wäre und all die Liebe, derer ich bedurfte, in mir trug. Und die zweite war, dass ich kläglich versagt hätte und nur ein Schatten des Jungen, der ich einst war, zurückkehren würde. Doch es gab noch eine dritte Möglichkeit, nämlich einfach als das zurückzukehren, was ich war: ein junger Mann von siebenundzwanzig Jahren, fehlerhaft und unvollkommen, aber bereit, sich seiner Liebesbedürftigkeit zu stellen sowie der Tatsache, wie verletzlich sie ihn machte. Jemand, der wusste, dass kein Orientierungspunkt im Leben je von Dauer war, für niemanden. Jemand, der wusste, dass seine Sichtweise sich stets aufs Neue verändern würde, je nachdem, wen er liebte, wovor er sich fürchtete.

Später, als ich mich in meine wärmsten Klamotten gehüllt hatte, holte ich die Wolldecke aus meinem Bett und nahm sie mit nach unten. Damit legte ich mich vors Feuer. Am Morgen war es heruntergebrannt, da war nur noch ein Rest Glut, ein paar glimmende Kohlen in der Asche verborgen. Aber ich war immer noch da. Die Bodendielen waren in das Licht des frühen Morgens getaucht, draußen fiel Schnee. Und ich spürte etwas, das ich seit Langem nicht mehr empfunden hatte. Eine Vorfreude auf die Zukunft. Das Gefühl, dass gute Zeiten vor mir lagen, Tage, die ich mit anderen Menschen verbringen würde, Tage, auf die ich mich freuen konnte. Tage, auf die ich vertrauen könnte.

11. KAPITEL

Es war ein paar Wochen später, als es an der Tür klopfte. Jedes einzelne Klopfen hallte bedrohlich im Inneren des Hauses wider, als würden selbst die Stützstreben und Deckenbalken und ich mittendrin erstarren. Scharfe Blitze jagten durch mich hindurch, ich hatte das Gefühl, mich unter Wasser zu befinden, und irgendwo weit über mir schien etwas an der Oberfläche zu treiben. Die blaue Kerze auf dem Tisch flackerte leicht. In den Fenstern, hinter denen die Dunkelheit des Waldes lag, wurde mein Abendbrottisch schattengleich und schwach flimmernd reflektiert, vielmehr die Vorstellung eines Mahls als etwas Handfestes. Auch mein eigenes Abbild war nicht mehr als ein Flackern.

In den Wochen, die seit dieser einen Nacht draußen auf dem Feld vergangen waren, war mir klar geworden, dass ich von hier weggehen würde. Lev hatte ich es am Telefon mitgeteilt. Ich hatte es meinen Eltern gesagt. Ich hatte zwar noch keinen Plan, was ich in Boston tun würde, wie ich über die Runden kommen würde. Ich konnte mir mein Leben dort nicht vorstellen, doch mir war klar, dass ich es versuchen musste, dass ich das Zimmer, das mein Leben war, wieder möblieren musste. Mir war natürlich bewusst, dass die kommenden Monate und Jahre nicht einfach werden würden, aber ich hatte keine Vorstellung davon, wie schwer es tatsächlich sein würde. Zu dem Zeitpunkt wusste ich noch nicht, was der erste Arzt, den ich in Boston aufsuchte, mir mitteilen würde, nämlich, dass ich nicht 155 Pfund wog, wie ich auf dem Anmeldeformular angegeben hatte, sondern lediglich 120. Ich wusste in dem Moment noch nicht, dass der Physiotherapeut, an den er mich anschließend überwies, mir mitteilen würde, ich hätte die Muskulatur eines Achtzigjährigen. Und ich hatte keine Ahnung, wie schwer es werden würde, wieder zu Kräften zu kommen, meinen Körper wieder in den Griff zu bekommen. Mir war nicht klar, dass die Stadt im Zuge des Technologiebooms nur noch lauter werden würde. Ich ahnte nicht, dass noch in diesem September ein terroristischer Angriff auf unser Land erfolgen würde, dass plötzlich in jeder Bar und in jedem Restaurant Fernsehgeräte auftauchen würden, dass die Welt beherrscht werden würde von einem ständigen Informationsfluss und deutlich spürbaren Ängsten. Ich ahnte nicht, dass ich ganze zwei Jahre lang nicht ohne Ohrstöpsel auf die Straße würde gehen können und dass ich deshalb leider auch weniger gut sah – alles um mich herum unangenehm gedämpft, als hätte ich eine Sonnenbrille auf. Ich ahnte nicht, dass die Gehsteige anders sein würden. Bevor ich in die Wildnis ging, hatte ich gelegentlich zufällig Gespräche mitbekommen, beispielsweise wenn ein Geschäftsmann aus einem Taxi stieg oder eine stilvoll gekleidete junge Frau vor dem Au Bon Pain von irgendeinem romantischen Reinfall berichtete. Aber im Jahr 2001 waren Handys ganz plötzlich allgegenwärtig, als hätten wir eine neue Stufe der Evolution erreicht: Jetzt bewegten sich die Menschen nicht mehr nur im aufrechten Gang, sondern immer mit einer Hand am Ohr fort. Ich ahnte nicht, wie sehr mich das verunsichern würde – alle sprachen sie in ihre Hände, waren mit dem Kopf ganz woanders, nahmen nichts mehr von dem Geschehen um sie herum wahr. Ich ahnte nicht, dass ich mich wie Rip Van Winkle fühlen würde, der nach zwanzig Jahren Schlaf zurückkehrte in eine völlig veränderte Welt: ein Café voller Leute, und nur das Klicken unzähliger Insekten in den Wänden war zu hören. Natürlich waren es keine Insekten, sondern das Tippen emsiger Finger auf Tasten, das unbeirrt die bekannten Dimensionen von Zeit und Raum sowie das Bedürfnis des Menschen, im Hier und Jetzt verankert zu sein, untergrub. Ich ahnte nicht, dass plötzlich jeder glauben würde, der Welt etwas mitteilen zu müssen. Und keiner mehr Zeit hätte zuzuhören. Ich ahnte nicht, dass sich die Welt gerade in dem Moment, da ich lernte, die Langsamkeit zu beherrschen, immer mehr beschleunigen würde.

Und ich wusste zu dem Zeitpunkt nicht, dass ich dank Andrew von einem Tennisprofi hören würde, der ebenfalls an der Harvard gewesen war und der nach einem Halswirbelbruch an seinem Comeback arbeitete. Ich ahnte nicht, dass ich beschließen würde, einen Artikel über ihn zu schreiben, nur um mit ihm reden zu können, und dass ich während unserer Gespräche feststellen würde, dass es in unserer modernen Gesellschaft durchaus noch eine Rolle spielte, wenn man ein guter Zuhörer war, wenn man fähig war dazu, nachzuempfinden, was andere Leute einem erzählten; das war etwas, das ich tatsächlich anzubieten hatte: Im richtigen Kontext sehnten Menschen sich danach, gehört und gesehen zu werden. Und ich ahnte nicht, dass das Selbstvertrauen, das ich dank des Artikels gewinnen würde, mir auf meinem Weg zurück an die Uni bis hin zum akademischen Abschluss helfen würde, ja, dass ich aufgrund dessen sogar wieder eine Freundin haben würde – eine zurückhaltende, zutiefst einfühlsame Lyrikerin aus Missouri. Und ich ahnte nicht, dass mich nach Erscheinen des Artikels ein Verleger kontaktieren würde, um mich zu fragen, ob ich nicht ein Buch schreiben wollte. Ob ich nicht irgendwelche tollen Geschichten über Leute gehört hätte, die ich gerne erzählen würde. Genau dieses Gespräch brachte mich dann auf die Idee, meine eigene Geschichte zu erzählen – von meinem Unfall, den Jahren in der Einsamkeit und meiner langwierigen, merkwürdigen Suche nach meinem Platz in der Welt, nach einem neuen Verständnis der Realität, nach einer neuen Perspektive.

Wieder ertönten die drei Schläge, diesmal nachdrücklicher. Vielleicht handelte es sich um einen Notfall, möglicherweise war es jemand, der Hilfe benötigte. Aus meinem Kamin stieg Rauch empor. Das Kerzenlicht fiel nach draußen und erhellte den Schnee. Ich hatte im Grunde keine Wahl. Also stieg ich in meine Mokassins, lief über den Sperrholzboden im Vorbau und öffnete die Tür.

Auf der frostüberzogenen Fußmatte vor der Tür stand eine Frau, schätzungsweise Mitte vierzig, dick eingepackt in einen langen grünen Parka, die Wangen von der Kälte leicht gerötet. In der einen behandschuhten Hand hielt sie ein Klemmbrett. »Entschuldigen Sie die Störung«, sagte sie, und ihr Atem wehte in kleinen Wölkchen zur Tür herein. »Ich hätte nur ein paar Fragen an Sie. Sehnsucht 2000.«

Verwirrt schaute ich auf das Formular an ihrem Klemmbrett. Da stand es, in großen Blockbuchstaben. *Zensus 2000*.

»Dauert auch nicht lang«, erklärte sie. »Im vergangenen Jahr sind uns ein paar Leute durchgerutscht. Jetzt versuchen wir die Zahlen zu korrigieren.«

Ich bat sie herein, nicht sicher, ob ich nun erleichtert oder genervt sein sollte.

Sie folgte mir durch den Vorraum und zog sich einen Stuhl an den Ofen. Den Parka behielt sie an. Ich nahm mich zusammen und bot ihr eine Tasse Tee an. Sie schüttelte den Kopf mit demselben strammen Rhythmus, der ihr Klopfen ausgezeichnet hatte. Offensichtlich machte das spärlich eingerichtete Haus ihr mehr Angst als die nächtlich dunkle Straße draußen.

»Nur ein paar Fragen«, sagte sie. »Sie leben allein?«

Die Antwort schien mir offensichtlich genug.

»Und Sie sind kinderlos?«

Wortlos sah ich sie an.

»Ich muss Sie das fragen.«

Der Holzofen strahlte mittlerweile ziemlich viel Hitze ab. Ich fühlte mich viel zu dürr in meinem T-Shirt, Schlüsselbeine und Rippen stachen stark hervor. »Keine Kinder.«

»Name?«

Ich erklärte ihr, der Name des Hausbesitzers sei Lev Weissman.

»In dem Formular sind aber nur Ihre Daten gefragt.« Sie zog den Reißverschluss ihres Parkas auf, unter dem sie ein Sweatshirt trug, und stieß ein verhaltenes Seufzen aus. Gegen das dunkle Grau wirkten ihre Augen noch blauer.

»Ist das ein Problem?«, fragte sie.

Vermutlich starrte ich sie an wie ein Kleinkind. Nichts schien bemerkenswert an ihr, alles an ihr war menschlicher Natur – die knubbeligen Finger am Rand des Klemmbretts, das verblassende, fleckige Rot ihrer Wangen.

»Tut mir leid«, sagte ich.

»Für den Zensus benötigen wir nur Ihren Namen. Und Ihr Geburtsdatum. Grundlegende Informationen.«

Vielleicht war ich für sie an diesem Abend die letzte Station. Vielleicht wartete zu Hause jemand auf sie. Ich malte mir aus, wie der Fernseher durch die Gardinen eines gepflegten Hauses flackerte, der Ehemann auf dem Sofa, während auf dem Herd eine Suppe vor sich hin köchelte. Es kam mir vor wie ein Wunder – etwas höchst Beeindruckendes und Mysteriöses. Es gab Leben dort, wo sie herkam.

»Ihr Name also?«, fragte sie wieder.

Das gesamte Haus schien angespannt zu lauschen. Ein Holzscheit knackte und rollte im Ofen herum. Der Klang meines Namens in meinem Kopf kam mir komisch vor. Doch sie wartete mit gezücktem Stift. Und die Stille fühlte sich nun anders an, als würde sie einem etwas eröffnen.

Also sprach ich meinen Namen laut aus. Rostige Buchstaben in meinem Mund. Es tat fast ein bisschen weh, wie wenn man auf der Straße einem alten Freund begegnet, eine Begegnung, die einem unangenehm ist, weil er nämlich mehr über einen selbst zu wissen scheint als man selbst über ihn.

»Könnten Sie das bitte buchstabieren?«

»Sicher.«

»Dürfte ich Sie dann bitten?«

Also tat ich es.

Es war an einem klaren Morgen im Mai, der Matsch auf dem Feld immer noch knöcheltief. Während das Auto sich durch die Furchen des Weges kämpfte und das Wasser der Pfützen unter den Reifen hochspritzte, verabschiedete ich mich im Stillen von allem hier – von den Apfelbäumen auf der Wiese, von dem Pfad, der in den Wald hineinführte, von den Meisen, dem Feld und all den vielen Tagen und Nächten, die ich daran entlanggegangen war, sogar vom Geruch der Luft. Es war kindisch, aber innerlich fühlte ich mich auch wie ein kleines Kind, oder vielmehr wie ein junger Mann, der das erste Mal von zu Hause weggeht. Ich wusste nicht, was mich erwartete, aber ich fühlte mich gewappnet. Ich hatte wieder festen Boden unter mir, in mir – keine Antworten auf spezifische Fragen, aber ein greifbares Verständnis dafür, dass ich Oberflächen brauchte, wie trügerisch und vergänglich sie auch sein mochten, um die Wahrheit dahinter zu erkennen. Ich hatte verstanden, dass ich nicht nur die Person war, die andere in mir sahen, sondern dass man ohne seine Mitmenschen niemals begreift, was sonst noch für Möglichkeiten in einem schlummern. Diese Wälder, diese Wildnis hatten mir eine zweite Chance gegeben, hatten mich gelehrt, ganz neu zu sehen, und jetzt verließ ich ihre schützende Umarmung, wie ein Tier, das von seiner Mutter mit sanftem Nachdruck aus der Höhle vertrieben wird. Doch ich war zugleich die Mutter, die sich darüber im Klaren war, dass es Zeit zur Entwöhnung war, wohl wissend, dass wenn das Junge jetzt nicht fortging von daheim, es dies niemals tun und niemals wieder eine Chance bekommen würde.

Ich kam vorbei an Nats Wohnwagen und sprach ein stilles Gebet für ihn, fuhr vorüber an den Kühen, die an den Hängen grasten, und an den Wirtschaftsgebäuden der Mooreland Farm, bis ich den festen Asphalt der Straße unter den Reifen spürte. Ich fuhr bergauf, um ein letztes Mal meine Post im Lake Parker General Store abzuholen. Mich erwarteten keine Sendungen, doch als ich auf die staubigen Bretter der Veranda hinaustrat und feststellte, dass ich nichts mehr zu erledigen hatte, bevor ich mit meinem Wagen südwärts fuhr, hatte ich dennoch das Gefühl, als hätte mich gerade eben ein endlos langer Brief erreicht, einer, den ich an mich selbst adressiert hatte und den zu lesen ich viele Jahre brauchen würde. Darin erzählte ich von den Bäumen und dem Schnee und dem Wind, von Stille und großen Weiten, vom grundlegenden Kompromiss und von der großen Freude des Menschseins und anderen Dingen, die ich zu dem Zeitpunkt nicht verstand und vielleicht auch erst viel später verstehen würde, in den kommenden Jahren.

Ein letztes Mal fuhr ich durch Barton, nur um beim C&C und am nach wie vor geschlossenen Café vorbeizufahren und dann der Straße zu folgen, die zurück zum Highway führte. Dort nahm ich die Zufahrt Richtung Süden, um begleitet von einer Mischung aus Erleichterung und Bedauern, nun endlich aufs Gas zu treten.

DANKSAGUNG

Dankbarkeit ist die schönste Form der Schuld – eine Schuld, verteilt auf unzählige Konten, und der einzig vernünftige Weg, diese Schuld auszugleichen, ist der, sich um gute Arbeit zu bemühen und zu versuchen, anderen gegenüber so großzügig zu sein, wie diese es zu einem selbst waren. Mit anderen Worten, ich werde auf immer in der Schuld von folgenden Menschen stehen:

Meiner Familie. Mom, Dad und Matt, die mich allesamt bei der Entstehung dieses Buches unterstützt haben, ohne zu wissen, was sie darin erwartet. Und das bedeutet letzten Endes, dass sie mir bedingungslos zur Seite standen. Die Jahre, die in diesem Werk stecken, und die Jahre, die es gekostet hat, es zu schreiben, waren für keinen von uns leicht, doch ihre Liebe hat mir mehr geholfen, als ich es in Worte fassen könnte.

Meinen ersten Unterstützern: Robert Coles und Ron Carlson, dafür, dass sie mir mit gutem Beispiel vorangingen, für ihre fundamentale Anständigkeit und ihre Ermutigungen. Danke auch an Alison Hawthorne Deming, Jane Miller, Steve Orlen, Boyer Rickel und alle Teilnehmer des MFA-Programms der University of Arizona.

Den Orten, an denen ich den Großteil des Buches verfasste: Ucross, Blue Mountain Center, Virginia Center for the Creative Arts, Kimmel Harding Nelson, Anderson Center, Norman Mailer Center, Hambridge und Vermont Studio Center. Mein besonderer Dank gilt Harriet Barlow, Ben Strader, Ruth Salvatore, Sharon Dynak und Gary Clark.

Meinen Erstlesern, für die kenntnisreichen Einsichten und ihr Vertrauen in dieses Projekt: Susan Choi, David Ebershoff, Albert LaFarge, Caryn Cardello, Julie Bloemeke, Cornelius Howland, Jill Gallenstein, Aaron Goldberg, Leah Gillis, Peter Derby, Chris Boucher, Katherine Cohen und Aaron Richmond.

Den späteren Lesern: Tanya Larkin, Helena de Bres und Mary Marbourg, für ihre genau beobachteten intellektuellen Anmerkungen zu meinen Erkenntnissen und ihre tief empfundenen persönlichen Reaktionen auf die von mir beschriebenen Emotionen.

Der Community: allen bei Grub Street, insbesondere Chip Cheek, Chris Castellani, Sonya Larson, Alison Murphy, Sean Van Deuren, Lauren Rheaume und James Scott, dafür, dass er mich in den Schoß der Gemeinde gebracht hat. Den Studenten, die an meinem Memoir-Seminar teilgenommen haben, die mir durch ihr eigenes Schreiben in Erinnerung gerufen haben, was man mit dieser Gattung bewirken kann. Und meinen Studenten an der University of Arizona, am Wentworth Institute of Technology und an der Framingham State, deren Fragen zum Buch mir geholfen haben, die Story zu verstehen, die ich erzähle. Und meinen Kolleginnen und Kollegen am WIT: Devon Sprague, Max Grinnell und Loren Sparling.

Für ihr Verständnis und ihre Fürsorge hinter den Kulissen danke ich: Linda Madoff, Jami Axelrod, Alicia Pritt, Jodi Heyman, Shuchi Saraswat, Jaime Clark, Mary Cotton, Bill McKibben, Wendy Wakeman, Vicki Kennedy, Doris Cooper, Katherine Fausset, Leslie Jamison, Adelle Waldman, David Macmillan und Bill Hayes. Und Sophie Barbasch für das Foto und all die großartigen Cartoons.

Ein besonderes Dankeschön geht an Anne LeClaire, weil sie das Buch in einem sehr frühen Stadium gelesen hat und fest genug daran glaubte, dass sie mich ihrer Agentin Deborah Schneider vorstellte, und an Bella Pollen, einfach nur, weil sie so eine gütige und großherzige Leserin war.

Danken möchte ich auch Oliver Sacks für seine wertvollen Hinweise, seine Freundlichkeit und dafür, dass er mir für das Buch das größte Kompliment gemacht hat, das man sich als Autor wünschen kann.

Danke an Charles Bock für die Begleitung durch sämtliche Entstehungsphasen des Werks, auch für die Gespräche im Central Park vor meinen Treffen mit den Agenten und weil er so ein kluger, treuer Freund ist. Er ist einfach in jeder Hinsicht ein »Mensch«.

Ein herzliches Dankeschön an Deborah Schneider, meine Super-Agentin, die das Buch, das ich verfasste, stets klar vor Augen hatte, sogar wenn es mir selbst nicht gelang. Sie weiß immer, wann es sich zu kämpfen lohnt und wie man ein Ziel erreicht. Sie war die furchtlose Verfechterin dieses Projekts, genau, was ich brauchte, und sie hat sich mein Vertrauen hundertfach verdient. Danke auch Victoria Marini und allen bei Gelfman Schneider/ICM Partners und bei Curtis Brown in London.

Danke an Alexis Rizzuto, meiner Lektorin, für ihr direktes und unmittelbares Verständnis des Buches und für ihren unermüdlich scharfen Blick für Details. Danke auch an Helene Atwan, Tom Hallock, Rob Arnold, Will Myers und das gesamte Team bei Beacon Press. Ich bin so stolz, in diesem Hause verlegt zu werden.

Danke an Ray Hearey, an den ich so oft denken musste, während ich schrieb. Seine Freundschaft war mir stets ein Trost, selbst wenn uns viele Meilen trennten.

Danke an Andrew Rueb, meinen treuen Freund, der mich durch alles begleitet hat. Für die unzähligen gemeinsamen Abendessen, Gespräche, sein Vertrauen in mich. Und für das Verständnis, das er mir entgegenbrachte, ohne dafür auch nur eine Zeile lesen zu müssen.

Und zu guter Letzt ein weiteres abschließendes Dankeschön an meine Eltern. Dieses Buch ist, in vielerlei Hinsicht, für euch.